思想としての「医学概論」

思想としての「医学概論」

いま「いのち」とどう向き合うか

高草木光一 編
Koichi Takakusagi
佐藤純一
Jun'ichi Sato
山口研一郎
Ken'ichiro Yamaguchi
最首 悟
Satoru Saishu

岩波書店

はしがき

高草木光一

山中伸弥氏が、人工多能性幹細胞（iPS細胞）の開発によってノーベル生理学・医学賞を受賞した。しかし、受賞の報を受けた山中氏には手放しの喜びの表情は窺えなかった。まだiPS細胞の臨床応用は実現されていない、ここから先こそが重要だ、と研究の今後への責任を強く自覚して気を引き締めていることはよくわかる。しかし、ノーベル賞受賞の報の数日前にマウスのiPS細胞から卵子をつくることができたことで、実は事態の深刻さを痛感しているのではないか。山中氏は、「理論的には（iPS細胞から）生命を誕生させることが可能になる。研究がひとり歩きすることのないよう、慎重に進める必要がある」（『朝日新聞』二〇一二年一〇月五日）、「倫理的な理論を社会全体で準備しておかないと、科学技術の方が先に進んでしまう」（『読売新聞』二〇一二年一〇月九日夕刊）と語り、研究の加速度的な進捗に戸惑いを覚えているようにも感じられる。

山中氏当人だけではない。ノーベル賞受賞への祝賀ムードのなかで、実は多くの人が素直に喜べないものを感じているのではないだろうか。iPS細胞の開発は、再生医療や創薬に画期的な貢献をするだろうと期待されている。その期待は、ノーベル賞のお墨付きを得てますます高まったと言えるだろう。マスコミは、難病を抱えた人に希望の光が射したと誉めそやす。たしかに、医学・医療の進歩は、一定の人の救命を約束するだろう。いや、「救命」が錦の御旗となって、研究開発が社会的な承認を受けていくと言ったほうがよいかもしれない。しかし、その研究成果が画期的なものであればあるほど、直接的な利害関係者以外は、漠然とした不安に苛まれるのではないだろうか。

仮に、iPS細胞の開発によって傷んだ臓器や組織をその度に取り替えることができるようになったとしたら、いったい人間は何百年生きることになってしまうのだろう。すべての人がその技術を享受すれば、もちろんいま問題になっている「超高齢化」どころでは済まなくなる。iPS細胞から卵子や精子をつくりだすことができるのならば、いつか生殖行為そのものが不要になり、結婚や家族という形態も消滅するかもしれない。われわれの社会はいったいどうなってしまうのだろうか。

非配偶者間人工授精（AID）の技術は、子どものいない夫婦にとって福音とされ、普及した。開発から六〇年のときが経って、AIDで生まれた子どものアイデンティティーが問題とされるようになってきた。若き日に精子を提供した男とその精子を使った人工授精によって生まれた女、つまり実の父と娘がそれと知らずに結婚している例もあるかもしれない。

臓器移植の技術もまた、難病をもつ人々にとって僥倖だった。それまで助からないとされていた「いのち」が、他人の臓器を得て生き長らえることができるようになった。しかし、そのために「脳死」という概念が着目され、「脳死者」のまだ鼓動している心臓を抉《えぐ》り取ることが可能となり、是とされるようになった。

最近では、妊婦の血液検査だけで胎児にダウン症等の染色体異常があるかを判定する出生前診断の技術が開発されているという。妊婦の身体にリスクがかからないという点では画期的なものであるかもしれないし、一部の人にとっては朗報であるのかもしれない。しかし、この技術によって、「いのちの選別」が容易に行なわれることは、果たして人類にとって朗報なのだろうか。

医学・医療の進歩は、一定の者を確実に救い、そして必ず副作用をもつ。その技術が革新的であるほど、それはこれまでの人間関係、社会関係に、あるいは生命観、人生観に打撃を加える。だから、「どこまで進歩させてよいのか」という戸惑いは、多少とも社会性をもった研究者であれば誰もが共有しているはずである。そして、その答えは、技術を扱う専門家の側で出すことはできない。われわれが皆で決めるほかはない。

福島原発事故によって、原子力を人間の手でコントロールすることが不可能であることは明らかになったと言えるだろう。このままなし崩し的に原発を稼働させつづけることは、人類の滅亡につながりかねない危険性さえ孕んでいる。おそらく人類史上、獲得し、享受してきた技術に封印をすることはいまだかつてなかったことだろうが、いま原子力を棄て去ることは現実的な選択肢として目の前に置かれている。それと同じように、医学・医療の進歩にも歯止めをかけなければならないときが迫っているように思われる。どこかで歯止めをかけなければ、とてつもなく歪《いびつ》な格差社会、管理社会を招来してしまうかもしれないし、それどころか人類は生き延びる術を失ってしまうかもしれない。「いのち」への希望が喧伝されるいまこそ、「いのち」の危機を痛切に感じざるをえない。

このような「いのち」の危機の時代、そもそも医学・医療とは何だったのかを改めて問うてみたい。死を免れえない脆弱な個別の「いのち」を暫定的に救うことにどのような意味があるのか。そこにどんな問題群が存在しているのか。それを、歴史的にも、理論的にも、総合的に捉えてみたい。そんな素朴な願いから本書は生まれた。逆に言えば、医学書の類をいくら繙いても答えは見つからず、手探りでつくりあげるほかなかったのである。

私は医師ではなく、また医学に関する専門的知識を有しているわけでもない。経済学部の専門課程で社会思想史を専攻し、とくに一九世紀フランス社会思想史を主たる研究対象としてきた。そんな門外漢が医学・医療の分野に徒手空拳で挑むことは無謀であると思われるだろう。しかし、ここに恰好の先例がある。澤瀉久敬《おもだかひさゆき》『医学概論』全三巻（一九四五―五九年）である。澤瀉は、医師ではなく、フランス哲学研究者である。その彼が、大阪帝国大学医学部において、日本で最初と言われる「医学概論」講義を始めた。それをまとめたものが『医学概論』全三巻である。「科学について」、「生命について」、「医学について」の三部からなり、フランス哲学のベースの上に、独自の壮大な体系が築かれている。澤瀉が医師でなかったからこそなしえた大胆な試みであったと考えている。

「いのち」の危機の時代であるからこそ、医師でない者が医学や医療について語る必要性、重要性はますます大きくなっている。山中伸弥氏が率直に述べているように、いまや医学・医療の現状は専門家に任せておける段階を通りすぎてしまっている。問題を整理し、社会的合意のために共通の言語をつくっていく作業は、専門技術者の手には負えない。専門外の者こそがその任に相応しい。

これまで私は、『連続講義「いのち」から現代世界を考える』(岩波書店、二〇〇九年)、『連続講義 一九六〇年代未来へつづく思想』(岩波書店、二〇一一年)という二つの著作を編集し、それを通して「いのち」の問題を共同で考えてきた。今回はその集大成として、澤瀉『医学概論』全三巻の顕彰・検証のうえに、「いのち」や医学・医療に関する問題意識を網羅するような自前の『医学概論』を、三・一一後の状況を見据えてつくることを目指している。

澤瀉は、フランス哲学研究者として、デカルト、メーヌ・ド・ビラン、ベルクソンを研究し、その蓄積が彼の『医学概論』の基礎を形成している。私は、この三人を直接の研究対象としたことはないが、しかしその周辺で澤瀉と問題意識が交差するところを感じている。フランス哲学研究者の澤瀉が『医学概論』全三巻を上梓したのだから、フランス社会思想史研究者の私がその顰《ひそ》みに倣って『医学概論』を試みることも許されるだろうと思う。ただし、私には澤瀉のように二〇年をかけて一人で『医学概論』を完成させるような能力も時間もない。強力な協同者がいなければならない。

まずは、大学医学部で「医学概論」担当の経験をもち、したがって自前の「医学概論」を語ることができ、なおかつ澤瀉久敬以降の「医学概論」の趨勢を広く展望できうる人物がこの企画には不可欠である。実は、その最適の人物が意外にも近いところにいた。二〇〇九年一一月、日本生命倫理学会の大会企画シンポジウム「日本におけるバイオエシカルな思想――「バイオエシックス」前史から未来へ」で、私の隣に座っていたパネリストが佐藤純一氏だった。このシンポジウムで、私は日本にバイオエシックスを紹介・導入した中心人物の一人である、フォトジャーナリストの岡村昭彦について報告し、佐藤氏は、大阪大学医学部における澤瀉の後継者、中川米造について報告している(安藤泰至編『「いのちの思想」を掘り起こす――生命倫理の再生に向けて』岩波書店、二〇一一年、参照)。佐藤氏は、中川に師事するために東北大学医学部から大阪大学大学院医学研究科に進学したという。その後は中川の精神を受け継ぎながらも独自の「医学概論」を展開し、ナイジェリアで呪術医とともに活動するなど、さまざまなかたちで近代医学・医療のあり方を批判的に検証している。佐藤氏が、本書の原理的な部分を担ってくれるだろうと考えた。

山口研一郎氏は、かつて脳神経外科医として最先端で活躍していたが、一九九二年に「現代医療を考える会」を立ち上げて以降、脳死・臓器移植、生殖医療、遺伝子診断・治療等々、先端医療の諸問題を検証する活動を継続的に行なっている。現在の医学・医療が戦中の七三一部隊の影を引きずっていることを強く意識し、医学のあり方そのものを自身の医療活動を通して問いつづけている数少ない医師の一人である。山口氏には、現場の医師の立場から、戦後の国民皆保険制度がどのようにして崩壊に向かっているのか、そこに具体的にどのような問題があるのかを中心にして、現代の医学・医療が抱える諸問題について考察していただくようお願いした。また、「わらじ医者」の異名をもち、ユニークな住民主体の地域医療を京都で実践してきた早川一光氏の思想と行動に、山口氏自身の思想と行動を重ね合わせて、とくに今後の高齢者問題への対応についても語っていただくことにした。

そもそも澤瀉『医学概論』の存在をご教示いただいたのが最首悟氏である。最首氏のベースにあるのは生物学だが、生物学では「いのち」を捉えられないとして、独自の「いのち学」を志向している。澤瀉『医学概論　第二部　生命について』は、既存の生物学を超えたところで発想したものであり、最首氏の構想と重なる部分をもっていると思われる。澤瀉のこの第二部は、その博識を練り込むようにして仕上げたオリジナリティーに富むものであるだけに、難解、晦渋《かいじゅう》な部分を多く含んでいる。その時代背景や現代的意味について、最首氏の「いのち学」と重ね合わせながら論及してもらいたいと願っている。また、最首氏独自の「いのち学」の展望が、澤瀉『医学概論』解釈と三・一一後の状況認識のうえに語られることになれば、この新しい「医学概論」の白眉となるだろうと思われる。佐藤氏、山口氏という医学者、医師による問題の提示を非医師の立場から捉え返して、「いのち」の危機の時代の行く末を展望していただきたいと思う。

以上の四人によるシンポジウムを最後に配したが、ここで思いがけずに佐藤、山口、最首の三氏のつながりが見えてきた。最首氏は、一九六八―六九年の東大闘争において助手共闘のスポークスマンの役割を果たしているが、医学部闘争から始まった東大闘争を総括する一九六九年の論考において、「医師とは何か」という根源的な問題提起をしている。当時文系の大学生だった佐藤氏は、その問題提起を受けて医学部を受験することになり、山口氏は大学浪人中に最首氏の問題提起を真摯に受けとめたがゆえに、医学部受験に迷いが生じて、結果的に二浪する羽目に陥っている。二人の医学者、医師は、最首氏によって運命を狂わされていた。最首氏の問題提起が行なわれた一九六〇年代の問題群から三・一一後の医学・医療のあり方を問うこのシンポジウムは、この半世紀の日本社会のあり方を深く抉りだすことにもなった。前作『一九六〇年代　未来へつづく思想』との明確な連結を示すことができたと考えている。

こうして、澤瀉『医学概論』の「科学について」、「生命について」、「医学について」の三部作に緩やかに対応するように社会思想史研究者である私、「いのち学」者である最首氏、医学者、医師の佐藤氏、山口氏を配して、澤瀉を下敷きにした新たな「医学概論」の構築に向けて布陣を整えることができた。

「いのち」や医学・医療に無縁でいる人はいない。誰もが「いのち」や医学・医療に真摯な思いをもっている。そうした思いがぶつかり合うところに、私たちの思想としての「医学概論」が立ち上がる、と考えている。

目次

「いのち」から医学・医療を考える――最首　悟　235

シンポジウム　「医学概論」の射程――一九六〇年代から三・一一後へ――最首　悟、佐藤純一、山口研一郎、高草木光一　317

澤瀉久敬『医学概論』と三・一一後の思想的課題

高草木光一

I　澤瀉久敬『医学概論』から三・一一後の『医学概論』へ

一　改正臓器移植法をめぐって

二〇一〇年七月一七日、改正臓器移植法が施行されたこの日は、日本の歴史に残る暗黒の日だと思っています。「脳死」概念が揺らいでいるにもかかわらず、それを人の死とした「改正法」は、大きな影を日本社会に投げ落とすこととなり、もう取り返しのつかない事態に向かってわれわれは突き進んでいるのかもしれません。

二〇〇九年の国会審議を私はビデオや議事録によってつぶさに検討しましたが、あまりの茶番劇を見て驚愕に打ち震えました。たとえば、「脳死者」から臓器を摘出するときに、その身体が「反応」しないように麻酔剤を打つことは以前から問題になっていました。「痛み」があるから「反応」するのであって、それこそ「脳死者」が死んではいないことの証拠だと考える人たちもいます。一般的な通念からすれば、「死者」に麻酔剤を打つことは矛盾に見えます。そうした疑念を振り払うためだったのでしょう、A案（採択された改正案）提出者は、参議院本会議の法案趣旨説明で、「脳死者」に麻酔剤を打つことはありません、と大見得を切ったわけです。ところが、審議が進むなかで当然この点に疑義が呈されると、レミフェンタニルという麻酔剤は打つけれども麻酔効果を狙ったものではないので必ずしも麻酔剤を打つことにはならない、という常軌を逸した論理で切り抜けてしまったのです。

もっと重要なのは、「長期脳死（脳死判定後の長期生存）」例の隠蔽でしょう。これまで「一五歳以上」と定められていた臓器提供者（ドナー）の年齢制限を撤廃するからには、小児に多く見られる「長期脳死」例が充分に検討されるべきでした。脳死判定後も長期に生存する例があるとしたら、臓器摘出はまさに「殺人」になってしまうからです。この点については大阪府立大学教授の森岡正博氏が参考人として国会に招致され、二回の無呼吸テストを含む法的脳死判定基準を満たす長期生存例が厚生省の記録に残っていることを指摘しますが、そうした決定的な証拠が国会で挙げられたその後でさえも、いわゆる「長期脳死」例は、二回の無呼吸テストまで進まない臨床的脳死診断後の長期生存例であり、したがって必ず法的脳死判定を行なう臓器移植の場合には考慮する必要のない事例であることが繰り返し主張されています。このように「事実認識」がまったく共有されないままに、党議拘束を外された国会議員が「自己の良心」にしたがって投票することに何の意味があったのでしょうか。

国会審議のあり方ももちろん問題でしたが、改正法の内容こそ戦慄を覚えるものでした。旧臓器移植法は、ドナーの「自己決定権」によって支えられていました。臓器を提供してもらいたい人がいて、臓器を提供したい人がいて、それを媒介する臓器移植の技術があるのならば、それを第三者が非難することはできない、という論理です。私自身は、この論理に与しませんが、しかし、この「善意の贈り物」という物語が一定の説得力をもっていたことは確かでしょう。ところが、改正法においては、家族の同意のみで臓器提供が可能となったわけですから、事実上「本人の意思」などどうでもよくなってしまったのです。改正法の成立、施行によって、われわれの誰もが生きたまま臓器を抜き取られるリスクを背負うことになりました。ここに、「善意」の医師による合法的殺人が承認されたと言っても過言ではありません〔高草木光一「改正臓器移植法の闇」、『季刊ピープルズ・プラン』四七号、二〇〇九年九月、参照〕。

改正法が成立する背景には、国内で臓器移植が進まないという状況があり、海外で高額の手術を受けざるをえない子どもの例がマスコミを通して喧伝されました。改正を押し進める側にも、一定の論理がなかったわけではありません。臓器移植以外の方法では助からないと診断された子どもを何としても救いたいという親の心情は誰も否定することができないでしょう。しかし、そうしたわかりやすい情緒的な訴えの裏側に貼りついているドナーの側の「生の打ち切り」、「死の前倒し」の論理を見逃すことはできません。ともかく、この世論を二分したとも言える改正法案審議の過程で、臓器移植はどのように歴史的に位置づけられ、どのような未来が展望できるのかという論議は、ほとんど深まらなかったというのが実情でしょう。

ここに「心臓移植をめぐる二、三の問題」というタイトルの短い論考があります。その筆者は、臓器移植という技術が本来科学が進むべき本道ではないことを指摘した後、ドナーの「死」の判定がその本質的な問題であると語ります。生きている心臓をドナーから取り出すために脳死を人の死とするのならば、脳死とは何かを解剖学的、生理学的にまず明確にする必要がある。「自発的呼吸の不可能性」、「脳波の不可逆的停止」等の複数の事象を総合的に判断したとしても、そうした事象は死という本質の現象であるに過ぎない。死の研究を行なわずして、〔移植〕手術に都合のよい死の定義を行なったり、手術実施に好都合な法律をあわただしく制定するなどということ」は断じて避けなければならない。「蘇生学の立場から言っても、心臓の摘出は絶対に軽率にされてはならない」。このように問題点を指摘していきます。そして、医学の行き過ぎた技術化を憂い、「技術のために医学があるのではなく、医学のために技術があるのである。そしてその医学は生命のためにあるのであって医学のために生命があるのではない。生命の尊厳さを忘れた医学をわれわれは真の医学と認めることはできない」と警告を発しています。

現在でもそのまま十分に通用するとも思われる、この明快な論旨の論考は、実は一九六八年九月に執筆され、『看護学雑誌』一九六八年一一月号に掲載されたものです。南アフリカ共和国で世界初の心臓移植手術が行なわれたのは一九六七年のことでした。その後、世界で一斉に心臓移植手術が実施され、日本でも、一九六八年八月八日、札幌医科大学病院で和田寿郎教授の執刀により国内初の心臓移植手術が行なわれました。レシピエントの一八歳の少年は、一時予後良好と伝えられましたが、術後八三日目の一〇月二九日に死亡します。その後、溺死のドナーに適切な救命措置が施されたのか、レシピエントの病状は心臓移植を必要とするものだったのか、重大な疑惑が浮上してきました。殺人罪等で告発された和田は、結局不起訴処分となりますが、世論の集中的な非難を浴びることになります。

当時の新聞記事を追ってみると、レシピエント死亡以後は、和田移植手術の問題点が次々に暴露され、心臓移植そのものも批判的に捉えられていくことになりますが、手術直後は、その成功を讃え、レシピエントの無事を祈る祝賀ムードがマスコミ報道の基調になっていました。しかしそうしたムードのなかで、この論考の筆者も含めて、和田移植手術という個別の問題にとらわれない、本質的な議論も行なわれ、一九八〇年代以降の「脳死論議」を先取りするような問題意識も表明されていたのです。

二　澤瀉久敬と『医学概論』

この論考の筆者は、澤瀉久敬《おもだかひさゆき》、肩書は「大阪大学名誉教授」となっています。いまでは、ほとんど忘れ去られた人物かもしれません。一九〇四年、三重県度会郡宇治山田町にて出生、一四歳年長の兄・久孝は、後に『萬葉集注釋』(全二二冊、中央公論社、一九五七―七七年)の著者、京都大学名誉教授となる人物です。生家は五十鈴川に面し、代々伊勢神社の参詣者を案内する「御師」の家柄です。京都帝国大学文学部、大学院で哲学を学び、デカルト、メーヌ・ド・ビラン、ベルクソン等に関する著作があります。晩年には日本学士院会員にも選ばれています。

しかし、澤瀉がまっすぐにフランス哲学研究に邁進したわけではありません。一九三七年に約二年間のフランス留学から帰国すると、思わぬ方向に事態は動いていきます。一九四一年四月から、大阪帝国大学医学部で日本初の「医学概論」講義を担当することになったのです。一九四一年三月三〇日付の手紙で講義担当を要請され、四月末には第一回の講義を始めているのですから、そのドタバタぶりが思い浮かぼうというものです。フランス哲学研究者であった澤瀉に本格的な医学の知識があろうはずがないのですが、留学仲間だった大阪帝国大学医学部教授、久保秀雄に懇願され、医学部には「医学概論」がなければならぬというその信念に押し切られるかたちで「医学概論」講義を手さぐりで始めることになりました。

もちろん、何の理由もなくずぶの素人に講義依頼をするはずがありません。澤瀉は留学中の一九三六年に弘文堂書房より『メーヌ・ド・ビラン』を上梓していますが、澤瀉の研究対象であるこのメーヌ・ド・ビランという哲学者は医学とも関係がありました。おそらく、フランス留学中に澤瀉が久保に見込まれたのは、ビラン研究にあったのではないか、と想像されます。

澤瀉は、京都帝国大学文学部での卒業論文テーマに関して、当時すでに定年退官して名誉教授になっていた西田幾多郎に相談しています。澤瀉自身が、「私はシェリングかパスカルをやりたいと申し上げたところ、パスカルは駄目だ、メーン・ド・ビランをやる気はないかと言われた」〔澤瀉久敬『わが師わが友――その思想と生き方』経済往来社、一九八四年、一七頁〕と述懐しています。澤瀉は西田の忠告に従って卒論「メーヌ・ド・ビランの推理」を書き、大学院に進学して九鬼周造の指導下でいよいよビラン研究に打ち込んでいきます。そして、留学中に『メーヌ・ド・ビラン』という著作を、弘文堂書房「西哲叢書」の一冊として上梓するに至ったわけです。これは、日本におけるビラン研究の嚆矢と言うべき研究書です。「澤瀉久敬の『メーヌ・ド・ビラン』は、わたくしの知るかぎり、現在でさえあまり知られていないメーヌ・ド・ビランについての研究書としては日本ではじめてのものです。……限られた状況の中でよく調べ、美しい端正な文章で、とりわけビランの伝記やビランの人となりについて細やかに書いています」〔北明子『メーヌ・ド・ビランの世界――経験する〈私〉の哲学』勁草書房、一九九七年、二六頁〕。

しかし、最近日本で隆盛の感のあるメーヌ・ド・ビラン研究において澤瀉の著作はほぼ完全に無視され、文献リストにさえ挙げられない場合もあります。西田が澤瀉にビラン研究を勧めたのは、パスカル等に比べて全体を体系的に捉えやすい哲学者として見ていたからだと思われますが、もうそうであるとしたら、少なくとも書誌的には完全な眼鏡違いだったと言わなければなりません。というのは、ビランの「著作」は、澤瀉の研究書が刊行された一九三六年時点においてもまだ確定しているとは言えなかったからです。ビランには、生前に自身で刊行した著作のほかに、膨大な量の草稿類が残されています。哲学史家のアンリ・グイエによれば、「メーヌ・ド・ビランの印刷された作品は、程度の差はあるものの、判読可能な文字で書き綴られた膨大な草稿書類の塊の表面の薄皮のようなものにすぎない」〔アンリ・グイエ『メーヌ・ド・ビラン――生涯と思想』原著一九七〇年。大崎博、藤江泰男、益邑齊訳、サイエンティスト社、一九九九年、五頁〕とのことです。澤瀉が研究していた頃には、ティスラン版著作集全一四巻が刊行中でした。一九二〇年に第一巻が刊行され、一九四二年に完結しています。さらに、その後はアズヴィ版著作集が一九八四年に刊行を開始し、二〇〇一年に最後の巻が出ています。そんなわけで、現在では、重要な著作として邦訳まで出ている『人間の身体と精神の関係――コペンハーゲン論考 一八一一年』(益邑齊、大崎博、北村晋、阿部文彦訳、早稲田大学出版部、一九九七年)等の著作を澤瀉は見ることができなかったのです。

一般には、メーヌ・ド・ビランはデカルトの心身二元論を批判し、身体性を含む「意志」による存在証明、「我意志する、ゆえに我あり」を唱えた哲学者として知られています。彼の哲学体系においては、基本的に認識論や知覚論が身体論と不可分の関係に置かれています。澤瀉のビラン研究にも明らかにデカルトを乗り越えようとする問題意識を読みとることができます。そして、その澤瀉の発想が「医学」のあり方への一定の視座を提供するものであったと言えるでしょう。

さらに、メーヌ・ド・ビランは、哲学者であると同時に官僚であり、政治家でした。ドルゴーニュ(Dorgogne)県ベルジュラック(Bergerac)郡長を長く務め、一八〇六年、内科医や外科医、薬剤師や保険官などのグループとともに、「ベルジュラック医学協会」の設立に尽力し、自ら初代会長に就任しています。医師ではありませんでしたが、医学やその周辺科学に対する深い造詣をもっていました。「ベルジュラック医学会の設立者としてまた会長として、メーヌ・ド・ビランは、医師のなかに入っても決してディレッタントには見えないであろう。そのことは、ガルについての研究発表や睡眠、夢、夢遊病についての同時代の研究に彼が加えた豊かな総括を見れば明らかである……。一八二〇年、パリ大学医学部の法医学教授アントワヌ・ロワイエ‐コラール博士は、精神病の講義を準備する前に彼に相談している」(グイエ、前掲書、三八―三九頁)。ここに出てくるガルという人物は、脳機能局在説を唱え、骨相学の創始者として著名なドイツ人の生理学者で、フランス革命期以降パリに居住してサン‐シモン等の思想家に多大な影響をもたらしています。ビランには「ガル博士の体系に関する所見」、「不明瞭知覚に関する覚書」、「眠り、夢、及び夢遊病に関する新考察」という三つの心理学の論文があります。

アントワヌ・ロワイエ‐コラールは、一八一六年にパリ大学教授に就任しますが、それ以前はシャラントン(Charenton)精神病院の院長を務めていた人物です。そこに収容されていたのが、『悪徳の栄え』(原著一七九七―一八〇一年。澁澤龍彦訳、現代思潮社、一九五九年)で著名なマルキ・ド・サドです。「君主主権」と「人民主権」の両者を排し、「理性主権」という独自の概念を用いてフランス革命後の復古王政(一八一五―三〇年)や七月王政(一八三〇―四八年)を理念的に嚮導した「純理派(ドクトリネール)」と呼ばれる集団において、ギゾーとともに中心人物であったロワイエ‐コラールは、医師アントワヌの五歳上の兄に当たります。ビランの晩年に、パリの自宅で定期的に開かれた哲学会には、ギゾー、ロワイエ‐コラール、ヴィクトール・クザンら錚々たるメンバーが集まったと言われています〔グイエ、前掲書、一一六頁、参照〕。

澤瀉は、「ベルジュラック医学協会」について、「この協会の目的は病気治療に関する凡ゆる対象を扱ふにあつた。従つて、物理学・化学・生物学・博物学・農学及び物理的人間との関係に於ける智的道徳的人間の研究がその仕事である」〔澤瀉『メーヌ・ド・ビラン』、一二一―一三頁〕と述べています。メーヌ・ド・ビラン自身は、一八〇七年一月一五日に開催された第一回会合において、医学・医療と他の諸科学の協力・連携について演説し、とくに医学と哲学の関係について「ロックは、自身有名な医者でしたし、われわれの哲学の父であるベーコンとデカルトは皆さんの技術の理論を深く研究しました」〔*Discours à la société médicale de Bergerac, Oeuvres de Maine de Biran*, sous la direction de F. Azouvi, tome V, Paris: Vrin, 1984, p. 7〕と強調しています。澤瀉が自分の運命をメーヌ・ド・ビランに準《なぞら》えていたのではないかと思わせるような内容です。澤瀉「医学概論」講義の要請には、メーヌ・ド・ビラン研究が背景にあったと考えて間違いないと思われます。

さて、澤瀉「医学概論」講義の全容は、全三巻の『医学概論』(創元社・東京創元社、一九四五―五九年、誠信書房、二〇〇〇―〇七年)に見ることができます。第一巻が「科学について」、第二巻が「生命について」、第三巻が「医学について」という壮大な構想で、独自の議論が展開されています。昨今『医学概論』の名で、医学全般の歴史や現状に関するハンドブック的なものが出回っていますが、そうしたものとはまったく無縁です。澤瀉は、恩師の一人、田辺元《はじめ》の『科学概論』(岩波書店、一九一八年)が「科学の哲学」を内容としていることに準えて、自身の『医学概論』を「医学の哲学」と説明しています。

澤瀉は、「医学概論を欠いては医学は完全ではあり得ない」(澤瀉久敬『医学の哲学』誠信書房、一九六四年、増補版、一九八一年、二四頁)と述べ、それが医学全体を反省的に捉え返す試みであることを強調しています。とりわけ医学の専門分化が顕著な状況においては、哲学的、求心的な「総合」が学問的に要求されます。言わば医学の基底的部分を担う固有の領域としての「医学概論」が構想されていたわけです。

第一部として「科学論」が必要とされるのは、一つの科学である医学の理解のためには、科学の価値と限界を認識することが必要だからだと言います。「科学の批判的認識を欠く場合には、科学万能の思想に陥りやすく、そのときは生そのものも科学だけで完全に究明できるという考えともなりやすい」(同書、二二—二三頁)と警鐘を鳴らします。また、第二部で「生命論」を展開するのは、「生命」を扱う医学においては、「生命」とは何かが問われなければならないが、それを担うのは、生理学や生物学や心理学といった特殊科学ではなく、またその寄せ集めでもない。「諸科学の解明する生命の諸事実、諸現象を認めたうえで、さらに生命の哲学が必要」(同書、一九頁)としています。この第二部では、メーヌ・ド・ビランが随所に引用され、澤瀉がデカルトの心身二元論を超えて、「二元的一元性」という概念を提示する際にその導きの糸となっています。

さて、そうした「科学論」、「生命論」の上に、生理学、衛生学、外科学等バラバラに個別分野が発展している医学の総合のための第三部「医学論」が置かれることになります。医学の全体的把握がその眼目であり、医学と医療の関係、病気や健康の定義、さらには医療施設や制度の問題にまで視野は広がっていきます。しかし、「西洋医学だけを唯一の可能な医学としてそれにのみ絶対的信頼をおいてはならない」(澤瀉久敬『医学概論　第一部　科学について』誠信書房、新装版、二〇〇〇年、一二頁)という言葉に端的に表われているように、澤瀉は、現下の医学を前提にして、その哲学的な跡づけをしようとしたのではありません。今後の「ありうべき医学」を構想しながら、「医学の哲学」を語ったのです。

ですから、「医学概論」は、医学部生や医師のためだけにあるものとは想定されていません。医学と無縁な者はいませんし、われわれの生活、福祉にとって医学・医療が不可欠のものである以上、それは「正に国民全体の福祉に直結する最も生々しい課題」〔澤瀉『医学の哲学』、三〇頁〕として意識されていたのです。

三　澤瀉久敬と川喜田愛郎

その後、「医学概論」講義は各大学医学部に設置されるようになったものの、澤瀉の発想が医学界に受け入れられたとは言い難く、現在ではその影響力はほぼ消失してしまっていると言ってよいでしょう。もちろん、これから詳しく検討するように、澤瀉『医学概論』が現在そのまま通用することはありえないのですが、澤瀉が切り開き、中川米造が後継していった「医学概論」講義の歴史は正当に評価されているとは思えません。因みに、澤瀉『医学概論』第一巻刊行以後の「医学概論」関係出版物について、天理図書館編『澤瀉久敬蔵書目録』〔天理大学出版部、二〇〇二年〕に基づいて調査してみると、それはまさに澤瀉無視の「医学概論」の歴史であることがわかります。

調査対象のうち、中川米造や池辺義教等の「身内」の書いたものを除く約二〇文献を調べてみると、澤瀉の著作に言及したものはほとんどありません。言及していたとしても、せいぜい『医学概論』の書誌データが掲載されているだけです。唯一の例外は川喜田愛郎《よしお》で、彼だけが『医学概論』の先駆者としての澤瀉に敬意を払っています〔⇒本書、八九頁〕。

「本邦におけるこの道の先達、澤瀉久敬博士に倣って、「医学概論」という言葉を「医学とは何か」を問いつめる作業と理解するならば、当然それは長い間医学の畑ではたらき続けてきたわたくしにとって常住念頭を去らない問題である……。」〔川喜田愛郎『医学概論』真興交易医書出版部、一九八二年、ちくま学芸文庫、二〇一二年、三頁〕

「澤瀉博士があの先駆的な三部作「医学概論」――頂戴したその初版が今もわたくしの書架を飾っているのだが――以来四半世紀をこえる長い間、この領域で燃やし続けてこられた情熱と、そのかずかずのお仕事に心から敬意を表したい。わたくしが多くを学んだその所論のあちこちに、わたくしには今も十分に理解しえない、ないしは率直に言って不同意のふしがなお残されているけれど、拙論全体のひそかにめざすところとの間にはある本質的な点での一致の存することをわたくしはひそかに信じ、また願っている。」(同書、五頁)

川喜田は、東京帝国大学医学部卒業後、千葉大学医学部教授、学部長、学長まで務め、細菌学を専攻するとともに、医学史の分野でも四〇〇字詰原稿用紙五〇〇〇枚分という大著『近代医学の史的基盤』(上下、岩波書店、一九七七年)がありますす。医学界の正統派の大御所と言ってよいでしょう。その川喜田が澤瀉『医学概論』にはたいへんな興味を示し、個人的にもつきあいがあったと述べています。「少し前から個人的なおつきあいもあって、その真摯なお人柄と、おそらくフランス哲学に負うところの多いその地道な思索の跡を尊敬していた私には、しかし、学問上の体質的とも言うべき異論もありましたし、そのことは当時から同氏に率直に表明もしていることですが、にもかかわらず、それは今読み返しても、医学の本質に関して教えられるところのはなはだ大きい書物です」(川喜田愛郎、佐々木力『医学史と数学史の対話』中公新書、一九九二年、四九頁)。さらに、川喜田は自身の『医学概論』ばかりではなく、大著『近代医学の史的基盤』の執筆動機の一つとして、澤瀉への対抗意識を挙げています。「その頃の私のおもな関心は「医学とは何か」という身のほどを弁えない問題でしたし、また澤瀉さんの著書にも、率直に言って不満もあり、それやこれやがきっかけになって、また昔のアマチュア歴史癖が盛り返し、向こうみずにも、「医学」の歴史を自分の仕事にしようと志したわけです」(同書、五三頁)。

川喜田の澤瀉評価は、もちろん手放しのものでないことはすぐにわかります。「率直に言って不同意のふしがなお残されている」、「学問上の体質的とも言うべき異論もありました」、「率直に言って不満もあり」とかなりはっきりと澤瀉『医学概論』に問題があることを指摘しています。

この点を確認してみましょう。澤瀉『医学概論』第三部「医学について」は、当時の医学界の常識にあえて与しない内容になっているように思われます。第一章「健康」、第二章「健康法」、第三章「病気」、第四章「病気の治療」、第五章「医道」という構成ですが、全体で三〇五頁のうち第三章が一二六頁を占めていることからも、また「病気」という主題からも、第三章「病気」が第三部「医学について」の中心にあると考えられます。ここで、澤瀉は、「ヴィルヒョウ、アショッフ以来、西洋医学の主流は細胞病理学であったし、現在もそうであるように思う」としながらも、「病気をいかに考えるかについては歴史的に様々な立場があったのであり、また最近新しい学説も発表されているのである」〔澤瀉『医学概論　第三部』東京創元社、一九五九年、誠信書房、オンデマンド版、二〇〇七年、七四頁〕と、自ら「主流」の立場をとらないことを明言しています。そのうえで、彼は古代ギリシアからの医学史を簡単に説くことになりますが、その見方は「物理化学的機械論的分析的医学」とそれに対する「綜合医学、全体医学」の対抗というはっきりとした図式に拠っています〔同書、八九頁〕。

そして、新しい医学の傾向として大きく取り上げられているのが、「綜合医学、全体医学」の方向性を示す三つの学説、すなわちハンス・セリエのストレス説〔⇒本書、一〇六―一〇七頁〕、パヴロフ等ソ連のネルヴィズム、そして漢方医学です。

澤瀉は、セリエが医学生時代の一九二五年に内科学の講義で抱いた疑問について紹介しています。その講義において教授は、患者の病感や発熱や食欲不振、関節の鈍痛、皮膚の発疹等は、すべての病気に共通する非特異的症候群であり、病名の決定には役立たない、そうした一般的な症状に加わる少数のその病気固有の特異な症状こそが重要であると説いたといいます。要するに、当時は細菌学が隆盛で、病気と言えば細菌による感染症と見なされていましたから、その病原菌の特定が何よりも重要視されていたわけです。ところが、若きセリエは、むしろ病気一般のもつ特徴を考察することのほうが重要だと考え、その発想がストレス説へと結実していったと言われています〔同書、九四―九五頁、参照〕。セリエを紹介するときによく使われるエピソードです。

セリエは、病気を「病原菌」という外部のモノの体内侵入によって引き起こされるものとは単純に考えず、とくに内分泌系のストレス反応の仕組みを警告反応期、抵抗期、疲憊期の三期に分けて分析して、外部と内部の相互作用として総合的に病気を捉えようとしたと言えるでしょう。澤瀉は「細胞病理学に対するセリエの説の特色は病気を一般的に問題とし、治療に関しても非特異的治療の重要さを説いたところにある。一言にして言えば、全体性の原理に立って医学の統一理論を提唱したことこそセリエの理論の最大特色と我々は考えたい」（同書、一〇五頁）と結論づけています。

セリエのストレス説は、病気のメカニズムのなかにストレスを組み込むことですから、これは身体のバランスを重視する漢方の発想に共通する部分もあります。ですから、このストレス学説は、「一九五〇年代に、西洋医学と東洋医学を統合した偉業としてわが国で熱狂的に迎えられ、当時来日したセリエはわが国のジャーナリズムから神様のような扱いを受けた」（杉晴夫『ストレスとはなんだろう――医学を革新した「ストレス学説」はいかにして誕生したか』講談社ブルーバックス、二〇〇八年、六頁）と言われています。

澤瀉が現状の医学、とくに「物理化学的機械論的分析的医学」を打破しようとする意図は明瞭ですが、しかし、医学史の概観において、パストゥールやコッホが名前すら出てこないことには違和感を抱く向きは多いと思われます。セリエのストレス説は、細菌学への対抗と見ることもできますが、細菌学の成果の上に内部的要素を加えて修正を行なったと考えることができます。いずれにせよ、大きな医学史のなかでは、パストゥール、コッホの業績のほうがセリエよりも画期的なものだったとするのが一般的でしょう。

近代医学の正統派である川喜田が細菌学の権威であることは既に触れました。福岡伸一『生物と無生物のあいだ』（講談社現代新書、二〇〇七年）の「本歌」とも言うべき川喜田の『生物と無生物の間――ウイルスの話』（岩波新書、一九五六年）は、文字通り「生物と無生物の間」にある存在としての「ウイルス」を扱ったものです。『パストゥール』（岩波新書、一九六七年）という評伝も書いています。「十九世紀半ばにおける細菌学の颯爽たる登場」は「医学の歴史を急旋回させる意味をもつものであった」だけではなく、「二十世紀における生物学の徹底的な変貌の前触れとなった生物学史上の画期的な事件でもあった」〔川喜田『近代医学の史的基盤』下、八七六頁〕と述べています。コッホの「結核菌の発見、より正確には結核症の病因論の確定」は、「医学史上屈指の重い意味をもった業績」〔同書、下、八九六頁〕と評価しています。それに対して、川喜田『近代医学の史的基盤』において、セリエのストレス説に割かれた頁数はわずかに一頁です。そして、そこには澤瀉批判ともとれる文言が付け加えられています。

もとよりそれ〔セリエの学説〕は前世紀以来の病理学者の営為と対立するものではないし、またそれを前述の細菌学の登場以来の病因論的思考に対する反措定とみるのも軽率と言わねばなるまい。〔同書、下、一一〇〇頁〕

さらに、澤瀉がセリエと並んで、精神と身体の相互作用を重視する「全体医学」として取り上げているパヴロフ等のネルヴィズムについては、川喜田は「パヴロフの立場を本質的に機械論的・決定論的なものとみて誤りはないだろう」〔同書、下、一〇七一頁〕とあっさりと片づけています。

おそらく川喜田にとって最大の問題は、澤瀉がセリエ、ネルヴィズムにつづいて漢方医学について詳述している点であったろうと思われます。澤瀉は「物理化学的機械論的分析的医学」に対抗する「全体医学」の典型として、西洋医学とは別の体系をもつ漢方医学をもちだしているのです。

澤瀉によれば、漢方医学を西洋医学の基準で非科学的ないしは未科学的とするのは甚だしい誤解です。両者の相違はその世界観の相違であって、したがって「漢方を西洋医学化することは漢方の否定である。否、更に漢方を西洋科学の概念で理解しようとすることさえすでに危険を孕んでいる。漢方医学の正しい理解は漢方の独自性を明かにすることであり、それはその根底にある生命論、世界観そのものの解明でなければならぬ」〔澤瀉『医学概論　第三部』、一三五頁〕と高らかに宣言しています。そして、漢方医学の特色として、第一に「治療本位」であることを挙げます。漢方医学では、もっぱら関心は患者の治療にあり、病気の理論を打ち立てることではないし、単に病名を決定することは何の意味もないこととされています。「診断」は、すなわち具体的、実践的な治療でなければならない、ということです。ですから、「病因」をたどることよりも「病症」を改善することこそが問題となるわけです。「病症」は、その患者固有のものであり、また季節や気候にも影響されて時々刻々と変化していきます。「病気を固定化し、類型化する西洋医学に対し、漢方医学の特色は生命の時間的性格を重んずるところにある」〔同書、一三八頁〕と言われるゆえんです。このような澤瀉の漢方医学理解の奥にあるのは、ベルクソン研究であり、デカルトとベルクソンの対比の構図を西洋医学と東洋医学の対比にそのままもち込んでいると考えられます。その意味については、また後で述べたいと思います。

澤瀉がこのように漢方医学を前面に出すのに対して、川喜田の浩瀚な『近代医学の史的基盤』は、古代オリエント、古代ギリシアの医学から筆を起こした壮大な医学史でありながら、いわゆる東洋医学についての言及はまったくありません。それについては、川喜田は、自分には東洋医学を叙述するような素養と力量が欠けていると表面的には弁明していますが、実は、安易な東洋医学論について厳しい警告を発しているのです。

> われわれの周囲でも、そしてアメリカをはじめ西洋諸国でも、近時流行の色濃い新たなオブスキュランティズム――人の悩みである病気にはいつの世にも愚昧が戸口に待っている――をきびしく斥けた上で、東洋医学を人間の歴史の上に位置づける企ては、きわめて大きな学問的膂力と長い準備とのいる仕事で、及び腰で論じてすむような話題ではない。〔川喜田『近代医学の史的基盤』上、viii頁〕

そして、この「オブスキュランティズム」については、自身でこう解説しています。「西洋医学には、人間をトータルに捉える力がないなどと縁台の茶飲み話みたいなことをところかまわずぬけぬけと言う。その種の学問的シンセリティを欠いた姿勢を「暗愚」（オブスキュア）と見て、私は「オブスキュランティズム」と言ったのです」〔川喜田、佐々木『医学史と数学史の対話』、一二七頁〕。「オブスキュランティズム」という痛烈な批判が、澤瀉に直接向けられているかどうかはわかりませんが、川喜田の『近代医学の史的基盤』執筆の動機から考えても、澤瀉批判が根底にあると考えてよいように思います。

このように見てくると、川喜田は澤瀉の医学論に関しては全面的に否定していると言えます。しかし、近代医学の正統派からこのような批判を受けることは、澤瀉にはむしろ折込み済みのことだったのではないかと思われます。澤瀉の真骨頂は、おそらくは医師ではないことが幸いして、医学のあり方に対して独自の哲学的観点から切り込むことができた点であり、そのことに対して本人は自覚的であったはずです。

四 「医道」とは何か

川喜田は澤瀉の医学論を認めなかったにもかかわらず、澤瀉『医学概論』には総体として高い評価を与えています。それはなぜだったのか。川喜田は近代医学の発展史そのものに批判的ではありません。「近代西洋医学が自然科学の上に立っているとすれば、当然、機械論的自然観を採らざるをえない」し、「それを採用した場合には、「人間」の影が薄くなるのは方法上避けがたいことです」(川喜田、佐々木『医学史と数学史の対話』、一三四―一三五頁)と語っています。

しかし、川喜田は「医学者」の目のほかに、もう一つキリスト教の「信仰者」の目をもっています。川喜田は、世俗の医療者の倫理としては、日本看護協会看護研修学校での講義を基《もと》にした著作のなかで、肺結核症の外気療法を提唱したトルードーの墓碑銘「ときたま癒し、しばしば苦痛を和らげ、そして絶えず慰める」を挙げています(トルードー『療魂記――トルードー自伝』原著一九一六年。茂野吉之助、細田藤彌訳、新潮社、一九四三年、参照)。そして、「この慎ましい言葉は半世紀以上隔てた今日でもなお医術の本質を衝いているものと私はみます。そしてこの言葉を心に銘じて、一つ目的に仕える医師とナースとが協力してそれぞれの役割を分担し、必要に応じては相互の理解をふまえて賢明に「越境」もし合ったとき、そこに患者の幸福が訪れ、その照り返しをまたわれわれも享受することになるはずだと私は思うのです」(川喜田愛郎『医学への招待――生命・病気・医療』日本看護協会出版会、一九九〇年、三〇二頁)とこの著作を結んでいます。

しかし、ここに患者への愛と己への謙虚さだけを見るのだとしたら、それは川喜田の真意を見誤ることになるだろうと思います。川喜田は、「東大キリスト者医科連盟主催、在東京諸大学医学部新入生歓迎会」という限定された場所では真情を吐露し、ルカによる福音書一四章二六節の「もし、だれかがわたしのもとに来るとしても、父、母、妻、子供、兄弟、姉妹を、更に自分の命であろうとも、これを憎まないなら、わたしの弟子ではありえない」というイエスの言葉への参照を求めて、「クリスチャンであるということは一度この世との断絶を経たものであることを意味する」〔川喜田愛郎『生命・医学・信仰』新地書房、一九八九年、九三頁〕と述べます。

医療、技術としての医学が孕むそのささやかなる「仁」のゆえにわれわれの心がくすぐられて、あらゆる行いに先だつキリストを仰ぐ思いを鈍らせるとするならば、それはこの上もなく不幸な事態であると言わなければならないと思います。そしてまた、キリスト教が本質的に内に蔵しているとげと反社会性ないしある意味のペシミズムは、真の意味でキリスト教の要求がアダムの末裔の手でやすやすと果たされようなどとは考えないのです。〔同書、九四頁〕

医学や医療は、地上における価値や倫理観とは別の次元で、「キリストによってひとたび潔められるという手続を必要」〔九四頁〕とするという発想は、苛烈なる自己批判、自己否定を絶えず要求することになります。トルードーの言葉への賞賛も、人間の営みとしての医学や医療への途方もない無力感が前提になっていると思われます。

これに対して澤瀉が唱える「医道」の基本は、その人間観にあります。澤瀉は、人間には少なくとも六つの面があると説きます。第一に「物体」、第二に生命のある物体、すなわち「生物」、第三に「意識をもった生物」、第四に自己の意志をもって自主自立する「独立者」、第五に他人と協同生活を営む「社会人」、そして第六に「社会的に生きながら、死ぬときにはひとりびとり、ひとりぼっちで彼の世に旅立ってゆかねばならぬ孤独な存在として、自己の生を悩み、死におののく自覚的存在者」を挙げています〔澤瀉久敬『医の倫理——医学講演集』誠信書房、オンデマンド版、二〇〇七年、八頁〕。第六の定義がやや冗長ですが、「思想者」と考えればよいでしょう。要するに、医療者は患者に対して、このような六つの面をもつ存在として接しなければならないということです。患者を一個の人格をもった存在として遇する〔第四規定〕のはもちろんのこと、社会的にどのような役割を果たし〔第五規定〕、またどのような死生観をもっているか〔第六規定〕まで考えて、治療を行なわなければならない、というところまで踏み込んでいる発想だと考えます。

アメリカからバイオエシックスが日本に紹介され、インフォームド・コンセントの概念が導入されるのは一九八〇年代のことです。それ以前の段階のことですから、澤瀉には「患者の権利」という発想はありませんが、極力患者サイドに立った医療者の倫理を説いていることは注目に値すると思います。インフォームド・コンセントが単なる「説明と同意」にすり替えられてしまっている現状を考えれば、よほど「患者の権利」としてのインフォームド・コンセントの精神に肉薄したものだと言えるでしょう。

澤瀉はこの視点から、「医道」を説いて廻ります。それは、医師の心構えという狭いものではなく、医師―患者関係を社会的に支える仕組みの構築、つまり「医療の社会化」を含む大きな構想としてありました〔⇒本書、二三七頁〕。しかし、その「医道」の根幹にあるのは、「生命への畏敬」であったと思われます。

医療の体験を深めるほど、自然治癒力の偉大さが実感せられ、人間の無力がかえって痛感されてくるのではないか。生き得たものを殺すことなく、無用の投薬や手術を避け、生きうるものを生かし、死にゆくものを安らかに死なせることこそ医道であるとの達観もそこから生れるであろう。そこに始めて医師の謙虚さが生れ、生命への畏敬の念も生ずるのである。〔澤瀉『医学概論　第三部』、二九三頁〕

医師の生活を守る社会制度の整備を唱えながらも、医師に対して厳しく謙虚であることを説く澤瀉の「医道」は、医学・医療のもつ社会的危険性の認識のうえに立っていたと言えるでしょう。医師の患者に対する絶対的優位性の陰で、医療行為にはときに「いのち」への不要、有害な介入がありうることを、澤瀉はことあるごとに指弾しています。「医学は生命研究の学ではありません。医学は生の学ではなく、医の学であるということを、私たちは、はっきりと頭のなかに入れなければならない」〔澤瀉『医の倫理』、三〇頁〕。「死に対する医師の不感症ほど人間の生命に対する冒瀆はない」〔同書、一一頁〕。

澤瀉のつねに医学・医療を相対化しようとする志は、川喜田の信仰者としての厳しい医学・医療批判と相通じるものがあります。そもそも、澤瀉の『医学概論』は、第一部「科学について」と第二部「生命について」が、第三部「医学について」の前に置かれることで、医学のあり方を外側から突き放して見るという視点に貫かれています。川喜田の澤瀉評価の基点はそこにあったと考えます。

最後に蛇足的に付け加えるならば、川喜田の澤瀉評価は、晩年になるにつれて高くなっているのではないか、と推測しています。一九七〇年に刊行された「医学概論」的著作である川喜田『病気とは何か――医学序説』(筑摩書房)においては、参考文献にも澤瀉『医学概論』は挙げられず、一九八二年刊行の『医学概論』(真興交易医書出版部)で澤瀉を礼賛する「まえがき」がつけられます。一九九〇年に刊行された『医学への招待――生命・病気・医療』(日本看護協会出版会)には、前二著にはなかった「バイオエシックス」の問題が取り上げられ、脳死・臓器移植やAID(非配偶者間人工授精)等に対して強い懸念が表明されています。先に紹介した『医学史と数学史の対話』も同時期の一九九二年に刊行され、ここで澤瀉についての思い入れが数々語られるとともに、脳死・臓器移植問題を中心に現代の医学・医療の諸問題が厳しく取り上げられています。

日本にバイオエシックスが導入・紹介されるのは一九八〇年代であることを考え合わせると、川喜田のなかで先端医学・医療への懐疑が深まるにつれて、「医学とは何か」というトータルな問いの重要性が強く認識されるようになったのではないか、と思えるのです。そう考えると、澤瀉の仕事の重要性は、三・一一後の今日、さらに深まっていると言えそうです。

Ⅱ　三・一一後の世界と「近代」的思考の陥穽

一　「いのち」の危機の時代

澤瀉久敬『医学概論』が、医師でない立場からの大胆な医学・医療批判を含んでいたことはすでに述べました。「医師に任せておくわけにはいかない」という思いに駆られた事件としてすぐに想起されるのは、水俣病事件でしょう。水俣病の発生から五〇年以上が経過するに及んで、日本政府は「水俣病特措法(水俣病被害者の救済及び水俣病問題の解決に関する特別措置法)」を成立させて、その幕引きを図りましたが、この問題がそう簡単に終わることはないだろうと思われます。未認定患者等をめぐって、この特措法に対して厳しい批判の声が上がっていることは周知のとおりです。

さて、水俣病の半世紀以上の歴史のなかで、二〇〇五年、熊本学園大学に水俣学研究センターが設立されたことの意味は、改めて問われてもよいだろうと思います。水俣病患者一人一人に五〇年以上もの間日常的に接しつづけてきた原田正純医師が中心になって、専門家と非専門家の区別、文系と理系の区別等を取り払って「水俣学」という新しい学問を立ち上げたのです。それは、「医学や医師に頼っていたのでは埒が明かない」ことの証左と言えるでしょう。原田氏自身が、法学者やジャーナリスト等多彩な人々が結集した「水俣病研究会」や経済学者の都留重人や宇沢弘文等をメンバーとする「公害研究委員会」への参加によって、水俣病に対する展望が開けていったことを明かしています(原田正純「水俣と三池」、高草木編『一九六〇年代　未来へつづく思想』、参照)。

当時、医学界を中心とする「御用学者」たちが暗躍し、チッソの責任をはぐらかす役割を果たしたことを改めて思い起こすことは決して無意味ではないと考えます。たとえば、東京工業大学教授の清浦雷作らは、熊本大学医学部の「有機水銀説」に対抗して、「アミン説」を発表してチッソに責任のない方向に世論を誘導しようとしました。二〇〇九年の「水俣病特措法」は実に多くの難点のある法律だと思いますが、当時の斉藤鉄夫環境大臣が同法に関連して、自分の出身大学(東京工業大学)の教授が患者の皆様にご迷惑をかけた旨を謝罪していたのは、ある意味で驚きでした。当時の「御用学者」たちの所業は、もはや環境大臣が謝罪するほど歴史的に決着のついたものになっていたわけです。同じく「アミン説」をとった東邦大学医学部教授・戸木田菊次の論文を読むと、まさに笑止千万な内容です。日本医学会会長の田宮猛雄を委員長とする「田宮委員会」が、熊本大学医学部の研究をつぶしにかかったことも忘れてはならない事実でしょう。しかし、こうした「御用学者」たちの露骨な振舞いは一九六〇年代のことで、現在では「御用学者」という言葉自体が死語になっていて、特殊な文脈以外では使われないものと思っていました。

その水俣病とは比較にならないほどの広範囲において、「いのち」の危機が迫っています。言うまでもなく、三・一一の東日本大震災による福島原発事故がもたらした放射能被害のことです。そのなかで私たちが否応なく見せつけられたのは、二一世紀の今日においてもなお跋扈している「御用学者」たちの無責任な言動でした。「ニコニコしている人には放射能は来ない」とのたまう放射線研究の権威などの連日の行状を、多くの人が反吐の出る思いで見聞きしていたことだろうと思います。原発事故が起こってもなお原発の安全性を主張しつづける原子力関係の「御用学者」、とくに東大教授たちの品性のなさには辟易するばかりでした。そして、そういう「御用学者」としか言いようのない人たちを、連日テレビで解説させたマスコミの責任もまた大きなものだと言わなければなりません。彼らの言動、行状を揶揄する「東大話法」という言葉も生まれました(安冨歩『原発事故と「東大話法」——傍観者の論理・欺瞞の言語』明石書店、二〇一二年)。

水俣病事件の解明に尽力した宇井純は、「公害には第三者はない」(宇井純『公害の政治学——水俣病を追って』三省堂新書、一九六八年、二〇九頁)という激烈な言辞を述べ、中立公正な第三者を装う研究者は実体として「加害者」の役割を果たしていると断罪しました。その発想は、いまなお新鮮であり、公害事件の考察の基点になるものであると考えます。もちろん、今回の福島原発事故がもたらした問題は、この行為原則だけで片づけられない複雑な様相を呈しているとは思いますが、少なくとも、ここには、誰のために、何のために学問があるのかという根源的で痛切な問いが投げかけられています。

一九六〇年代、とくに一九六八年を中心とする大学闘争においては、学問のあり方、文明のあり方が問いつめられていきました。その出口のない状況のなかで、研究の最先端にいた山本義隆や高木仁三郎がその研究を捨てたことの重さを、もう一度考えるべきではないでしょうか（高草木光一「一九六〇年代から考える」、高草木編『一九六〇年代　未来へつづく思想』、参照）。一九六〇年代の批判意識を完全に失ったところに、福島原発事故を位置づけることができるのではないか、とさえ考えています。

二　「産学協同」の旋回

「産学協同」ないし「産学共同」という言葉ほど急旋回したものは珍しいでしょう。「産学」は「産官学」と呼ばれることもあります。「産業」や「国家の政策」と「学問」の結びつきに関する意識が、一九六〇年代と一九九〇年代以降ではまったく逆方向と言えるほど変わっています。

一九六〇年代においては、「産学協同」「産官学協同」は研究者サイドから見たときに、つねに異議申し立て、批判の対象であったと考えてよいと思います。それは、学問を特定の利権のために利用するもので、本来自由であるはずの学問を歪めるものとして、排除しなければならないものでした。二つの例を挙げておきます。

一つは、一九六七年九月九日の日本物理学会臨時総会決議です。前年一九六六年九月に、日本物理学会主催、学術会議後援で開催された第八回半導体物理国際学会に対して、米国陸軍極東研究開発局の資金がもちこまれたことが大きな問題となりました。いま考えれば、一〇〇万円単位の大した額ではありません。しかし、とりわけ米軍から物理学が直接的な援助を受けることに、当時の物理学者、物理学徒は真摯かつ敏感に対応したのです。そして、「日本物理学会は今後内外を問わず、一切の軍隊からの援助、その他一切の協力関係をもたない」〔『日本物理学会誌』四七巻九号、一九九二年〕という決議を行なっています〔山口幸夫「三里塚と脱原発運動」、高草木編『一九六〇年代　未来へつづく思想』、参照〕。

もう一つは、東大闘争の一局面です。一九六九年一月一九日安田砦が陥落した後、東大闘争は終結に向かい、一九六九年一月二八日、加藤一郎東京大学総長代行は、七学部代表団と「確認書」を交わしています。その確認書のなかに、次のような文言がありました。

大学当局は、大学における研究が資本の利益に奉仕するという意味では産学協同を否定するものであることを確認する。

これは、学生側の原案通りに大学側が承認したものですが、ともかく、大学側が「産学協同」を明確に否定したことの意味は大きいと思います。当時の学生たちの「産学協同」批判の論理を見てみましょう。一九六九年二月六日、工学系院生シンポジウム「東大闘争で我々は何を勝取るか」では、産学協同の本質は、独占資本に奉仕する「科学技術」と「人材」の安上りの生産、資本主義進化のイデオロギーの注入と規定され、産学協同の弊害として、研究内容の歪曲、自主的・民主的研究体制の破壊、教育内容の変質、大学の自治破壊、研究者の社会的責任意識の衰退等が挙げられています〔『経済セミナー』一六〇号、一九六九年六月、参照〕。

このように一九六〇年代には文部省も「産学協同」の理念を掲げるわけにはいかなかったのですが、一九八三年には、文部省の新しい施策として国立大学と民間等との共同研究制度の創設、つまり「産学協同」の推進政策が打ちだされています〔「学術の社会的協力・連携の推進」、『学術月報』日本学術振興会、一九八三年八月、参照〕。そして、総長代行が「産学協同」を否定したその東京大学において、一九九六年七月「国際・産学共同研究センター」が設立されました。安井至センター長のインタビューは、「産学協同」の旋回の核心を衝いています。

その当時、産学共同研究なんてキーワードは、まったくのタブーでした。パブリックサーバント、公務員である国立大学の先生がなんで一企業の利益に与しなければいけないのだということなのです。……確かにそうなのだけれども、いまのままの日本だと、日本全体が沈没してしまうのではないか。だから、それこそ当面、一企業の利益になるかもしれないが、日本の活力を全体的に上げることの方がむしろ重大であって、それで一企業が本当にお金を儲けてくれれば、それに関連する波及効果が期待できるじゃないか。まあ、そういう形で、産学共同研究をオールジャパン的な視点から支援することが大学の義務だ、というようにわれわれは思っているわけです。〔安井至「産学共同で頭脳の空洞化回避」、『商工ジャーナル』一九九六年一二月号、六五頁〕

一九六九年の工学系院生の問題意識と比較すると一目瞭然ですが、安井氏は「産学協同」が一九六〇年代にタブーであったことの意味を極めて狭く解釈しています。問題は、「一企業の利益に与する」かどうかではなく、学問のあり方の根本に関する問題提起だったはずです。さらに「オールジャパン」とオリンピックのようなことが言われていますが、これこそ、「一切の批判を許さぬ翼賛体制」のイデオロギー的粉飾でしょう。問題はすり替えられ、一九六〇年代の問題意識は骨抜きにされました。以来、「産学協同」は、大学が向かうべき理想の標語となったのです。

ちょうど、同じ一九九〇年代半ばから「原子力村」という言葉が多用されたと言われています。その構造について、九州大学副学長で、政府事故調査・検証委員会の委員も務めた吉岡斉氏は次のように述べています。

その中で最も重要なのは経済産業省とその二つの外局(資源エネルギー庁、原子力安全・保安院)である。セクター別にみると「官」セクターが全体の元締めであり、その周囲を電力業界、政治家、地方行政関係者、原子力産業、大学関係者がとりまいている。そうしたメンバーの間での利害調整にもとづく合意にそって政策が定められる。六者間の談合による政策決定の仕組みを筆者は「核の六面体構造」と名付けている。〔吉岡斉「原子力安全規制を麻痺させた安全神話」、石橋克彦編『原発を終わらせる』岩波新書、二〇一一年、一四三—一四四頁〕

これは、「産官学協同」の一つの典型と見なすことができますが、逆に言えば、「原子力村」は決して特殊なものではありません。一九六〇年代の混沌が終わった後で徐々に静かに「産官学協同」路線は進行していったのです。

そのように考えると、「御用学者」は論外として、いま「反原発」や「脱原発」を唱えている研究者や技術者も一定の自己批判を迫られる立場にあるのではないかと思わざるをえません。いまどのような立場をとろうとも、一九九〇年代からの「産学協同」ないしは「産官学協同」路線のなかで利権の一翼を担ってきたことは間違いありません。自分たちだけが「手が白い」と言わんばかりに振りかざされた「正義」の鉄槌は、まず自分たちに向けられるべきものではないでしょうか。一九六〇年代になぜ「産学協同」があれほど批判されたのか、「オールジャパン」とは実体として何を意味していたのかを、研究者の一人一人が再確認する必要があると思っています。

また、多くの「反原発主義者」「脱原発主義者」の言動を見聞きする度に、私は一八四八年のフランス二月革命のことを思い起こします。七月王政期(一八三〇―四八年)の共和派は、厳しい制限選挙制度下で極めて弱体な政治勢力でしかありませんでした。ところが「不意打ち」のように二月革命が勃発し、何の準備もないところに臨時政府が成立して共和政を宣言すると、たちまち雪崩を打ったように誰も彼もが「共和主義者」を名乗るようになります(中木康夫『フランス政治史』上、未来社、一九七五年、九八―九九頁、参照)。彼らは「事後の共和主義者(les républicains du lendemain)」と呼ばれました。そして、男子普通選挙制度のもとで行なわれた第二共和国の大統領選挙では、反共和主義を体現するルイ・ボナパルトが当選し、その後彼は既定の行動であるかのようにクーデタを起こして第二帝政を開始し、ナポレオン三世として長く君臨したのです。

福島原発事故以降、「事後の脱原発主義者」「事後の反原発主義者」が節操もなく「事後の自説」を展開するさまを、われわれは嫌というほど見てきました。フランス第二共和政のメッキがいともたやすく剝がれたように、そう簡単に「脱原発」「反原発」への流れができるとは思えません。

三　「近代」への根源的な問い

高木仁三郎は、作家の青野聰との対談「二万四千年の憂鬱――プルトニウム社会の入口に立って」(『世界』一九八五年三月号)で使用済核燃料、放射性廃棄物の処分について、「処分――埋めたり、棄てることを処分と言うわけですけれども――の絶対条件は、絶対に生態環境に放射能が漏れ出ないことです。漏れ出ても生態環境に近づかないこと。そんな条件は日本には絶対ない。地殻変動は起こるし、地下水を汚染することも簡単に起こってしまう」と語っています。タイトルにある「二万四千年」は、プルトニウム239の半減期を意味しますが、憂鬱は「二万四千年」でも終わりません。

マイケル・マドセン監督『一〇〇、〇〇〇年後の安全(Into Eternity)』(二〇〇九年)は、フィンランドで進められている高レベル放射性廃棄物の最終処分地建設を描くドキュメンタリー映画です。核廃棄物は少なくとも一〇万年後にまで影響を及ぼします。人類が誕生してから現在までが約一〇万年とも言われていますから、それと同じ時間が経ったときに、人類がはたして地球上に生存しているかどうかさえわかりません。しかし、存続していたとして、現在の言語、記号は役に立つのでしょうか。核廃棄物の危険を、未来の世代に対してどのように伝えるのか。あるいは、どのようにして気づかせないようにするのか。その滑稽とも思える真剣な討議の姿をカメラは映し出していきます。その滑稽さは、過渡的な電力供給の手段としてこぞって原発を導入した人類の滑稽さでもあるでしょう。もはや原発に賛成か反対かという次元で問題は考えられなくなっています。原発に対してどのような態度をとろうとも、核廃棄物の最終処分という現実的問題から逃れることはできません。

フランス、ロシア、アメリカ等の放射性廃棄物処理問題については、エリック・ゲレ監督『放射性廃棄物――終わらない悪夢(Waste: The Nuclear Nightmare)』(二〇〇九年)が参考になります。将来において放射性廃棄物処理の画期的な方法が見つかるはずだという楽観的予測の下に見切り発車したつけが現在回ってきていることがよくわかります。

私たちは想像力を超絶した「時間」を原発とともに抱え込んでしまいました。しかし、実は問題は原発に限られたことではなく、そもそも、「近代」的思考そのもののなかに「時間」概念は原理的に取り込まれていなかったのではないか、と考える必要がありそうです。私たちは、自分たちの身体にまでしみ込んでいる近代的価値体系の根本的な再検討を迫られているように思います。

近代思想史を考える場合に、一般に、ホッブズ、ロック、ルソーという社会契約論の流れは、メイン・ストリームを構成しています。社会契約の前提になっているのは、自由で平等な個人という優れて近代的な発想ですから、まさに近代社会、近代国家を考えるうえで基礎となる思想です。

ホッブズ『リヴァイアサン』（一六五一年）における社会契約の論理については周知のことと思います。自由で平等な個人を前提として、法も秩序もない自然状態を想定すると、それは「万人が万人に対して敵」であるような状態です。各人が同じような能力をもっているゆえに、同じような希望を抱き、限られたパイのなかでは獲物を求めて争い合う戦争状態が現出せざるをえません。つまり、各人がもっている剝き出しの「自然権」を行使すると、結局は誰もが得をすることなくつねに自由と安全が脅かされることになります。そこで、その「自然権」を主権者に同時に全面譲渡するという「社会契約」の発想が生まれます。「自然権」を譲渡することによって、かえって各人は自由と安全を得ることができるというパラドックスが描かれています。

現代フランスの歴史家であり社会理論家であるローザンヴァロンは、社会契約の難点の一つに、国際平和の樹立を基礎づけることができなかった点を挙げていますが、逆に言えば、社会契約は「国内平和の原則の基礎」にはなりえたと評価しているわけです。社会契約によって、国内の安全と平和の面ではその構成員の誰もが「得をする」という「ノン・ゼロサム・ゲーム」が完成したと見なしています〔ピエール・ロザンヴァロン『ユートピア的資本主義――市場思想から見た近代』原著一九七九年。長谷俊雄訳、国文社、一九九〇年、五頁、参照〕。

しかし、ここで「社会の構成員」とは何かをもう一度考えてみましょう。フェミニズムの視点からよく指摘されることですが、ホッブズでもルソーでも、社会契約の主体となっているのは、抽象化された個人であり、具体的には成人男子が想定されていると考えざるをえません。ですから、家族の問題は扱いづらい論理構成になっていますし、女性や子ども固有の問題もほとんど現れないことになります。フェミニズムが切り込んだもう一つ先の「これから生まれる子ども」の意思や人権の問題については、なおさらです。「社会」は存続するものとしてあり、ある時点で輪切りにできるものではありません。当然、未来世代を含めた動態としての「社会」が考えられてよいはずですが、「これから生まれる子ども」の意思や人権の問題は、事実上「社会契約」の論理のなかには組み込まれていないのです。

ルソー『社会契約論』(一七六二年)における「一般意志」導出の論理を見ても、共時的な「個別利害」と「一般利害」の対立が語られているだけで、人民の決議が遠く未来の世代をも拘束することは、その構想のなかに入っていません。事実上、時間を止めてしまって、そこで擬制的な社会の仕組みが語られているに過ぎません。

こうした共時的な軸で裁断する近代的思考に対する懐疑は、保守主義者や保守主義的傾向をもつ思想家によって表明されてきました。フランス革命以前のアンシアン・レジームを支配していたのは「身分原理」ですが、そもそも「身分」は先祖伝来のものです。絶対君主制を基礎づける王権神授説は、権力の正当化の論理を人類史の始まりにまで求めています。つまり通時的な軸がかつては支配していたことになります。

『アメリカのデモクラシー』(一八三五―四〇年)の著者であるトクヴィルは、デモクラシーを人類の運命であると肯定的に受けとめていますが、名門貴族出身の彼は、デモクラシーへの懐疑をもまた深く蔵しています。「多数の力が絶対的であるのは民主政治の本質に由来する。民主政体にあっては、多数者の外に抵抗するものは何もないからである」(トクヴィル『アメリカのデモクラシー』松本礼二訳、第一巻下、岩波文庫、二〇〇五年、一三九頁)と多数者支配の原理を認めながらも、「政治において人民の多数は何事をもなす権利を有するという原理は、不遜で憎むべきものだと思う」(同書、一四六―一四七頁)と、デモクラシーが孕む本質的なジレンマについて率直に語っています。そのトクヴィルが、近代家族の普及とともに「時間」でつながっていた「家」の意識が消失し、もはや未来を実感的に見通すことができなくなるという事態を鋭く指摘しています。

家の意識が終わるとき、利己心は現実に返り、本来の傾向を追う。家はもはや漠然として定まらぬ、不安定なものとしか見えないので、誰もが現在の必要に関心を集中する。すぐ次の世代の安定を心がけて、それ以上のことは考えない。〔同書、第一巻上、八一頁〕

未来世代に重大な影響を及ぼし、その生存権さえ奪うことがありうる決定を、現在世代の人間たちが、「現在世代」の「個別利害」でもって決定することが許されるのか、という問題がここに立ち上がります。極端に言えば、現在世代の全員が賛成し、全員の利益に合致することであったとしても、決定してはならないことがありうるのではないか。そこにデモクラシーへの根源的な懐疑を抱くこともできるでしょう。デモクラシーの暴走をどのようにして止めることができるのか、という問題を立てることもできます。

フランス革命の展開過程のなかで、カトリック保守主義者ボナールの思想がどのような意味をもったのかを、「離婚法」を軸に考えてみます。ボナールは、まさに「未来世代の意思」の問題を近代的契約概念の陥穽として突きつけた人物と見ることができます。

一七九二年、フランスでは画期的な「離婚法」が成立しています。それまでカトリック国フランスでは離婚は認められていませんでしたが、フランス革命後、一七九一年憲法によって結婚が「民事契約」であることが宣言されると、当然契約者双方の合意によって契約の破棄もできるものとして離婚が制度化されざるをえなくなります。離婚には、一方の側に結婚を継続するに重大な支障をもたらす行為が発生した場合の「有責離婚」があり、また契約者双方の話し合いによる「協議離婚」がありますが、この法が画期的だったのは、性格の不一致による一方の側からの申し出でも離婚を認めたことにあります。一八〇四年のナポレオン法典では、この性格の不一致による離婚を認めず、また一八一六年には離婚法そのものが廃止になってしまいます。離婚法が復活するのは一八八四年のことです〔河野健二編『資料 フランス革命』岩波書店、一九八九年、三五五―三五六頁、参照〕。

実は、メーヌ・ド・ビランの最初の結婚は、この一七九二年の離婚法が成立していなければありえないものでした。彼は、一七九五年九月二一日にルイーズ・フルニエ・デュ・ファルデイユという女性と結婚していますが、彼女は、もともとある亡命貴族と婚姻関係にありました。一七九三年三月二九日にその離婚が認められていたために、ビランは彼女と結婚することができたのです。ところが、一八〇二年になって、行方不明であったその亡命貴族が突然舞い戻ってきて、おそらくはそれがショックで彼女は若くして亡くなってしまいます。ビランは、ルイーズの死にたいへんな衝撃を受けたと言われています〔グイエ、前掲書、二三一―二六頁、参照〕。

メーヌ・ド・ビランよりも六歳年長の思想家サン゠シモンの場合も、離婚法を背景にした実験的結婚生活を送っています。ソフィー・ド・シャングランという女性と一八〇一年八月七日に結婚をしていますが、それは、三年間という限定付きの〈le mariage blanc〉であると言われています。直訳すれば、「白い結婚」ですが、これは「性関係のない結婚」を意味します。結局、この結婚は三年間ももたず、一八〇二年六月二四日に離婚しています。この一年足らずの結婚が二人に何をもたらしたのかはわかりませんが、二人は別れた後に、ソフィーは女流作家としてデビューし、やや遅れてサン゠シモンも『同時代人に宛てたジュネーヴの一住民の手紙』(一八〇三年)で思想家として出発していきます〔森博編訳『サン゠シモン著作集』第一巻、恒星社厚生閣、一九八七年、三七九―三八一頁、参照〕。

さて、このような契約概念に基づく「離婚法」に対して真っ向から反対し、その廃絶に追いやった最大の論客として現れたのがルイ・ド・ボナールでした。ボナールは、一八〇一年に刊行された『離婚論』において、離婚の不可能性の論陣を張ります。

ボナールによれば、結婚は子どもをつくることを前提にした行為です。結婚が「偶発的社会体」であり、それが子どもをつくることによって「現実的社会体」になると考えました。「子どもができたから結婚する」という事態は現在ではありふれたことですが、ボナールから見たらもちろん順序が倒錯していることになります。ボナールは、伝統的カトリシズムの立場から、「家族的社会」の基礎の上に「政治的社会」つまりは国家が成り立ち、その上に「宗教的社会」、ローマを中心とする国家を超えた共同体を想定していますが、その際に、「権力」、「権力の代行者」、「臣下」という垂直的三分法に安定的秩序を見いだしています。家族にこれを当てはめてみれば、「権力」を担う父親、その代理人である母親、両者に服従する子どもという図式ができあがります。ですから、ボナールにとって、家族はもともと自由で平等な主体が結ぶ契約概念で捉えることができないものです。男と女の間には、もともと強者と弱者の関係があり、平等的な関係は措定されていません。

では、結婚とは何を意味するのかと言えば、おそらくは民事的な「契約」概念を逆手にとって、当事者である二人の契約ではなく、生まれ出るはずの子どもという不在者を含めた三者の間の契約であると主張しています。

婚姻契約は、実際には、三人の実在的あるいは表象的人間の間で形成される。公権力が……家族のなかで、生まれる以前の子どもであれ、死んだ後の父親であれ、つねに不在の者を代理するからである。／三者の間で形成された契約は、第三の者の利害に反して二者の間で破棄することはできない。……その第三の者が、他の二者の社会的結合の「理由」になっているからである。〔Louis de Bonald, *Du divorce, considéré au XIXe siècle, relativement à l'état domestique et à l'état public de société*, Paris, 1801, quatrième édition(*Oeuvres complètes*, tome V), Paris, 1839, pp. 112–113〕

つまり、婚姻は、事実上、公権力と当事者二人の間の三者の契約であるから、両性の合意をもってしても、これを破棄することはできないという論理です。不在の未来世代の意思をどのように契約概念のなかに取り込むのかという観点から見ると、実におもしろい論理構成になっていると思います。しかし、不在の未来世代の意思は「公権力」が担うのですから、デモクラシーを前提にするにせよしないにせよ、結局現在世代が担うほかはないという当たり前の事実が浮き彫りにされます。問題は、「公権力」をどう構成するか、です。

デモクラシーの主体である人民には利己的で短期的な視点しかないので、全体を見渡し、未来を展望するまなざしをもつ「賢人」ないし「賢人」的機構を機能させる。これはすぐに頭に浮かぶことですが、そうした発想には、おそらくデモクラシーの暴走以上の危険がつきまとうことになります。ルソーが『社会契約論』において、法をつくる者を「市民」、法に従う者を「臣民」と呼び、その両者が同一であることを説いたのは画期的なことでした。主権者と臣民が同一人格中にあるという発想は、自己統治としてのデモクラシーの本質と考えてよいでしょう。しかし、その同じ『社会契約論』のなかで、ルソーは、人民の真の利害を知る「立法者」を登場させています。

目のみえぬ大衆は、何が自分たちのためになるのかを知ることがまれだから、自分が欲することを知らないことがよくある、そうした大衆が、どういうふうに、立法組織というような、あのような困難な大事業を、自ら実行しうるのだろうか？……立法者は、あらゆる点で、国家において異常の人である。彼は、その天才によって異常でなければならないが、その職務によってもやはりそうなのである。それは、行政機関でもなければ、主権でもない。共和国をつくるこの職務は、その憲法には含まれない。それは、人間の国とは何ら共通点のない、特別で優越した仕事なのである。〔ルソー『社会契約論』桑原武夫、前川貞次郎訳、岩波文庫、一九五四年、六〇―六三頁〕

しかし、未成熟な人民を嚮導する英明なる指導者という構図の「独裁」を、私たちはこれまでの歴史のなかで嫌と言うほど目の当たりにしてきました。デモクラシーがさまざまな難点を抱えながらも世界史の趨勢となってきたのは、「神のような人間」はどこにも存在しないことが遍《あまね》く認識されるようになったからでしょう。言い換えれば、人民の意思や願望の外側に「人民の真の利益」が存在するなどと想定してはならないのです。

「べ平連(ベトナムに平和を！市民連合)」等の活動で独自のデモクラシーを主張し、かつ実践した作家の小田実氏は、『大地と星輝く天の子』(講談社、一九六三年、岩波文庫、二〇〇九年)という前三九九年のソクラテス裁判を主題とした歴史小説を書いています。ソクラテスを裁く民衆の側の心情を中心に描かれているのですが、そこにあるのは「衆愚政治」そのものと言ってもいいだろうと思います。小田氏は、東京大学やハーヴァード大学で古代ギリシアの文学や哲学を専攻していて、古代アテナイのデモクラシーを思考の源泉の一つと考えていたはずですが、唯一古代アテナイを正面から扱った小説であるこの『大地と星輝く天の子』には崇高な理念や市民的正義は一向に現れてこないのです。

この点について、最晩年の最後の講演会で、「賢人政治というのは恐い」、「衆愚政治でいいから、人々がやるのがデモクラシーです」〔小田実「小さな人間の位置から」、鶴見俊輔、小田実『オリジンから考える』岩波書店、二〇一一年、一一一頁〕と断言していたのが印象的でした。いかにひどい衆愚政治であろうとも、平気で人を殺す「賢人政治」の怖さに比べればまだ許容できるものだ、という発想です〔高草木光一「3・11後へ——小田実のメッセージ」、『小田実のデモクラシーと希望』大月書店、二〇一二年、参照〕。

さて、ここで、はたと行き止まってしまいます。不在の未来世代の意思や利害をどのように「現在」の決定のなかに取り込むのかという課題は、何の解決も見ぬままにまた振り出しに戻ってしまいました。唯一の収穫は、私たちには何の「秘策」もないことを再確認したことでしょうか。「不在の未来世代」を私たち自身が内面化していくという地道な営為のなかにしか、近代的思考の陥穽を埋める手だてはないし、その内面化はおそらく協同の運動のなかにしか見いだすことはできない。具体的な方法論についてはともかく、そうした「内面化」について討議すべきときが来ていることだけは確認しておきたいと思います。

四 「人類の死滅」の想定

福島原発事故後も、「絶対安全な小型原発」開発に期待する人、「世界に冠たる日本の原発技術で、技術立国日本の存在感を世界に示すべきだ」と語る人、「原発を保持することで隠れた核保有国の位置を保つべきだ」と主張する人たちはたくさんいます。「持続可能な発展(Sustainable Development)」を相変わらず唱えつづけている経済学者もいます。福島原発事故は、直接的な被害者を除けば、人々の世界観や人生観を変えることなく、研究者の姿勢を根源的に問い直させることもなかったように思われます。しかし私は、福島原発事故はこれまでの生命観のドラスティックな変更を迫っているのではないかとさえ考えています。

原発事故による放射能汚染の直撃を受けた福島県相馬郡飯舘村は、糸長浩司・日本大学生物資源科学部教授らのチームが支援して、独自のエコ村づくりに取り組んでいたモデル・ケースの村でした。土地の言葉で「までいに」は「丁寧に」、「しっかりと」、「大切に」の意ですが、飯舘村は、「人と地域の繋がりをまでいに」、「からだと大地をまでいに」、「家族の絆をまでいに」、「食と農をまでいに」、「人づくりをまでいに」という五つのくらしかたを宣言して、環境共生、住民参画の村づくりを目指していました（田中寿和、糸長浩司、浦上健司「飯舘村の村民のまでいな暮らしとエコハウスの普及に関する意識」、『二〇一〇年度日本建築学会関東支部研究報告集』、三一五―三一八頁、参照）。しかし、そのような「までいなくらし」は、一回の原発事故で木っ端みじんに砕けてしまったのです。「環境共生」や「持続可能な発展」という従来型の理念は、放射能被害の強制力の前にはなす術をもたないのです。

そもそも、「脱原発」は、人類が生き延びるための方策であり、二酸化炭素排出やエネルギーコストの議論とは無縁だったはずです。脱原発によって生じるデメリットがあったとしても、「生存」という至上の問題の前にはすべては甘受されるべきであり、ライフスタイルの変更までが視野に入っていたと私は理解しています（山口幸夫「三里塚と脱原発運動」、高草木編『一九六〇年代　未来へつづく思想』、参照）。逆に言えば、原発コストが安かろうが、二酸化炭素排出量が少なかろうが、あるいはそれ以外にいかなる経済的メリットがあろうが、原発維持の理由にはなりえないとするのが、高木仁三郎らが唱導した本来の「脱原発」の思想だと思います。そして、福島原発事故は、その「人類滅亡」が決して絵空事ではなく、実際にありうることを具体的に示した事件でした。いつ収束するのかもわからない、と言うよりも、何をもって「収束」とするのかもわからないのです。スリーマイル島原発事故調査にも加わった経験をもつアーニー・ガンダーセンは、福島第一原発4号機の危険性について次のように言っています。「大気圏内で行われた過去の核実験で放出された量をすべて合わせたほどの放射性セシウムが、4号機のプールには眠っている」（アーニー・ガンダーセン「途方もない「フクシマ」の潜在リスクと日本の未来」、『朝日ジャーナル』週刊朝日臨時増刊「わたしたちと原発」二〇一二年三月二〇日、二三頁）。

スタンリー・クレイマー監督『渚にて(On the Beach)』（一九五九年）は、核戦争による人類の滅亡を描いた映画です。

一九六四年に第三次世界大戦が勃発し、核兵器によって北半球が全滅したという設定で始まっています。アメリカ海軍原子力潜水艦の乗組員たちは、辛うじて人間が生きているオーストラリアに向かいますが、その避難先のオーストラリアにも放射能被害は忍び寄ってきます。人々は、人類絶滅を運命として受けとめ、安楽死するための薬が配給されます。アメリカ原潜は、最期のときを迎えて、乗組員たちの投票により「帰国」という選択をします。そして、「祖国」アメリカにも、オーストラリアにも人がすべていなくなったことを示唆して、映画は終わっています。

この映画を見て若き日の米沢慧氏は異様なショックを受けたと言い、「個体の死（寿命）は宗族（ヒト）存続と「いのち」の進化のためにこそある」（高草木編『「いのち」から現代世界を考える』、一九五頁）という思いを吐露されています。この米沢氏の思いは、ヘーゲルやマルクスの思想に通じるものでしょう。彼らは、個体の可死性と類の永遠性を対比させ、個体は死によってその存在を否定されることになるけれども、その死によって類は永遠の生命を得る、という図式を提示しています。

「類のこの過程では、たんに生命をもっているだけのものはたんに没落するにすぎない。というのは、このような生命体は、たんに生命をもっているだけのものとして、自然性を超えないからである。しかし類の過程の諸契機の基礎となるものは、まだ主体的とはなっていない普遍者である。まだ一つの主体ではないために、類の過程のさまざまな契機が相互に分離し、いくつかの特殊な過程として残存している。これらの過程は、生命体のさまざまな死の在り方に行きつく。」（ヘーゲル『自然哲学（下）』加藤尚武訳、岩波書店、一九九九年、六五二頁）

「死は（特定の）個人にたいする類の冷酷な勝利のようにみえ、そして両者の統一に矛盾するようにみえる。しかし特定の個人はたんに一つの特定の類的存在であるにすぎず、そのようなものとして死をまぬがれないものなのである。」（マルクス『経済学・哲学草稿』城塚登、田中吉六訳、岩波文庫、一九六四年、一三五頁）

個体は必ず死滅します。しかし、それは類の永遠性のためであって、無駄死にではない。新しい細胞が形成され、古い細胞が死滅するという新陳代謝によって、類は永遠の「いのち」を与えられる。こう考えれば、自己の死もまた納得せざるをえないことになります。

若きマルクスは、人間の「類的本質」の顕現化として「労働」＝生産活動を捉えて、それが資本主義的生産様式のなかで「疎外」されていることを告発していきます。「動物的なものが人間的なものとなり、人間的なものが動物的なものとなる」〔同書、九二頁〕という有名なフレーズがあります。疎外状況のなかでは、人間は労働においてではなく、飲んだり、食べたり、セックスしたりすること、すなわち動物的なことを人間的なものと感じてしまう、というわけです。そして、「類」の疎外という共同性が失われた状況のなかでは、私たちは人間らしく生きていくことはできない。この認識から彼の社会主義・共産主義思想は出発します。

では、「類」が疎外されるどころか、その「永遠性」を剝奪されてしまったらどうなるのか。ハンナ・アレント『人間の条件』（一九五八年）を見てみましょう。アレントは、人間の営みとして、生命の維持に必要不可欠な「労働(labor)」、モノをつくりだし、世界に痕跡を残す「仕事(work)」、他者との関係性のなかで行なわれる自発的行為としての「活動(action)」の三つを挙げています。彼女は、「活動」の優位を説いてマルクスを批判しているわけですが、ここでは「仕事」と「類」の関係に着目します。

> 「それ〔工作物〕は、適切に使用されれば消滅することはない。実際、これらの工作物には安定と固さが与えられている。この安定と固さがなければ、人間の工作物は、不安定で死すべき被造物である人間に、住家を与える拠り所とはならないだろう。」〔ハンナ・アレント『人間の条件』志水速雄訳、ちくま学芸文庫、一九九四年、二二三頁〕

> 「人間の工作物は、死すべき人間が住み、使用するものであるが、けっして絶対的ではありえない。しかし、このような人間の工作物の安定性は、芸術作品の永続性の中に表象されているのである。物の世界の耐久性が、そのままの形でこれほど純粋かつ明瞭に現われているものはほかになく、したがって、この物世界《シング・ワールド》が、死すべき存在である人間の不死の住家として、これほど見事にその姿を現わしているところもほかにない。」〔同書、二六四頁〕

モノは、作り手の「いのち」を吹き込まれ、作り手の「いのち」の儚さに対抗するかのような耐久性、擬似的永遠性をもつことが明瞭に語られています。「個体の死滅」の認識が執拗なほど語られていて、工作者の「仕事」が「永遠性」の措定のなかで遂行されていることが主張されています。では、「人類の死滅」を前提としたとき、私たちは「耐久性」をつくりだすモチベーションをもちつづけることができるのか。人類の永遠性の認識が崩れ去ったときに、私たちのなかでどのような変化が起きるのか。一九六〇年代にリアリティのあった核戦争の恐怖が遠のいたときに、もう一度「核の恐怖」、人類の死滅へのリアリティを私たちは抱え込んでしまったのです。

五　「いのち」と「くらし」の分裂のなかで

福島原発事故は、このように「近代」的思考の陥穽を明らかにし、さらに人類の永続性という暗黙の了解を覆す、人類史的な事件であると考えられます。その深遠な闇のなかで、どこかに光を見いだすべく手さぐりの作業を行なわなければなりません。しかし、一方において、この原発事故はローカルな事件でもあり、放射能汚染に晒され、いまもなお晒されている人々がいて、土地や自然があるという現実を直視しないわけにはいきません。

福島の放射能汚染地域で牧畜・稲作を行なう農家を「サリンをつくるオウム信者」に準えて物議を醸した国立大学教授がいます。彼は自分の学問的信念に基づいて、確信犯的に警告的発言をしていたのだと思われます。その発言スタイルはともかく、その警告の内容を言下に否定することはできません。三・一一以来、政府の見解もマスコミの情報も信用できない状況のなかで、汚染地域では「いのち」と「くらし」が分断されてしまっていると言うことができるでしょう。

「いのち」と「くらし」は英語では同じ〈life〉で表わされ、「いのち」の再生産として、つまり活力を日々回復させ、次世代を産み、育てる場として「くらし」がありました。その本来切り離せないはずの「いのち」と「くらし」が、いま乖離しあるいは敵対しあっているように見えます。

低線量被曝の危険性は、アリス・ステュワートらによってつとに指摘されています。彼女は、一九五〇年代の放射線の影響による小児がんの発生についての研究で世界的に著名な人物です。「妊娠中のレントゲン照射の回数によって、胎児の小児がん、白血病の発生は増加する」ことを実証しています。一九八六年には、市民のノーベル賞と呼ばれるライト・ライブリフッド賞を受賞しています。ゲイル・グリーンの書いた彼女の伝記〔Gayle Greene, *The Woman Who Knew Too Much: Alice Stewart and the Secrets of Radiation*, University of Michigan Press, 1999〕のタイトル、「知りすぎた女――アリス・ステュワートと放射能の秘密」が示唆するとおり、彼女の研究成果はなかなか表に現れてきていませんが、いまこそもう一度光が当てられるべきだろうと思います。

しかし、被曝量と健康被害との関係は、福島原発事故ではずっと曖昧にされてきました。国会事故調査委員会の報告書でも、「住民の最大の関心事の一つが、放射線の健康への影響である。「自分や家族がどれほどの放射線を浴びたのか、それがどれだけ健康に影響するのか」という切実な住民の疑問に、政府・福島県は十分に応えていない。さらに、政府・福島県の放射線の健康影響に関する不十分で曖昧な説明は多くの住民を混乱させた」〔東京電力福島原子力発電所事故調査委員会『国会事故調　報告書』徳間書店、二〇一二年、四〇一頁〕と厳しく指摘されています〔今中哲二『低線量放射線被曝――チェルノブイリから福島へ』岩波書店、二〇一二年、参照〕。「私が将来結婚したとき、被曝して子どもが産めなくなったら誰が責任を取ってくれるんですか？」〔綿貫礼子編『放射能汚染が未来世代に及ぼすもの――「科学」を問い、脱原発の思想を紡ぐ』新評論、二〇一二年、一九五頁〕という福島の一五歳の少女の発言に対して、誰も正面から答えていないのが現状でしょう。

このように自分が背負っているリスクを客観的に把握することが許されない錯綜した状況のなかでは、人々の行動は「いのち」と「くらし」の間で引き裂かれざるをえなくなります。低線量被曝まで含めて最大限にリスクを考えて「いのち」を守ろうとすれば、福島県外あるいは国外に移住することは、とりあえず合理的なリスク回避の手段となります。しかし、誰もがそのような行動をとれるわけではありません。移住に伴う費用を自費で賄い、移住先で安定的な住居と就業先を確保することは容易なことではないはずです。土地と分かちがたく生業が結びついている農家の人々は、土地を離れれば「くらし」が成り立ちません。先祖伝来の地を離れればアイデンティティーを失ってしまう人もいるでしょう。リスクを低く見積もり、その地で「くらし」をつづけることにも合理性がないとは言えません。しかし、移住する人にも、移住しない人にもすっきりとしないものが残ることは確かでしょう。なぜ、移住しなければならないのか、なぜそこに留まらなければならないのか。逆の選択の可能性はつきまといつづけます。

農業や漁業に従事する人たちは、その生業が他者の「いのち」と直接的に関わるものであるだけに苦しい立場に追い込まれています。政府が決めた安全基準は所詮政治的な妥協のうえに成り立っているものに過ぎません。人々の「いのち」の安全基準さえ曖昧なのに、食料品の安全基準が明確であることなどありえないでしょう。ですから、先に挙げた国立大学教授のように、これを福島の生産者と全国の消費者との間の「内戦」という論理で捉える人も出てくるわけです。

放射能被害はいずれにせよ晩発性ですから、仮にがんが発生したとしても因果関係をたどることは困難です。補償も成り立たない可能性が高いと見ておいたほうがいいかもしれません。その意味では、五〇年経っても解決しない水俣病以上に険しい道のりが待っていると覚悟する必要があります。そこでは、被害者間の対立、分裂、被害者への差別といった痛ましい現実が起こることは容易に想像されることですから、まずはそうした二次的な不幸な事態をどのように回避すべきか、水俣病事件等の負の遺産から学びとっていかなければならないと考えます。

こうしたなかで、唯一の希望は、逆説的ではありますが、「いのち」が侵犯されるとき人は「思想家」となり「科学者」とならざるをえない、ということです。たとえば、一九七三年に大阪府松原市若林町で焼却場建設反対住民運動が起こります。誰かがリスクを背負わなければならないにしても自分たちだけはごめんだ、という「住民エゴ」からたいていの住民運動は出発しますが、若林町の運動はそこにとどまりませんでした。運動の展開過程のなかで、国政や産業に直接奉仕するような現存の科学に疑問をもって、「住民の生命と健康という視点に立脚する「手づくり科学」を主張し、「科学」を住民の手に奪い返すことを試み」、「農家のおやじさんたちが、環境調査の専門家として技量を磨き、他の地域で環境問題が起こると調査を依頼される、というところまで成長した」〔藤原寿和「廃棄物問題と市民運動」、慶應義塾大学経済学部編『変わりゆく共生空間　市民的共生の経済学1』弘文堂、一九九九年、二〇〇頁〕と言われています。

水俣病を継続的に取材している共同通信の平野恵嗣記者は、「水俣病がなければ、平凡な漁師として人生をまっとうしたはずの人たちが、水俣病と出会ったために、苦しみ、悩み、考え、やがて思想家となっていく様が取材の過程ではっきりとわかった」と述べています。二〇〇五年に設立された熊本学園大学水俣学研究センターについてはすでに述べましたが、そこで「素人と専門家」の区別を排した水俣学講座を組むことができたのは、まさに「普通の人々」が「思想家」となり「科学者」となったからでしょう。水俣学講座の内容は、原田正純編著『水俣学講義』（日本評論社）として二〇〇四年から現在まで第五集までが刊行されていますが、水俣病の患者家族をはじめ、研究者ではない当事者の方々が鋭い考察を行なっていることがよくわかります。

水俣の漁師で自ら水俣病の被害にあった緒方正人氏は、水俣病認定申請を取り下げた後でこう語っています。

俺は権力を許してしまったんじゃないんですよ。捨てちゃったんです。俺は、国家なんて追いかける値打ちもないものだと思う。国家は所詮、責任はとれないし、また、とろうとはしない。制度的な答えはいずれ出すでしょう。でも、俺たちが本当に求めているのは、痛みの共有です。求めている方にはいろいろな気持ちが詰まっているけれど、答えるべき方はシステムとしてしか答えない。〔緒方正人『常世の舟を漕ぎて――水俣病私史』世織書房、一九九六年、一七二頁〕

緒方氏の行動や思想には異論の向きもあるかもしれません。しかし、彼が自分で問題を考え抜いているさまは誰もが認めることでしょうし、「痛みの共有」にはほど遠いシステムのあり方への痛切な批判を読みとることができるはずです。緒方氏は、申請や訴訟を取りやめた後も、独自のやり方で水俣病と闘いつづけています。

III 澤瀉久敬『医学概論』における近代の超克

澤瀉久敬『医学概論』第三部は、すでに見てきたように、近代医学の主流を跡づけるものではなく、むしろそれを批判的に捉えて新たな医学の可能性を示そうとする意図をもっていました。しかし、『医学概論』全体を見たときに、澤瀉のこの意図はさらに大きな「近代」批判へとつながっていることがわかります。むしろ、澤瀉のそもそもの意図は「近代」批判にあり、近代医学批判はその一つの現れであると見ることもできます。ここでは、『医学概論』第一部を主題的に取り上げて、澤瀉の意図を浮き彫りにしたいと思います。

一 澤瀉久敬と田辺元

澤瀉は、卒業論文のテーマ選択に関してはすでに退官していた名誉教授の西田幾多郎に相談し、大学院に進学してからは九鬼周造に師事していますから、田辺元との関係は薄い印象を与えます。文学部時代には田辺元の担当科目の試験に不合格となり、面目なかったことを後年告白しています〔澤瀉『わが師わが友』、二一―二七頁、参照〕が、一九四一年に大阪帝国大学医学部で「医学概論」講義を引き受ける際には、田辺に相談しています。そして、田辺『科学概論』が「科学の哲学」であったことに準えて、自らの「医学概論」講義を構築しようとした意図を語っています。『医学概論』第一部「科学について」に結実する初期の「医学概論」講義は、内容が事実上「科学論」になっていますから、当然田辺『科学概論』との類似性が想定されるでしょう。

【田辺『科学概論』の構成】

序論　科学概論とは何ぞ

第一章　意識の現象学的概観
第二章　論理の根本原則
第三章　数理の基本概念
第四章　経験の成立
第五章　科学の分類
第六章　自然科学の方法
第七章　自然科学の数理的方法
第八章　自然科学的認識の意義

田辺は、たしかに「科学概論」とは「「科学の哲学」、精しくは科学の哲学的考察」（一頁）であり、「科学の依って立つ所の根柢を明にすることは同時に科学の標榜する所の真理なるものが如何なる意味を有するか、又科学の認識が如何なる限界を有するかを知らしめる」（一七頁）ことであると述べています。この「科学」批判の視点は澤瀉に受け継がれていると言ってもいいでしょう。しかし、その目次を概観すればわかるように、「その「科学」の内で田辺が哲学的思索展開の「材料」としたのは数学・自然科学に限られ、人文歴史についての科学、特に今日の用語でいう社会科学をいまだ「材料」とするにいたっていなかった」（家永三郎『田辺元の思想史的研究――戦争と哲学者』法政大学出版局、一九七四年、六頁）と評価されるように、その内容は、基本的に自然科学の方法と認識に終始しています。これに対して、澤瀉『医学概論』第一部の構成はまったく異なっています。

【澤瀉『医学概論』第一部の構成】
一　ロゴスとパトス――真理への意志
二　実証科学
三　実験

四　フィジクとメタフィジィク
五　延長の自然学《フィジク》
六　古典的物理学
七　現代の物質観
八　実証と直観

澤瀉は、「科学の哲学」として『医学概論』第一部を構想したのではありません。『医学概論』全体の構想があり、その一部として「科学の哲学」を考察しようとしています。澤瀉自身、「この「第一部」の科学論は、医学概論における科学論として特に重要と思われる点を論じた」(澤瀉『医学概論　第一部』、v頁)と、その意図を明かしています。具体的に言えば、医学の方法は自然科学の方法を適用できるかどうかという問題意識がこの第一部には貫かれています。それだからこそ、自然科学の方法を社会の科学にまで適用して、「実証主義」を創始したと言われる社会学者コントが、事実上の序に当たる「一　ロゴスとパトス」の後、本論の最初というべき「二　実証科学」において詳述されているのです。そのコントの影響を多分に受けたと言われる、『実験医学序説』(一八六五年)の著者として著名なクロード・ベルナールが、「三　実験」では主題的に扱われています。そして、最終の「八　実証と直観」は再びコントに戻り、「実証主義」とは何かが問われています。ですから、ベルナール『実験医学序説』の訳者である三浦岱栄が『医学概論』第一部を評して「私は率直に云うと、澤瀉君の様な医学概論には不賛成なのです。……医学概論の方向として田辺博士の科学概論と同じ様に取扱うのは、無理があるのではないかと思います」(「『医学概論』を語る」、『日本医事新報』一二四六号、一九四八年二月二一日)としているのは、見当違いと言っていいでしょう。

ただし、コント論と言ってもいい『医学概論』第一部における澤瀉のコント理解は必ずしも的確ではありません。しかし、的確でないからこそ、かえって問題の核心を衝いているとも言えるので、その事情を整理して提示したいと思います。

二　澤瀉のコント理解

まずは、澤瀉のコント理解を見ていきます。コントの方法論と言えば、「三段階論」と「科学分類の法則」が有名です。三段階論は、人間の精神は「神学的段階」から「形而上学的段階」を経て「実証的段階」へと進歩するというものです。その三段階論の原型は、コントがかつて秘書として仕えていたサン‐シモンに見出すことができます。それが画期的であるのは、単線的発展論を超えて、「近代」批判の契機を歴史認識のなかに取り込んだところにあると思われますが、この三段階論についての澤瀉の認識は浅く、独りよがりのように見えます。

「コントにあってはこの法則は人智の発達方向を示しているのに対し、我々はそれは同時に人間の知識の三つの型をも示していると考えたいのである。」〔澤瀉『医学概論　第一部』、三六頁〕

「地球を知るには、このようにその表面を広く細かく歩き廻るしか他に方法はないものであろうか。否、地球の一点に立って、そこから地球の中心へ中心へと掘り下げてゆくのも一つの方法である。……さらに、ひとは地球の全体を知る第三の方法を想像することができる。それは地球の表面を拡がってゆくことではなく、地球の中心へ深まってゆくことでもなく、かえって地球から離脱して、天上から昼と夜とを流転するこの小さい球体を超然と眺めることである。……第一の立場は自然科学の立場であり、第二は形而上学の立場であり、第三は神学の立場である。」〔同書、四二頁〕

また、コントは、科学の発展を、数学、天文学、物理学、化学、生物学、社会学の順序とし、扱う事象が複雑になればなるほど実証的段階への到達度は低いと考えます。この「科学分類の法則」は「三段階論」の応用であることがわかると思います。澤瀉はこれについても奇妙な認識を示しています。

「種々なる事実に対しそれぞれの独自性を歪めることなく把握することこそ、実証的に事実を知るということである。事実の独自性を無視してすべてを一律な法則で捉えようとするのは真の実証科学の承認せぬところなのである。その意味でもしひとが自然科学のみを実証科学と呼ぶなら、それは大きな誤りを犯していると言わねばならないのである。」〔同書、一二四頁〕

「この内からの認識方法、それが正しい意味の直観に他ならない。……直観は決して神秘的な認識方法ではない。それはまさに事実把握の一つの方法なのである。否、それこそ真に事実そのものに迫りゆく方法である。実証と直観は一つのものなのである。」〔同書、一二五―一二六頁〕

「もちろん、実証の意味をここまで拡げるためには我々はコントの思想を徹底しなければならない。……芭蕉の言葉に「松のことは松に習え、竹のことは竹に習え」というのがある。この対象に成り切ること、それが実証的態度であり、真の直観はそこに生まれる。」〔同書、一二六頁〕

率直に言って、全体として牽強付会の曲解に満ちているように見えます。澤瀉が「医学概論」講義を始めたのが一九四一年、その講義録とも言える『医学概論　第一部　科学について』が刊行されたのが一九四五年であるという事情を考えれば、その知識水準が高くないことは当然だと思われるかもしれません。現在の水準で過去を裁断するのは好ましい学問的態度とは言えないでしょう。しかし、実は、日本におけるコント研究はすでに一九三〇年代には、現在にも通用するほど相当な水準に達しています。

まず、翻訳は三つ出ています。

・石川三四郎訳『実証哲学』上下、春秋社、一九二八―三一年。〔コントの代表作というべき『実証哲学講義』全六巻(*Cours de philosophie positive*, 6 vols., Paris: Bachelier, 1830-42)そのものではなく、エミール・リゴラージュがこれを四巻本としてまとめた縮約版(*La philosophie positive*, 4 vols., Paris: Flammarion, [1911]-[12])の翻訳。〕

・飛澤謙一訳『社会再組織の科学的基礎』岩波文庫、一九三七年。〔コントの処女作である『社会の再組織化に必要な科学的作業のプラン』(*Plan des travaux scientifiques nécessaires pour réorganiser la société*, 1822)の翻訳。〕

・田辺寿利訳『実証的精神論』岩波文庫、一九三八年。〔原著(*Discours sur l'esprit positif*)は一八四四年に刊行され、『実

証哲学講義』全六巻のまとめにもなっている。〕

清水幾太郎責任編集『コント　スペンサー』(中公バックス、一九八〇年)には、『社会再組織に必要な科学的作業のプラン』と『実証精神論』の別訳(霧生和男訳)のほかに、『実証哲学講義』五〇講・五一講の霧生訳が「社会静学と社会動学」として収められています。ただし、石川三四郎訳『実証哲学』下巻にも「社会静学と社会動学」の縮約部分が収められています。つまり、邦訳の質の問題はあるにしろ、現在利用できるコントの邦訳は一九三〇年代にほぼ出揃っていることになります。

また、研究書としては、次のものがあります。

・清水幾太郎『社会学批判序説』理想社、一九三三年。〔『清水幾太郎著作集』全一九巻(講談社、一九九二―九三年)の第一巻に収録。〕

・本田喜代治『コント研究――その生涯と学説』芝書店、一九三五年。〔『本田喜代治　フランス社会思想研究』全三巻(法政大学出版局、一九六八―七〇年)の第二巻として収録。〕

・田辺寿利『コント　実証哲学』岩波書店、一九三五年。〔『田辺寿利著作集』全五巻(未来社、一九七九―二〇〇一年)の第二巻に収録。〕

・新明正道『オーギュスト・コント』三省堂、一九三五年。〔『新明正道著作集』全一〇巻(誠信書房、一九七六―九三年)の第五巻に収録予定だったが、収録されなかった。〕

清水幾太郎、本田喜代治、田辺寿利、新明正道と言えば、当代一流の社会学者です。一九三〇年代に彼らが競ってコント研究に集中していたのですから、澤瀉がそれを知らないはずはないのですが、『医学概論　第一部』にはそれらを熱心に参照した形跡がありません。しかし、それにしてもなぜ澤瀉はコントの実証主義を強引に解釈しようとするのか。明らかなことは、一つには、澤瀉が、物理化学の方法を生理学や医学に直接に応用することを拒否していることです。それゆえに、三段階論を発展法則としてではなく「並行的な三つの方法」と解釈しようとするし、「科学分類の法則」に従って諸科学が数学、物理学、化学に倣って実証的段階に向かうことが拒否されているのです。もう一つは、澤瀉の問題意識には『医学概論　第一部』では登場しないベルクソンの思想を明確に見てとれるということです。実証主義は、本来、観察科学の方法ですから、対象を外側からモノとして見ることが基本であるはずなのに、それを直観による内在的理解に置き換えるというアクロバティックな解釈をするのは、コントをベルクソンに可能なかぎり引きつけたいという願望の現れと見ることができます。

このように澤瀉の問題意識に沿って考え、その問題意識を社会学史的、社会思想史的なコンテクストに乗せてみると、実はそこにコント実証主義をめぐる本質的な問題群が浮かび上がってきます。それを、コント三段階論は直線的な発展方向と考えてよいのか、コント実証主義はベルクソンによってどう捉えられたか、という二点に分けて以下考えてみます。

三　コント実証主義の諸問題

現代フランスの生命哲学者ダゴニェは、「この三段階の法則を直線的に考えてはいけない。というのは、神学の段階は、三段階のうち最も有害な形而上学の段階よりも優位にあるからである」（フランソワ・ダゴニェ『世界を変えた、ちょっと難しい20の哲学』原著二〇〇二年。宇波彰訳、ＰＨＰ研究所、二〇〇六年、一九六頁）と述べています。まず、三段階の法則の歴史的背景から考えることにしましょう。

三段階の法則の原型は、サン゠シモンのなかに見いだせることはすでに述べました。サン゠シモンの死後、師の学説の普及のために結集したサン゠シモン主義者たちは、師の歴史観を「組織の時代」と「批判の時代」の交替史観として定式化しています。大まかに言えば、原始共産制（組織の時代）→ギリシア・ローマの古典時代（批判の時代）→中世（組織の時代）→近代（批判の時代）と人類史は発展してきたと捉えます。中世における「組織」を、宗教改革からフランス革命に至る「批判」を経て、新たな次元で構築することが彼らの歴史的課題として意識されています。

コントの処女作のタイトル「社会の再組織化に必要な科学的作業のプラン」を気をつけて見れば、社会の「組織化(organiser)」ではなく「再組織化(réorganiser)」であることが重要なポイントになります。フランス革命以前にあったさまざまな中間団体が、革命の過程のなかですべて「特権的団体」として根こそぎ廃絶されたことが背景としてあり、一九世紀フランスの思想家たちは新たな関係性、協同性を構築するためにさまざまな社会改革プランを提示しています。

コントの三段階論は、サン＝シモン主義者による交替史観の定式化以前に形成されていますが、便宜的に言えば、後者の交替史観の中世以降に相当すると見なすことができます。つまり、神学的段階は、中世的な秩序と組織の段階、形而上学的段階は、フランス革命に代表される批判と破壊の段階を意味し、実証的段階はこれから構築されるべき新たな秩序と組織の段階です。

『プラン』の具体的叙述を見ていくと、コントが、フランス革命後の復古王政(一八一五―三〇年)という跛行的な歴史展開、つまりフランス革命以前の原理とフランス革命の原理とが混在している状況認識から議論を始めていることがわかります。政治の「神学的段階」を示している国王の理論と政治の「形而上学的段階」を示している人民の理論とが相争っているという状況を、コントは歴史認識として捉え返し〔霧生訳、中公バックス、八二頁、参照〕、前近代的な「神学的段階」とそれを批判する近代的な「形而上学的段階」の双方を乗り越える新しい立場を提示しようとしたのです。この時期、「純理派」と呼ばれる人々が「君主主権」でも「人民主権」でもない「理性主権」という折衷的な議論をしていたことは、すでにお話ししました。コントの場合は、折衷するのではなく、両者をともに乗り越える議論をしているのです。それがいまだ人間が政治的には達成していない「実証的段階」ということになります。

このように、三段階論がまずは状況認識に基づく歴史理論として提示されたことを考えれば、ダゴニェが述べているように、コントにおいて、「神学的段階」は「形而上学的段階」よりも単純に劣った段階ではありません。「神学的段階」を秩序と組織の時代、論理と考えれば、批判と破壊の時代、論理である「形而上学的段階」よりも重要視されることもありうるわけです。

ところで、サン-シモン主義者たちが師の学説を普及させるために行なっていた第一年度連続講演会「サン-シモンの学説・解義」では、彼らがコントの三段階論に困惑しているさまが見てとれます。一七回の講演のうち、第一四回は「実証科学は無宗教であるという主張から生まれる反論」(一八二九年七月一日)、第一五回は「サン-シモンの弟子、オーギュスト・コント著『産業者の教理問答』第三篇に関する余談」(一八二九年七月一五日)と題されていて、コントの三段階論批判に当てられています〔バザールほか『サン-シモン主義宣言——「サン-シモンの学説・解義」第一年度、1828-1829』野地洋行訳、木鐸社、一九八二年、参照〕。『産業者の教理問答』は全四篇で、第一、第二、第四篇はサン-シモンの著作ですが、第三篇はコント『社会の再組織化に必要な科学的作業のプラン』の再刊を指しています。サン-シモン主義者たちは、師サン-シモンの遺作である『新キリスト教』(一八二五年)の意向に沿って宗教色を強め、一八二九年暮れには「サン-シモン教団」として組織されていきます。コントの三段階論を字義どおり受け取れば、神学的段階から実証的段階への移行は宗教から科学への知的発展と見ることができます。彼らの宗教的活動や「科学・宗教・産業」の三位一体説が、コント三段階論によって否定されかねないと警戒心を強めたわけです。因みに、サン-シモン主義者にとって科学と宗教はまったく矛盾するものではありません。科学の使命を「法則の発見」と考えれば、それは「神の摂理の解明」と同義になるからです。

コント三段階論と宗教の関係については、コント自身の生涯が問題を複雑にしているとも言えます。いわゆる「二人のコント」という問題です。三段階論で実証主義を主張したコントが晩年には宗教家となり、しかも自分は初期から一貫していると説いているのです。

コントは一八二五年にカロリーヌ・マッサンと結婚していますが、彼女は娼婦だったと言われています。なぜ哲学者と娼婦が結婚するのかと言えば、娼婦の側は警察にマークされていて誰でもいいから結婚する必要があった、コントは自分を醜男と思っていたので結婚相手を選べなかった、つまり「結婚以外に道のない女と、これ以外に結婚のチャンスがないと思った男とが結婚することになった」（清水幾太郎『オーギュスト・コント――社会学とは何か』岩波新書、一九七八年、『清水幾太郎著作集18』講談社、一九九三年、一〇一頁）とされています。このあたりの男女の機微は、うかがい知れぬところがあります。一八四二年にカロリーヌと別れた後、コントは一八四四年に一五歳以上年下の美しき人妻クロティルド・ド・ヴォー夫人と出会い、たちまちその虜になります。ところが、一八四六年には彼女は病死してしまいます。コントは、彼女に注いだ崇高な愛を「人類」に向けて、「人類教」という宗教を興し、自ら大司教となっていきます。

この二人の女性がコントの精神生活にどれほどの影響を与えたのかはわかりませんが、ともかく、若き日の三段階論でデビューしたコントと人類教の大司教となるコントをどのように評価するのかは、後年の研究者を悩ませることになります。

以上のことを前提にすると、コント三段階論は直線的な発展方向と考えてよいのか、という先に挙げた論点が複雑な様相を呈していることは明らかでしょう。ただし、ここではコント実証主義の社会学史的解釈の膨大な研究史に立ち入ることはしません。澤瀉の問題意識を活かす方向で考えると、デュルケムを援用することが適当と思われます。問題は、コント三段階論はその淵源においてどのような思想的枠組みのなかに置かれていたのか、という論点に置き換えられます。

言うまでもなくデュルケムは、コントによって創始された「社会学」を体系化した大立者ですが、彼は「実証社会学」の源流をコントにではなく、サン－シモンに求めています。「オーギュスト・コントおよび、したがってまた、十九世紀の思想家たちがサン－シモンに負うていることを、われわれは見出せる。彼のうちには、現代の省察を培った全思想のすでに十分発達した種子が認められる。われわれはたった今そこに実証哲学、実証社会学を見出したところである」（エミール・デュルケム『社会主義およびサン－シモン』原著一九二八年。森博訳、恒星社厚生閣、一九七七年、一二九頁）。デュルケムは、サン－シモンに照準を当てることによって、テイクオフする前の「実証主義」をサン－シモンが体現する「時代の精神」のなかに位置づけることができたと言えます。

サン - シモンにおける実証主義の萌芽は、処女作『同時代人に宛てたジュネーヴの一住民の手紙』のなかにすでに見いだすことができます。フランス革命後の国有地投機で大儲けをしたサン - シモンは、サロンを開いて当代一流の学者たちを招きますが、当時は生理学が隆盛で、メーヌ・ド・ビランに刺激を与えたガルや、疾病組織説を打ち立てたビシャ、生理学的心理学の基礎を築いたカバニス等の最新の知識を得ていたようです。その新しい学問が対象とする「個体」を「社会」にまで拡張しうると考えたところにサン - シモンの天才的な想像力があります。社会を「有機体」と見立てることで、「個体の生理学」から「社会の生理学」を展望し、「社会学」への道を開いたのです。サン - シモンは、「想像された事実」に基づく思弁から「観察された事実」に基づく科学への転換を強く主張します。「生理学者たちは彼らの社会から哲学者、モラリスト、形而上学者たちを追い出さなければなりません。天文学者たちが占星術師らを追い出し、化学者たちが錬金術師らを追い出したように」〔森編訳『サン - シモン著作集』第一巻、六〇頁〕。ホッブズやルソーが、戦争状態であれ、森のなかの自然生活であれ、擬制的な「自然状態」を描いていたことを思い起こしてみれば、サン - シモンが一八世紀以前の啓蒙思想との訣別を明確に意識していたことがわかると思います。

こうした新しい「科学」への渇望は、フランス革命によって破壊された社会関係をどのようにして新しい次元で再構築するかという実践的な課題と直結しています。サン - シモンの思想を、マルクス以後の「社会主義」を前提にして、「社会主義」のカテゴリーに入れることは基本的に間違いであると思いますが、しかし、サン - シモンが社会を一つの「有機体」と見て、「社会」主義を志向したことは間違いありません。そして革命によってバラバラにされた個人を結びつけるものとして、さまざまな社会関係の再組織化とともに宗教が役割を担うことになります。サン - シモンの「宗教」概念は遺作である『新キリスト教』(一八二五年)に拠っていますが、そこには「最も多数で最も貧しい階級の精神的、物理的境遇の改善」を目的にすることが明示されています。つまり、個人的責任に帰すことのできない社会的貧困を解決するための連帯感の醸成が「新キリスト教」に求められたことになります〔高草木光一「C・H・

de・R・サン‐シモン——「産業」への隘路」、大田一廣編『社会主義と経済学　経済思想6』日本経済評論社、二〇〇五年、参照〕。

コントがサン‐シモンのもとを離れたのは一八二四年、サン‐シモンの最晩年に当たります。決裂の後、コントはサン‐シモンへの悪口雑言を憚らず、その影響をも否定していますが、重要なのは、一八二四年の時点で、両者の間にどのような理論的な乖離が生じていたか、ということでしょう。デュルケムは、この点を次のように述べています。

> 彼〔サン‐シモン〕の思想にとって必要だった一切の科学的仕上げを経る前にさえ、彼はそれから実践的結論、社会再組織の全プランを引き出そうとした。こうして彼は前後をとりちがえた。彼はあまりにも急ぎすぎたのである。彼は、実利的目的のために、にわか作りの科学を未熟のままに役立たせようとした。事実、コントとサン‐シモンとを分かつものは、前者が科学を実践からよりはっきりと分離し、しかも実践への関心を失うことなく、なによりも科学に専念したことである——少なくとも彼の経歴のより良き時代においては。〔デュルケム、前掲書、一三二頁〕

だからこそ、サン‐シモンのなかにはさまざまな時代の精神が矛盾を意識することなく同居していたのに対して、コントはそのなかの「社会学」の種子を育て、発展させて「社会学の父」になったとデュルケムは見ています〔同書、二三九—二四〇頁、参照〕。ここで重要なのは、「科学に専念」したコントにおいても、「実践への関心」が失われることはなかったという点です。『社会の再組織化に必要な科学的作業のプラン』において、どのように社会を再組織化するかという実践的課題のために、新しい「科学的作業」として実証主義が要請されていたことを確認したいと思います。そして、この「科学」と「政治」という二重の課題を、コントは終生もちつづけることになります〔Henri Gouhier, *La jeunesse d'Auguste Comte et la formation du positivisme*, tome III, Auguste Comte et Saint-Simon, Paris: Vrin, 1941, 2ème édition, 1970, pp. 241–252〕。

澤瀉は、コント「三段階論」の「段階」を「型」として読み替えるという強引な手法によって、自然科学の優位性を否定しようとしました。しかし、このように実証主義をサン゠シモンにまで遡って検討することによって、「実証主義」が淵源において宗教的情念や社会的理念と一体的なものとして「時代の精神」を形成していたこと、宗教的情念や社会的理念もまた実証的なものとして捉え返されていたことがわかります。そしてその精神は、コントのなかにもある程度反映されていたと見ることができます。自然科学的な観察科学に純化されたかに見える「実証主義」を相対化しようとした澤瀉の意図は、サン゠シモンやコントの思想とそう遠いところにあったわけではなかったのです。

四　ベルクソンの受容

日本におけるベルクソンの受容は、明治末年からはじまり、夏目漱石も『創造的進化』(一九〇七年)との出会いによって影響を受けたとも言われています(熊坂敦子「漱石とベルグソン」、『国文学』一六巻一二号、一九七一年九月臨時増刊号、参照)。学術的な紹介、導入に関しては、西田幾多郎の論文「ベルグソンの哲学的方法論」(『芸文』一九一〇年八月号)と「ベルグソンの純粋持続」(『教育学術界』一九一一年一一月号)を嚆矢として、その後ベルクソンの『意識に直接与えられたものについての試論』(一八八九年)、『物質と記憶』(一八九六年)、『創造的進化』に関する論文が、一九一二年から一九一五年にかけて続々と登場し、ベルクソン大流行という事態に至ったと言われています。それは、「哲学界で隆盛していた新カント派に対抗して、新カント派が切り捨てた物自体と生命の復興をベルクソン哲学によって果たす」という共通の目的をもっていたとされます。その後、ベルクソン熱は下火になるものの、一九四一年にベルクソンの訃報が届くと、もう一度、ベルクソンが日本の論壇で取り上げられるようになります(宮山昌治「大正期におけるベルクソン哲学の受容」、『人文』学習院大学人文科学研究所、四号、二〇〇五年、参照。宮山昌治「昭和期におけるベルクソン哲学の受容」、『人文』五号、二〇〇六年、参照)。つまり、澤瀉が大阪帝国大学で「医学概論」講義を始めたのは、ちょうどベルクソン再ブームのときに当たっています。

さて、ヨーロッパの源流に立ち戻ると、ステュアート・ヒューズは、一八九〇年から一九三〇年までの社会思想を取り扱った『意識と社会』（一九五八年）において、一八九〇年代に現れたフロイトやベルクソン等の一群の思想家を「実証主義への反逆」という相で捉えています。フロイトにせよベルクソンにせよ、これまでの実証主義によって客観的に捉えることのできない主観的で非合理的な世界が探究の対象となっていきます。フロイトの『夢判断』（一九〇〇年）は夢のなかの「無意識」の世界に足を踏み入れ、ベルクソンは『意識に直接与えられたものについての試論』において、空間的な分節化に過ぎない「時間」とは異なる、内省によってのみ感得することのできる意識の流れとしての「持続（durée）」を提起しています。

ヒューズの言う「実証主義への反逆」は、必ずしもコントを標的にしているわけではありません。「実証主義」という言葉は当時かなりルーズに使われ、「自然科学からの比喩によって人間の行動を論議する傾向全体を特徴づける用語」〔H・S・ヒューズ『意識と社会』生松敬三、荒川幾男訳、みすず書房、一九七〇年、二六頁〕だったと言います。しかし、いずれにせよ、ベルクソンが徹底的な反実証主義、反科学主義の立場を表明していたことは間違いありません〔同書、七三頁、参照〕。

ここで、澤瀉が「実証主義」を「直観」というベルクソンの用語で読み直そうとしたことを想起してみてください。学問的にはいかにも無理筋な豪腕ぶりですが、しかし、そうした強引さは、一定の展望があってのことだと思われます。澤瀉は明らかにベルクソンを使って実証主義を批判し、「自然科学からの比喩によって人間の行動を論議する傾向」によって基礎づけられている近代医学を相対化することを目指しています。

ここに、コントにおける実証主義の生物学への適用に関して、ベルクソンが揶揄しているような文章があります。「ラヴェソンの生涯と業績」と題する講演録で、メーヌ・ド・ビランの後継者とも言うべき哲学者ラヴェソンを讃えたものです。おそらく、ラヴェソンの『一九世紀フランス哲学』（一八六七年）におけるコントへの言及を基にしているものと思われます。

オーギュスト・コントの『実証哲学講義』の第一巻を開いて見よう。そこには生命体において観察される現象は無機的事実と同じ本性のものだと書いてある。八年後に出た第二巻〔第三巻の誤り——高草木〕にコントは植物に関してなお同じ言い方をしているが、植物だけに限っているので、すでに動物の生命を別にしている。そうして最後の巻においては生命現象の全体を物理的化学的事実からはっきり分離させている。コントは生命の顕現を考察すればするほど、さまざまな事実の秩序のあいだに単に単純複雑の区別ばかりでなく、順位もしくは価値の区別を設けるようになっていった。ところで、この方向をたどっていくと、結局唯心論に到達するのである。〔ベルクソン「ラヴェソンの生涯と業績」、『思想と動くもの』原著一九三四年。河野与一訳、岩波文庫、一九九八年、三七五頁〕

『実証哲学講義』の第一巻は一八三〇年に、最終巻である第六巻は一八四二年に刊行されています。「人類教」に向かう前の段階で、すでにコントのなかには、生命現象の研究の進化に伴う「実証主義」理解の変化があったとベルクソンは見なしているわけです。しかし、コントは、最初期の『社会の再組織化に必要な科学的作業のプラン』においても、「単純複雑の区別」で、諸科学の位階制を考えていたわけではありません。たとえば、「社会科学を、主として生理学の単なる直接的帰結としてしまうことによって、これを実証的にすることを目的とした試み」〔霧生訳、中公バックス、一二八頁〕として、生理学者カバニスの名前を挙げ、人間の文明史の観察がそこに欠如していることをコントは厳しく批判しています。

澤瀉は、いずれにせよ、「科学分類の法則」を可能なかぎり柔軟に理解しようとしています。「各々の実証科学は一方においてそれより下位の科学を手段としながら、他面それはそれのみの有つ独自性を有しているのである。……あらたなる事実をあらたなるものとして捉え、そこにあらたなる学問を作ること、それが実証科学の特色である」〔澤瀉『医学概論　第一部』、一二四頁〕と述べ、コントにおいて重要な諸科学間の「継承」部分よりも新たな「開拓」部分に力点を置いているのです。そして、その「開拓」部分が拡大して行けば、ベルクソンが言うように実証科学はその対立物である「唯心論に到達する」ことにもなってしまいます。澤瀉が「実証」と「直観」を同一視するのも、ベルクソンのコント批判が根底にあったと見なすこともできるでしょう。

澤瀉『医学概論　第一部』においては、その博識が発揮されているとは言えませんが、中川米造が「科学の原理を整理された第一部には、さほどオリジナリティーは感じなかったが、生命論になると、先生の独創的な考え方が随所に表われている」(中川米造『学問の生命』佼成出版社、一九九一年、四六頁)と述べているように、『医学概論　第二部』においては、フランス哲学研究が十分に活用されています。澤瀉は、「気」を〈Activity〉と捉えるのですが、「習慣」における〈Activity〉を扱う際には、メーヌ・ド・ビラン『習慣論』(一八〇二年)と並んでラヴェソン『習慣論』(原著一八三八年。野田又夫訳、岩波文庫、一九三八年)が「フランス哲学の重要古典の一つ」(澤瀉『医学概論　第二部』創元社、一九四九年、誠信書房、オンデマンド版、二〇〇七年、一〇一頁)として取り上げられています。メーヌ・ド・ビラン、ラヴェソン、ベルクソンという一つの系譜への澤瀉の思い入れが、『医学概論』の背後にはありました。

澤瀉『医学概論』において、ベルクソンが決定的な役割を果たしているのは、第三部「医学について」です。そこで、漢方医学がセリエのストレス説、ソ連のネルヴィズムと並んで新しい医学のあり方として取り上げられていることはすでに指摘しました。その漢方医学をベルクソンの視点から捉えようとしたところに澤瀉のフランス哲学者としての真骨頂があります。

澤瀉は、先に見たように、漢方医学を西洋医学のカテゴリーで理解することに警告を発し、近代医学と漢方医学が根本的にその世界観を異にすると断言しています。そこで適用された対立軸が、デカルトとベルクソンなのです。

西洋医学を基礎づけるのはデカルトの哲学であるのに対して、漢方医学を基礎づける思想を西洋哲学の流れに求めるとすれば、まずベルグソンの哲学をあげるべきではないかと考えるのである。(澤瀉『医学の哲学』、二〇五頁)

デカルト的な西洋医学が、分析的医学、客観的医学であるのに対して、ベルクソン的な漢方医学は総合的医学、主観的医学ないしは直観的医学であるとされます。それは、「空間の医学」と「時間の医学」と置き換えることもできます。デカルト的な近代医学の決定的な陥穽は、そこに「時間」の概念が想定されていないことです。病気を無時間的にしか見ることができないために、局所療法に陥らざるをえないのです。「デカルトが確立した自然科学は生命のない物質を解明し利用するためにはまことにすばらしい道具である。しかし、それは生命の理解には適しない」(同書、二〇七頁)。それは、「時間」を内蔵した「生命」を動的発展的、発生的な立場で捉えることができないと考えます。福岡伸一は、現代の分子生物学について、「生命が分子機械であるという見方は、実は生命をフリーズさせている」(福岡伸一「生命操作と生命観」、高草木編『「いのち」から現代世界を考える』、三三頁)として、「時間」概念を捨象して「生命」を捉えることはできないと主張していますが、これと同じ発想を、ベルクソン経由ですでに澤瀉のうちに読みとることができます。

「時間の医学」である漢方医学は、「病気」ではなく、心身統一体としての「全人」を対象として、内から眺めた意識的事実、すなわち患者自身の自覚的症状を重視し、その対象のなかに入り込む「直観」的方法によって、「病人」の全身的症状の時間的経過を動的に捉えることができる、と考えます。

もちろん、澤瀉は漢方医学の絶対的優位性を説いているわけではありませんが、少なくとも現在の「空間の医学」が、「時間」と「個性」を無視していることに対するアンチテーゼとしての意味を評価すべきであると主張しています。

このように見てくれば、澤瀉『医学概論』は、「近代の超克」をも射程に入れた「近代医学の超克」をテーマにした壮大な思想書であったと言うことができると思います。その野心がもつ光と影については、次にお話ししたいと思います。

IV　近代の超克の光と影――優生思想との訣別

一　「近代の超克」と京都学派

二一世紀にはいってから「京都学派」再評価の動きが活発になりました。二〇〇二年に、西田幾多郎記念哲学館が開館し、『西田幾多郎全集』(岩波書店)が再刊され、翌二〇〇三年には、「京都哲学撰書」全三〇巻(燈影舎)が完結しています。このような傾向を見て、朝日新聞は「京都学派いまふたたび」〔二〇〇三年二月二一日、二八日〕という論説を掲げます。この記事に噛みついたのが政治学者の福田歓一でした。

『朝日』の「京都学派いまふたたび」の末尾には、「『世界史の哲学』は戦争に行く覚悟を説いたものに過ぎない。戦争は彼等の言うような高邁なものではない」という京大哲学科出身の梅原猛さんの批判が紹介されている。「学徒出陣」が号令されたとき、すがりつくように京都学派の言説に自分の死の意味を求めようとした同年代の学生たち、ついに帰らなかった友の俤《おもかげ》を偲んで、わたくしには、この批判の対象となった哲学者たちの無責任を憤る気持を今も抑えがたいのである。〔福田歓一「京都学派復権の動きについて――一「学徒出陣」経験者の所感」、『図書』六五二号、二〇〇三年八月〕

簡単に事情を説明しておきます。『中央公論』一九四二年一月号、四月号、一九四三年一月号で、「世界史の立場と日本」、「東亜共栄圏の倫理性と歴史性」、「総力戦の哲学」をテーマに四人のいわゆる「京都学派」が座談会をしています。哲学の高坂正顕、西谷啓治、高山岩男の三人と、西洋史の鈴木成高です。「京都学派」と言うとその範囲が問題になりますから、彼ら四人を「世界史の哲学派」と呼んでおきます。また、『文学界』一九四二年九月号、一〇月号には、「近代の超克」をテーマとする一三人の座談会が掲載されています。そのうち、「京都学派」の出席者は、西谷、鈴木のほかに、科学史の下村寅太郎の三人です。この二つの座談会はしばしばセットにして語られます。「世界史の哲学派」の四人は、西田幾多郎、田辺元の影響下で、西洋思想を受け入れた日本のアイデンティティーを模索した結果、「大東亜共栄圏」の帝国主義的イデオロギーに積極的に加担して、結局、戦後は没落します。田辺も、戦後は北軽井沢に隠遁し、一九四六年に『懺悔道としての哲学』〔岩波書店〕を著していますが、西谷らは四人とも戦後京都大学の職から追放されています。

福田歓一が憤りを隠さなかったように、「世界史の哲学派」をいま改めて読むと強い違和感を覚えることは確かでしょう。学問の名を借りて、あまりにも無責任な発言をしていると感じます。

西谷 ……大東亜共栄圏内の諸民族の或るものを日本人化する、教育によつて徹底的に日本人化するといふことも、空想ぢやないと思ふね。……

高坂 さう思ふね。今迄の民族の考へ方はどうも少し狭過ぎると思ふ。……〔高坂正顕、西谷啓治、高山岩男、鈴木成高『世界史的立場と日本』中央公論社、一九四三年、三三七―三三八頁〕

「世界史の哲学派」四人についてはともかく、では、「近代の超克」座談会に出席した下村の場合はどうでしょうか。下村は澤瀉より二歳年長ですが、澤瀉の留学中の著作『メーヌ・ド・ビラン』の校正は下村が引き受けていますし、一九八六年、澤瀉の日本学士院への推挙は、下村の推薦によると言われています。澤瀉『医学概論』のなかにも、下村の名前は散見されます〔澤瀉『医学概論 第一部』五七頁、一〇一頁、等〕。

「近代の超克」座談会では、下村の発言はほぼ無視されるかたちで議論が展開しています。座談会の後に提出された下村論文「近代の超克の方向」では、ヨーロッパ近代はわが国への受容過程においてすでに血肉化しているという認識を示し、「それ〔ヨーロッパ近代〕の積極性を承認した上でそれの止揚を考へようとするのみ」〔河上徹太郎、竹内好ほか『近代の超克』冨山房、一九七九年、一一五頁〕と述べています。ところが、最終的には、日本民族は受容的で、柔軟性をもち、繊細で、強靱性もあるが、総じて植物的だという理由で、その民族的特性の改善の必要性に行き着きます。「内なるヨーロッパ近代の超克」という課題が、「ヨーロッパ近代」へのキャッチアップを含むというパラドキシカルな主張になっているように思われます。

科学史家である下村は、高山ら「世界史の哲学派」のように直接的に「大東亜共栄圏」に言及していませんし、戦争協力と見なされる発言をしていませんが、戦後においても「世界史の哲学」、「近代の超克」の問題を問いつづけた人物です。彼が「野々宮朔」のペンネームで一九四三年六月から八月に『知性』に連載した「東郷平八郎」は、いまは下村寅太郎『東郷平八郎』(講談社学術文庫、一九八一年)として読むことができますが、ここには明らかに国威発揚的、民族主義的発想を見てとることができます。さらに、一九七〇年の時点でも、「世界史の哲学派」擁護の発言はかなり特異な印象を与えます。「この座談会〔高坂、西谷、高山、鈴木の『中央公論』座談会〕は当時非常な反響を呼び起こした。その頃時流を背景にして横行した独善的で偏狭低調な国粋的な日本主義に対して世界史的見地に立つことの必要を強調したものであった。これは右翼の人たちを強く刺戟し、攻撃の目標と口実になった。……右翼に抵抗する思想的勢力としては殆ど唯一のものであったであろう」(下村寅太郎『遭逢の人』南窓社、一九七〇年、一九九頁)。下村の戦後の歴史哲学研究が高山らの「弔い合戦」の側面をもっていたと言われるように(中島啓勝「「京都学派」の歴史哲学における下村寅太郎の位置付け」、『社会システム研究』京都大学、一二号、二〇〇九年、二三八頁)、彼のイデオロギー的立場は高山らにかなり近いものであったと考えることができると思います。

「近代の超克」座談会の進行をリードした鈴木成高は、「近代」を「政治上ではデモクラシー……思想上ではリベラリズム……経済上では資本主義」(河上、竹内ほか、前掲書、一七六頁)と規定し、その「超克」を問題にしています。その問題設定それ自体は、まさに現在においてもそのまま通用する根源的で本質的なものです。「近代の超克」や「京都学派」をめぐって学術的な再検討が行なわれる必然性があると言ってよいでしょう。しかし、それが事実上ファシズム体制に適合的なイデオロギーの役割を果たしたことは、厳しく追及する必要があります。とりわけ、戦時医学は、七三一部隊による人体実験等を実行しただけではなく、ファシズムに適合的な人間像の形成のイデオロギーとしても機能を果たしたことは忘れ去られてはなりません。澤瀉の「医学概論」講義が戦時中の一九四一年に始まった以上、広義には「京都学派」に含まれるであろう澤瀉のイデオロギー的側面を検討することは必要な作業と思われます。澤瀉の医学における大胆なる「近代の超克」の試みに陥穽はなかったのでしょうか。

二　アランディ『西洋医学の没落』について

ドクトル・ルネ・アランヂイ著、櫻澤如一訳『西洋医学の没落』(原著一九二九年。先進社、一九三一年)という一冊の翻訳書をここで取り上げてみます。当時、相当に読まれたと思われる書物です。中川米造は「本当に医学とは何であるかを教へて呉れるものは誰であるのか。余りにも我々は分析的傾向に頼りすぎた。もつと人間は、生きた存在として全体として、見なければならない。其の点で東洋医学に目をつけやう、と唱へ出したのは、寧ろヒユボツター、アランジー等の西洋人であった」(中川米造「医学概論序説」、『芝蘭会雑誌』四五号、一九四七年)と述べています。澤瀉は、『医学概論　第三部』において、分析的医学から総合的医学へというテーマを語るときには、アンリ・エイの論文〔Henri Ey, "l'évolution de la médecine et la philosophie," *Dialectica*, 5(1), 1951〕を使っていますが、医学史のなかで、古代ローマのガレノス医学を「分析的局所的かつ対症的」としてヒポクラテス医学に対抗的なものと叙述する際には、アランディのこの著作を典拠にしています。ただし、なぜか櫻澤訳を表に出さず、原著のみを註記しています(澤瀉『医学概論　第三部』、八一頁)。また、訳者の櫻澤如一、跋文を書いている中山忠直の名前は、『医学概論　第三部』に何度も出てきます。内容的に考えても、澤瀉『医学概論　第三部』には、ネルヴィズムにおける精神と肉体の相互関係性の評価、局部的・空間的医学と全体的・時間的医学との対比等、随所に『西洋医学の没落』と同様の主張が見られ、澤瀉がこの著作に大きな影響を受けていることは間違いないと思います。

訳者・櫻澤如一は、アカデミックなキャリアをもっている人物ではありません。医学に関しても、「食養」からアプローチしているだけで、ずぶの素人と言ってよいでしょう。石塚左玄の食養論によって自身の健康を回復した経験から、石塚を「科学に於ける日本精神の優越なる位置を今日より半世紀以前に確立した唯一人の日本精神の科学者」〔櫻澤如一『石塚左玄』食養会、一九二八年、再版、一九三九年、二頁〕と評価しています。一九二九年に渡仏して、「無双原理」をフランス語で紹介し〔*Principe unique de la philosophie et de la science d'Extrême-Orient*, Paris: Vrin, 1931. Nyoichi Sakurazawa(Ohsawa), *La philosophie de la médecine d'Extrême-Orient, le livre du jugement suprême*, Paris: Vrin, 1956〕、一九三五年に帰国後は、『食物だけで病気が癒る新食養療法』(実業之日本社、一九三七年)がベストセラーとなり、マクロビオティックの普及に努めています。

『西洋医学の没落』を繙くと、まず「訳者序文」で敢然として「西洋医学の否定」が説かれています。それは、「切支丹伴天連的テクニク――即ち顕微鏡とメスと、麻酔剤と防腐剤と、血清や、光線の如き薬物、物理療法」をもつ「科学の仮面をつけた医学」であり、二〇世紀に入ると、「不治病の増加と〔死亡〕平均年齢低下の脅威」〔三頁〕によって、信頼を完全に失っているとし、ヨーロッパ知識階級のなかに西洋医学を信用する者を「私は殆ど知らない」〔四頁〕と断言しています。原著者アランディの「総合医学」は、「数千年の昔東洋に於て完成されてゐた東洋医学の極く初歩の段階」〔一四頁〕に過ぎず、東洋医学・東洋哲学の最高峰から見れば、西洋科学・西洋哲学は、「形而下学の低い山脈か岡に過ぎない」〔七頁〕とされます。訳者の一貫した目的は、「西洋の科学、類似科学、形而下学は申すに及ばず哲学、形而上学まで一切を否定し、かくの如き無智迷惑の上に、数千年来厳然として不動に聳ゆる東洋哲学形而上学を君臨せしめ」〔一一頁〕ることであるとされています。

巻末の「跋」の筆者である中山忠直は漢方医で、彼がこの書の翻訳出版を櫻澤に勧めています。中山は、その著『漢方医学の新研究』(宝文館、一九二七年)によって「洋方医学の無価値を指摘し、漢方医学が偉大な医学である事を講述」したと言い、本訳書によって、「西洋医学の本体と偽〔欺〕瞞とが完全に曝露された。洋方医学に対する最後の審判が到来した」〔アランヂィ、前掲書、三二九頁〕とまで言っています。また、「西洋医学は仁術に非ずして、暴利の一業と化し、堕落すべき運命を有する」〔中山『漢方医学の新研究』、五頁〕と激烈な主張をしています。著しい先入観と偏見に満ちているように思えますが、実は、澤瀉はこの中山『漢方医学の新研究』を『医学概論 第三部』で引用しているのです〔一四六頁〕。

さて、では原著者アランディはどのような主張をしているのでしょうか。アランディ自身は決して怪しい人物ではありません。澤瀉と同年代のフランスの医学哲学者カンギレムの伝記の著者であるドミニック・ルクールは、「アランディは、フランスの医学において桁はずれに重要な人物である」〔ルクール『カンギレム――生を問う哲学者の全貌』原著二〇〇八年。沢崎壮宏、竹中利彦、三宅岳史訳、白水社、二〇一一年、三七頁〕と評価し、アランディのカンギレムへの影響についても詳述しています。カンギレムは、ミシェル・フーコーが師と仰いだとも言われる人物で、日本への最初の紹介は中川米造の手でなされています〔中川米造『医学の弁明』誠信書房、一九六五年。中川米造「ジョルジュ・カンギレム」、澤瀉久敬編『現代フランス哲学』雄渾社、一九七五年、参照〕。

まず、アランディの原著のタイトルは「西洋医学の没落」ではありません。〈Orientation des idées médicales〉ですから、直訳すれば「医学思想の方向」です。「西洋医学の没落」という邦題は、世界的ベストセラーとなったシュペングラー『西洋の没落』(一九一八―二二年)を模したものでしょうが、アランディの主張は「西洋医学の没落」とも「西洋の没落」とも無関係です。ヒポクラテス以来の「総合的医学」と、ガレノス派に端を発し、パストゥールの時代に全盛を極めた「分析的医学」の相剋を語り、ホメオパシー(homeopathy)の創始者ハーネマン以来の「総合的医学」の復活を主張していますが、主題は「反パストゥール主義」=反細菌学主義です。ベルクソン、アインシュタイン、フロイトによる近代科学・医学の革新のなかで問題を見通していて、彼自身はフロイト派の精神分析医です。

この本のなかには、「漢方」に言及した箇所はわずかにありますが、比喩的に使われているだけであり、本格的に論及されてはいません。アランディの主張する「総合医学」を東洋医学の未熟な形態と見なし、もって今後の東洋医学の隆盛を予想する櫻澤や中山の視点は、原著者アランディとは無縁のものと言わざるをえません。

翻訳それ自体は、意味不明の箇所等が散見されますが、全体として「超訳」の類ではありません。ただし、意図的な誇張、歪曲が見られます。たとえば、「パストゥールの名の下に立つ現代の分析的分裂的医学は実に岐路であり、偽〔欺〕瞞であり、罪悪であった」〔訳書、一二〇頁〕の原文を見ると、〈La médecine analytique qui s'est constituée sous le nom de Pasteur a été une impasse et une déception.〉〔原著、p. 91〕とあります。直訳すれば、「パストゥールの名の下に構成される分析的医学は、行き詰まりであり、期待はずれであった」くらいでしょう。

しかし、中川米造ですら訳書の意図的なミスリードによってアランディを誤解している様子が窺えますので、この訳書の功罪は、今後検討に付してもよいかもしれません。

三　澤瀉久敬における「優生思想」

鹿野政直は、『健康観にみる近代』（朝日選書、二〇〇一年）のなかで、結核予防を中心とする滋養・栄養の「体質の時代」から、「体力の時代」への転換が一九三〇年代に見られると指摘しています。一九三〇年に、健康児童表彰規定の「健康」条件に「体力」が伴うこととなり、同じ年には、日本民族衛生学会（永井潜会長）が設立されています。そして、その転換の象徴として、一九三八年の厚生省の設置が挙げられています。

この時代の特徴は、「人的資源」の国家管理であると見なされます。つまり、「国家社会の必要とするような精神的並に技術的な能力を具有するところの健康な肉体を有つ人間」が問題とされたのです。その政策は、遺伝性とされた病者への断種、「健常者」への多産奨励、体力管理・健民運動といったかたちで具現化していきます。一言で言えば、「健康」の義務化と非「健康」者の排除の一体化の時代と言えるでしょう〔藤野豊『厚生省の誕生――医療はファシズムをいかに推進したか』かもがわ出版、二〇〇三年、五九―六一頁、参照〕。まさに、このような「体力の時代」において、澤瀉「医学概論」講義は始められました。それは、「国民」の統制・規律化と無縁でありえたのか、という問いは立てられると思います。

澤瀉『医学概論　第一部』は、一九四五年一〇月に刊行されていますが、実は「戦時下、当局の忌嫌に触れ、出版を禁止された」〔澤瀉『医学概論　第一部』、v頁〕という経緯をもっています。そのような「不幸な時代」の痕跡をこの『第一部』がとどめているのは致し方ないことでしょう。

「たとえば戦争哲学とは、その職域がどこにあろうとも、自分の生活の一切を捧げて自ら戦い抜きながら、戦争とは本来いかなるものであるかと反省する時に成立するものである。」〔同書、七頁〕

「今日我国は未曾有の重大期に直面している。諸君の先輩や今までの級友の多くがすでに剣を取って第一線にあり、すでに護国の神となられた方もあるであろう。……現在の諸君には勉学することこそ報国の道である。」〔同書、一〇―一一頁〕

「戦争勃発以来我国と諸外国との交渉は切れた。学問的連絡が絶たれてすでに数年、その間に敵国では如何なる研究がなされているであろうか。現在アメリカの大学や研究所では如何なる軍陣医学が発展しているであろうか。」〔同書、一二頁〕

「さらに精密、完全な機械は、それの研究をなお続けるとして、まず人類の敵に爆撃を浴せるに十分な確実さをもつ武器ができればよいというのが、人間中心の思想、実証主義の立場である。」〔同書、三九頁〕

ここには戦争や「軍陣医学」に批判的な姿勢はありませんし、学問は「報国」のためであると捉えられています。「日本」=「人間」=「人類」という発想から、敵国は「人類の敵」と見なされています。しかし、時代状況を考えれば、「戦時レトリック」とも捉えられ、敢えていま問題にするようなことでもないと思われます。問題は、むしろ一九五九年に刊行された『医学概論　第三部』の内容です。敗戦から一四年が経ち、翌年には安保闘争が控えているときですから、戦時色は一掃されていてよいはずです。

「八時間労働が従来の健康人の正常さであるなら、もし十時間なり十二時間なり労働してもなお何らの疲労もみせぬ身体をもちうるとするなら、これは明かに健康の増進ということではなかろうか。」〔澤瀉『医学概論　第三部』、

一〇頁〕

「健康とは長寿であるとのみ考えて、「個人の死を延期して民族人類全体の死期を早める」ようなことがあっては大変である。」〔同書、二一頁〕

「更に公衆衛生には、優生学的見地からも善処すべき多くの問題をもっている。」〔同書、六四頁〕

労働力の増強をもって「健康増進」とする見方は、たとえ比喩であったとしても、まさに「体力の時代」の「人的資源」への統制的まなざしと言われても仕方がないでしょうし、何よりも、「優生学」に対して肯定的と思える言辞は看過できません。澤瀉は別の箇所では、「弱い者への同情こそ、医療の出発点である」〔二九〇頁〕と言い、「安楽死や断種、妊娠中絶」には「生命への畏敬」の立場から否定的な立場をとっています〔二九三頁〕。おそらく澤瀉は自覚的には「優生学」や「優生思想」に与していないと思われますが、その発想が澤瀉の思考のなかに忍び込んでいると考えることも可能です。それが窺えるのが、アランディの訳者である櫻澤如一が訳しているアレキシス・カレル『人間この未知なるもの』〔原著一九三五年。櫻澤如一訳、岩波書店、一九三八年〕への評価です。カレルは、一九一二年にノーベル生理学・医学賞を受賞した人物で、この著作はベストセラーとなりました。中川米造も、「医学概論序説」〔前掲論文〕のなかで、アランディ『西洋医学の没落』と並べて、このカレルの著作を取り上げていますから、当時は医学者・医師の間でも評判となっていたのでしょう。

「何よりも我々の従い守る可きは努力の法則である。この必要を忘れる時、個人も民族もその代償として身体と精神の退化を支払わねばならぬ」というカレルの言葉を我々は噛みしめて味わねばならない。〔澤瀉『医学概論 第二部』、二八六頁〕

『医学概論 第三部』においても、澤瀉は、この著作から引用していますし〔二七頁〕、大きな敬意を払っているように思えます。しかしカレルのこの著作は、一読すれば直ちに優生思想に基づいて書かれたものであることがわかりますし、わからなければなりません。たとえば、第八章では、「精神病や精神低劣や、又は癌のやうな、あまりにも重い遺伝性の悪傾向をたくはへてゐる者共は、決して結婚すべきでない。他人へ惨苦の生涯を押しつける権利は何人にもない筈である。況んや、不幸な運命を背負はされたやうな子供を生む権利は全然あり得ない」(カレル、前掲書、三七三頁)と優生学的見地から断言しているのです。

ナチス・ドイツの「T4作戦」という障害者安楽死計画の中心人物だったカール・ブラントは、ニュルンベルク医師裁判で死刑判決を受け、絞首刑となりますが、その法廷でカレルを引用して自己弁護をしています。ヒュー・G・ギャラファー『ナチスドイツと障害者「安楽死」計画』(原著一九九五年。長瀬修訳、現代書館、一九九六年)の「訳者あとがき」(四一四頁)や、シュテファン・キュール『ナチ・コネクション——アメリカの優生学とナチ優生思想』(原著一九九四年。麻生九美訳、明石書店、一九九九年、一七七頁)等を参照してみてください。

一九八〇年、作家・大西巨人の二人の息子がともに血友病であることをめぐって、渡部昇一が「遺伝性であることが分かったら、第二子はあきらめるというのが多くの人のとっている道である。……未然に避けうるものは避けるようにするのは、理性のある人間としての社会に対する神聖な義務である。現在では治癒不可能な悪性の遺伝病をもつ子どもを作るような試みは慎んだ方が人間の尊厳にふさわしいものだと思う」(渡部昇一「古語俗解19　神聖な義務」、『週刊文春』一九八〇年一〇月二日号)と述べて、大きな話題になったことがありました。そのとき、渡部が自説の根拠として挙げていたのが、カレル『人間　この未知なるもの』だったのです。渡部は、その後この著作の新訳を刊行しています(三笠書房、一九八六年)。

つまり、澤瀉が少しでも優生思想に敏感であれば、カレルのこの著作をこのようなかたちで取り上げることはありえないと考えてよいでしょう。

澤瀉の議論は抽象度が高く、医学や科学等の学問的領域に限定されていたがゆえに、「大東亜共栄圏」の構想と直接的に結びつくことはなく、したがって、田辺元のように「懺悔」をする必要も、「世界史の哲学派」のように大学の職を追われることもありませんでした。また、医師でないために、戦時中も七三一部隊等に関与せず、手を汚すこともありませんでした。しかし、そのために、澤瀉は戦中の「医学」の在り方を批判的に検討し、自らの体系をも再吟味する機会を失ったのではないかという疑念は残ります。「時間」概念の導入と「個性」の重要視によって「近代医学」を大胆に批判する視点をもちながら、「優生主義」に対する警戒感は見られず、抽象的には「病者」という一時的弱者の視点に立っていても、現実に排除される精神障害者、ハンセン病患者等に対して鋭敏な顧慮があったとは思えません。総じて、澤瀉『医学概論』は、「体力の時代」の「人的資源」統制という視点を戦後まで引きずってしまったように思われます。

四　優生思想との訣別

敢えて澤瀉『医学概論』を批判の俎上に載せたのは、私たちがつくるべき新しい「医学概論」の礎として優生思想の拒否がなければならない、と考えるからです。実を言えば、戦中の優生思想を戦後引きずってしまったのは、澤瀉の責任とは言えません。日本は、ナチス・ドイツの「遺伝病子孫予防法(断種法)」(一九三三年)に影響を受けて、一九四〇年に「国民優生法」を定めます。「一　遺伝性精神病　二　遺伝性精神薄弱　三　強度且悪質ナル遺伝性病的性格　四　強度且悪質ナル遺伝性身体疾患　五　強度ナル遺伝性畸形」(第三条)の断種を規定したものです。この法律は、戦後の一九四八年に「優生保護法」に変わりますが、その優生思想は本質的に変わることがありませんでした。その後、一九七二年に、いわゆる「胎児条項」、つまり、人工妊娠中絶の要件として「その胎児が重度の精神又は身体の障害の原因となる疾病又は欠陥を有しているおそれが著しいと認められるもの」を加えた「改正案」が表に出ると、障害者やフェミニズムのグループがこれを阻止すべく立ち上がり、この法案は結局流れます。そして、一九九六年の「母体保護法」でやっと全面的に「優生条項」が排除されることになったのです(長沖暁子「ウーマン・リブの現場から」、高草木編『「いのち」から現代世界を考える』、六九頁、参照)。つい最近まで、日本は優生思想を法律上で残存させてきたことになります。日本だけではありません。福祉国家といわれるスウェーデンでは、一九三四年制定の「断種法」、正式名「特定の精神病患者、精神薄弱者、その他の精神的無能力者の不妊化に関する法律」は、一九七〇年代まで存続しています。障害者に手厚い福祉国家は、障害者の数が多くなれば財政破綻してしまうというパラドックスを抱えていることが明らかとなりました〔市野川容孝「福祉国家の優生学――スウェーデンの強制不妊手術と日本」、『世界』一九九九年五月号、参照〕。

そしていま、「優生思想」は、再び問題化されています。一つは、妊婦の血液検査で簡便に胎児がダウン症であるかどうかがわかる出生前診断の技術が開発され、事実上「胎児条項の導入」と変わらないかたちで人工妊娠中絶が可能となりました。マザー・テレサが来日時に激しく告発していたように、日本は「中絶天国」ですから、技術が普及すれば中絶の数も増えていくことが予想されます。もう一つは、脳死・臓器移植、尊厳死の問題です。曖昧な「脳死」をもって人の死としてその身体から臓器を抜き取ることが許され、また尊厳死法制定への動きが急になっているということは、「生に値しない人間がいる」という優生思想の現れと見ることができると思います。脳死・臓器移植について言えば、未来のない「脳死」のドナーと未来を展望できるレシピエントの「いのち」には明らかに価値の相違があるということでしょう。

「いのち」の平等性という理念が、このようにつねに優生思想に脅かされているのは、端的に言えば、私たちのなかにある「優生思想」を打ち消すことができないからです。たとえば、先に取り上げたホッブズ『リヴァイアサン』では、自然状態において人間は自由で平等な存在として措定されています。「肉体のつよさについていえば、もっとも弱いものでも、ひそかなたくらみにより、あるいはかれ自身とおなじ危険にさらされている他の人びととの共謀によって、もっとも強いものをころすだけの、つよさをもつのである」〔ホッブズ『リヴァイアサン』水田洋訳、岩波文庫、第一巻、一九九二年、二〇七頁〕。しかし、明らかに、ここでは「健常な成人男子」だけが念頭に置かれています。一般に自由で平等な「近代人」のモデルを考えるときに、身体的、精神的弱者の問題は捨象されています。

現実の「近代化」の過程を見れば、モデルにおける「捨象」は現実世界からの「差別・排除」となって現れてきます。アンシアン・レジームにおける「祈る人」、「戦う人」、「働く人」、つまり聖職者、貴族、平民の垂直的分業関係が否定された新しい世界は、「労働」によって社会に貢献できる「国民」によってのみ構成されていきます。逆に言えば、「労働」によって社会に貢献できない者、社会的分業の一環のなかに入り込めない者を「社会の役に立たない人間」として排除する力は必然的に働いていきます。「社会の役に立たない人間」を「生きるに値しない人間」とするまではわずかな一歩です。とりわけ、社会が成長期になく、社会全体の資力に余裕がない場合には、容易にその一歩は踏み越えられてしまうでしょう。

「いのち」の平等性は、近代がつくりあげた理念ですが、それを絶えず脅かす「優生思想」もまた近代的理念に根をもっています。ですからそのせめぎ合いは、基本的に終わることがありません。しかし、私たちが目指す三・一一後の新しい「医学概論」は、徹底して「いのち」の平等性に依拠するものでなければならないと思っています。大自然の猛威を前にして、そして放射能汚染による人類の危機を前にして、「いのち」の儚さとともに「いのち」の平等性が改めて確認されたはずです。戦後日本の医学は、結局戦時医学を払拭することなく、すべてを曖昧にしたまま突き進んできましたが、この機会にもう一度過去を振り返り、新しい医学や医療について考えたいと思います。これほど大きな災禍によっても何かをつくりだすことができないとしたら、私たちにはもう機会は与えられないだろうと考えます。

おわりに

ハンナ・アレント『革命について』(原著一九六三年。志水速雄訳、ちくま学芸文庫、一九九五年)には、最後にどんでん返しが待っています。アメリカ革命とフランス革命を比較しつつ、「自由の創設」とは何かを問う著作ですが、古代アテナイのデモクラシーが参照系として重要な位置を占めています。そして、最後の最後でそのポリスにおける「活動(action)」が何のためにあったのか、密やかに「謎解き」がされているのです。

ソポクレスは、その晩年の劇、『コロヌスのオイディプス』のなかで、有名な、人をおどろかせるような詩を書いた。

この世に生まれないことが
すべてにましてよいことだ、
生まれてきたからには次善のことは
生まれたもとのところにすみやかに戻ることだ。

しかしソポクレスは、アテナイの伝説的な創設者であり、したがって、その代弁者であったテセウスの口を通して、何が老若ふつうの人びとを生の重荷に耐えさせたのか、ということもわれわれに教えてくれている。それは人びとの自由な行為と生きている言葉の空間、ポリスであった。それが生に輝きを与えることができたのであった。〔ハンナ・アレント『革命について』、四四三―四四四頁〕

人はそれぞれ「生誕の災厄」（シオラン）の思いを胸に秘めつつ、押しつぶされるような重荷を背負って生きている。もしも、人に一瞬たりとはいえ生の喜びを与える空間があるとしたら、それは自由に自己を主張し、自由に他者と交わる政治的空間、ポリスだけであるというのです。プニュクスの丘のペリクレスの雄弁も市民たちの熱狂も、すべてが生きることの悲しみの裏返しの表現に過ぎない。「生きるに値しない」者同士が、お互いに寄り添い合うことによって辛うじて生の淵にへばりついている。栄えある古代アテナイのデモクラシーが、このように悲しみを湛えた風景として描きだされることに、私は驚きを禁じえませんでした。そして、遥か彼方の歴史のなかの名もない人たちの群れが、急に陰影の深い表情を伴ってこちら側に近づいてきたことを覚えています。

「生きるに値しない」という評価が優生思想となって現れるのは、「生きるに値する」存在が別にいるという認識があるからでしょう。誰もが「生きるに値しない」のであれば、そこに優劣の差はつきようがありません。自らを「生きるに値しない」という自覚、「生きるに値しない」者同士の寄り添いのなかで、最も弱い者の「いのち」を暫定的に救い出し、悲しみや苦しみを分かち合う仲間として連れ戻すために、人間は医学や医療をもつくりだしてきたのかもしれません。

傍い、無価値の存在としての人間同士が互いに寄り添い合うための行為として医学や医療を位置づけ直せば、そこには必ずしも高度な技術が必要なわけではありません。悲しみや苦しみがときに技術によって劇的に解消されることは否定しませんが、人間存在の根底にかかわる悲しみや苦しみは、結局相互的な行為のなかでしか癒されることはないからです。いま、医学や医療のあり方を、澤瀉久敬が試みたように、科学論や生命論という大きな視点から、さらに社会科学的な視点から、根源的に考え直すときがきていると考えます。

近代医学・近代医療とは何か

佐藤純一

Ⅰ 「医学概論」小史——澤瀉久敬と中川米造まで

「医師にして哲学者であるものは、神にも等しい」
——ヒポクラテス全集「品位について」より

一 医学概論と医学哲学

本講義では、澤瀉久敬《おもだかひさゆき》の『医学概論』も含めた我が国の医学概論(医学哲学)の歴史を見ていきたいと思いますが、その前に、「医学哲学」とは何か、また「医学と哲学」とはどのような議論かについて考えてみます。

冒頭に掲げた「医師にして哲学者であるものは、神にも等しい」は、ヒポクラテス全集にある文句です。ヒポクラテスは、古代ギリシアの医学のなかのコス派医学の中心的医師で、紀元前四六〇年頃から紀元前三七〇年頃まで生きていたとされ——この記録でも九〇歳まで生きていたことになるのですが、一〇四歳とか一〇九歳まで生きていたという記録もあります——、西洋医学史では「医聖」とか「医学の父」とも呼ばれています。ヒポクラテス全集(集典)は、彼の時代のコス派医学の論文集です。ヒポクラテスの死後一〇〇年くらい経った紀元前三〇〇年過ぎに、アレキサンドリアで編纂されたもので、現在に伝わっているものは、七十数編の論文集になっています。

このヒポクラテス全集にある「医師にして哲学者であるものは、神にも等しい」という文句は、「医学哲学」、「医学と哲学」を議論する際に、または、医師の素養・教養・品位などを議論する際に、たびたび引用されてきた文句ですが、文意の解釈は、その引用者によってまちまちです。というよりは、この文句が何を意味するかの解釈抜きに、特に「神にも等しい」という言葉の意味の説明をせずに、ヒポクラテスは偉いのだという権威の下でキャッチコピー的に引用されることがほとんどです。ちなみに、リトレ版ヒポクラテス全集の翻訳(大槻真一郎翻訳)では、「医師が知恵を愛する人であれば神にも等しくなる」と翻訳されています。フィロソフィが哲学でなく、原義に近い「知恵を愛する」と訳されています(大槻真一郎編集・翻訳責任『ヒポクラテス全集』全三巻、エンタプライズ、一九八五―八八年、第二巻、一九八七年、一〇〇六頁)。

リトレ版ヒポクラテス全集では、この「神にも等しい」の文句は、一八節からなる「品位について」という編(文言集)の第五節に出てきます。この「品位について」は、医師の名誉や品位を高めるための心得に関する文章による編です。それぞれの文章自体は短いのですが、非常に晦渋《かいじゅう》な文章ばかりで、この「神にも等しい」という文句の節も、まさに晦渋な文章と言えます。そこで、この「神にも等しい」の文句を、この文句が出てくる節と、その前後の節を合わせて読み、「品位について」編の文脈のなかで考えると、次のように解釈できるのではないかと思います。

人間を見る医学(医術)と、生活世界全部を見る哲学とは別な知のあり方である。品位のある医師として名誉を得るようになるには、哲学を医学に、医学を哲学に、密接に通わせなければならない。なぜなら、医師であり哲学者であれば、つまり医学と哲学を医師のなかで統合できれば、神に等しい神的な力(世界に対する洞察力と患者への治療能力)を得ることができるからである。

このような解釈は、ヒポクラテス(全集)の専門家からは、とんでもない解釈と言われるかも知れません。専門家は、この「品位について」編は、ヒポクラテス生存時代の哲学ではなく、紀元前三世紀以降のストア学派哲学の賢者思想が強く反映しているものであると解釈しています。そして、この「品位について」編は、アレキサンドリアで最初のヒポクラテス全集が成立した時代ではなく、ずっと後世の帝政ローマ時代初期の紀元一、二世紀前後に、ローマ医学のなかで書かれて、ヒポクラテス全集に加えられたものと考えられているのです。ヒポクラテス(コス派医学)を引き継いで、医学理論的に体系性と緻密さを発展させていたローマ医学のなかで、そのローマ医学の空理空論性と医師の虚飾的生活に批判的な医師が、なかったかもわからない「ヒポクラテスの哲学」をつくり、懐古主義的に「ヒポクラテスに還れ！」と掲げた文言集ではないかというのが、一部の専門家の見解です（同書、第二巻、一〇〇一頁、参照）。正統的かつ伝統的な医学になっていたのです。
歴史的遡及主義というか、「つくられた伝統」というか、すくなくとも、ローマ時代にはヒポクラテス医学は、正統的かつ伝統的な医学になっていたのです。

ヒポクラテス全集には、有名な「ヒポクラテスの誓い」も「誓い」編として収載されています。実は、この「誓い」編も、アレキサンドリアでの編纂の初期のヒポクラテス全集には存在していません。最初にこの「誓い」に関する記述が出てくるのが、紀元一世紀のローマ医学においてであり、先ほどの「品位について」編が出現した時期と場所が同じと言えます。

その「誓い」の文言の内容は、ヒポクラテス時代のコス派医学の医療実践・倫理とは、まったく関係ないと言われています。ヒポクラテスと同時代にピタゴラス医学派が密儀宗教的医学を行なっていたのですが、この「誓い」は、その秘密結社的医師集団に入会の際の「誓い」の内容に近いものらしいのです。これが、コス派医学医師集団への入会の際の「誓い」とされて、ヒポクラテス全集に加えられた経緯については、まったく不明だそうです（同書、第一巻、一九八五年、五七九頁、参照）。

文言の内容・時代性はともかく、この時代（紀元二世紀前後）のローマ医学の医学精神ルネッサンスとも言うべき運動が、復古主義的に「ヒポクラテス時代」に、医学には哲学を、医師には医の倫理を求めたのかも知れません。

この「医師にして哲学者であるものは、神にも等しい」という文句は、ローマ医学以降の西洋医学の歴史のなかでも、今日まで、ことあるごとに繰り返し引き合いに出されてきています。引き合いに出される時代は、ローマ時代のローマ医学の場合と同様に、「今、医学が、何らかの危機的状況にある」という自己への反省的認識が医学側に出てきた時代のようで、「ヒポクラテスに還れ」というスローガンと共に出てくる場合が多いようです。しかし、引用と解釈の仕方はその時代によって多様です。

「神にも等しい」の多様な解釈は、大別すれば、まず、「良い医療をするには、医学には哲学が必要であり、医師に引用で出されてきた解釈です。

は、哲学的素養が必要である」という、医学の哲学と哲学一般に肯定的な解釈があります。これは、先に述べた私の解釈に近いものです。この哲学肯定的解釈による引用は、ローマ時代から今日まで、医学と哲学の関係では、多くの引用で出されてきた解釈です。

また、別な解釈としては、「実践の知(科学)である医学には、思弁的(観念的)知である哲学など不要である。良い医療をするには、これまでの医学のなかに潜在している哲学的知を、医学のなかから排除することが必要である」という、医学の哲学に否定的な解釈も出てきています。この医学の哲学に否定的な解釈は、近代社会の医学では、近代医学が(自然)科学であることを自称し始めた一九世紀後半になって科学(生物医学)主義の主張として出てくるようですが、実は、先に述べたローマ医学においても、同じような主張が出ています。この時代(紀元一世紀)に百科全書を書いた医学者として有名なケルススは、その百科全書のなかの「医学論」の冒頭に「ヒポクラテスは……医学を哲学から独立させることに貢献した」(石渡隆司「ケルスス『医学論』(翻訳)(1)」、『医事学研究』岩手医科大学医事学研究会、一号、一九八六年三月、七頁)という名言を掲げ、ヒポクラテス(コス学派)が、独断的哲学の思想に毒されやすい医学を、そういうドグマ(哲学的知)から解放し、医学独自の実証的な学に仕上げたと、高い評価を与えています。このような「哲学不要」「哲学排除」の医学思想も、西洋医学の思想のなかで引き継がれてきたのです。

古代から多義的に曖昧に使われてきた「医学の哲学」に関する記述は、近代社会において現れるときは、さらに不明確で曖昧に使われます。「近代」は、哲学が「一なるもの」から降りた時代です。それ以前は哲学が学問全体であり、たとえば動物学は動物哲学として現れるわけですから、すべての学問は哲学でした。近代になって、哲学が「一なるもの」の位置から落ちて、一つの学問ジャンルになり下がったときに、「医学の哲学」はどういう意味をもつのか。医学哲学とは、「医学自体がもっている哲学」、つまり古典的な意味での「医学の上位の哲学」なのか、それとも「医学を対象とする哲学」なのか、それとも「医学に役に立つ哲学」なのか。こうした定義が曖昧で、かつ混在した「医学の哲学」という用語が近代では使われ始めます。

さて、近代医学の成立とか誕生という用語がありますが、近代医学は、ある日(時期)突然、新たにつくられたわけではありません。一六世紀の中世キリスト教医学を母胎にして、その内部での理論革新・理論革命を繰り返しながら近代医学として成立していきます。一六世紀後半から始まった近代医学に向けた理論革新・理論革命が、最終的に現在の近代医学と同じような理論構成までたどり着き、近代医学理論体系が成立するのは三〇〇年かかって、一九世紀後半です。この母胎となった一二世紀以降の中世キリスト教医学を統率する理論では、スコラ哲学(神学)が「一なるもの」としての哲学の座にあったので、中世キリスト教医学はスコラ医学とも呼ばれています。

このような成立過程の近代医学の前期、一七世紀頃までの近代医学では、医学理論の究極的原理や正統性を論じるものとして、また、専門分化した諸学の医学理論を統率するものとして、「神」が語られ、医学における「一なるもの」としてスコラ哲学が語られます。一八世紀の近代医学理論は、自然科学を医学理論のなかに取り入れて利用することにより科学理論に擬しながら理論発展し、スコラ哲学(神学)の影響から解き放たれていくのですが、同時に、医学の専門分化の徹底と、専門分化された医学(医学諸分野)での研究・理論開発がすすみ、「一なるもの」がなくなった医学においては、医学全体の統合性と医学理論の究極的原理や正統性の根拠が見失われて行く時代となります。

近代西洋医学の歴史において、「医学哲学」という用語が初めて盛んに使われるのは、このような一八世紀末、大革命前後のフランスの医学においてであると言われています。「大革命」の思想的影響もあり、医師たちが哲学づいて、専門分化された生理学や病理学や内科学など自分の専門理論だけでなく、医学全体についても、医学理論の構成や究極的原理、その根拠や正統性などを「医学哲学」として語り始めたというのです。そこでは、様々な医学哲学が展開されるのですが、医師たちの医学哲学では、「医学＝哲学」とする立場が多く、自分の専門分野の医学研究論文も「哲学的医学」「＊＊病哲学(理論)」として発表する人も出てきました。このような医学思想的流れは、医学上位の「一なるもの」としてのスコラ哲学を放逐して、医学の統合性・正統性の根拠付け理論の喪失に悩んでいた近代医学が、当時の近代哲学(その当時のロマン派哲学、唯物論的哲学、生哲学、実証哲学など多くの哲学)を、医学の上位の哲学として取り込んで医学を語ったものとも見なすことができ、ここで語られた「医学哲学」は、先に述べた「医学哲学の三分類」のなかの「医学自体がもっている哲学」となります。

また、この時代は、西欧諸国において「医療の制度化」が始まった時期です。医療の制度化とは、国家が、法制度で、医師の資格を認定して、その医師の医療内容を制限・規定し、そのことを通して医師集団を国家組織に従属させ、人民＝人口(population)の管理のための医療システム(国家医学)を構築することだったのです。この「国家医学」の一つのかたちができあがりつつある時期に、(国家が)医師を育てる医学校、保健学校においても、「医学哲学」というものが必要だという議論が現れます。フランスに関していえば、一七九九年に、国家による医師養成機関である保健学校のカリキュラムに、「医学哲学」が必修講義として開講されることになり、その医学哲学とは「医学に大いなる貢献を可能とする母体的学問」と定義されました。つまり、ここで語られた医学哲学は、「医学哲学の三分類」のなかの「医学に役に立つ哲学」となります。

また、この時代の医学(医師)による「医学哲学」の語りは、多くの学問分野に影響を与えますが、とりわけ、哲学の理論が医師たちの医学哲学に取り込まれるという関係性もあり、哲学には大きな影響を与えます。その影響の一つが、哲学者が、医学側からの取り込みとは逆に、その時代の近代医学の理論やデータを取り上げ、それを解釈・援用しながら自分の哲学理論の考察を行なうという、哲学者による科学哲学的「医学哲学」が出現したことです。この「医学哲学」は、現代的にはカンギレムの科学哲学などをイメージしてください。哲学のなかの科学哲学の一領域として今日まで発展して来ていますが、また同時に、一九世紀後半から今日まで、「本家」の医学にも多くの影響を与えつづけています。つまり、ここで語られた「医学哲学」は、「医学哲学の三分類」のなかの「医学を対象とする哲学」となります。

このように、現在に至るまで、「医学自体がもっている哲学」か、「医学を対象とする哲学」か、「医学に役に立つ哲学」か、定義が曖昧で混在した「医学の哲学」という言葉が使われており、それぞれの「医学哲学の内容・在り方」をメタ的に相互比較的に議論することも、または、しようとする問題意識も、医学側にも医学哲学を自称する人たちのなかにもほとんど希薄であったと言えます。

ちなみに、私が専門の一つとしている「医療社会学」では、学問の内容・在り方に関して自分たちで議論した歴史があります。「医療社会学(Medical Sociology)」の黎明期の一九五〇年代に、社会学としての「医療社会学」のアイデンティティーが問題になったときに、ストラウスが、「医学を研究対象とする社会学」か「医学のために役に立つ社会学」かという二つの医療社会学の類型化をしています〔Robert Straus, "The Nature and Status of Medical Sociology," *American Sociological Review*, 22(2), 1957〕。〈Sociology in Medicine(医療における社会学)〉は、医学の立てる問題構成を医学が解決することに役立つ社会学、つまり「医学に役立つ社会学」であるのに対して、〈Sociology of Medicine(医療の社会学)〉は、社会現象の一つである医学・医療を対象とする学問、つまり「医学を研究・言及の対象とする社会学」を意味します。ストラウスの論文は、どちらが社会学として学問的か、どちらが社会学者として「利益があるか」などの比較議論を行ない、暗に「社会学と医学、どちらの立場に立つのか」と問いかけているような論文です。医療社会学の領域においては、現在に至るまで明確にこの二つの流れがあり、私は〈Sociology of Medicine〉のほうで研究・議論をしてきたつもりですが、我が国では、医学の役に立つ〈Sociology in Medicine〉の研究・議論も盛んに行なわれています。

このように「医学哲学」はヌエ的なターミノロジーです。そして、現代の医学においては、「近代医学が科学である以上、医学哲学は必要ない」という認識があり、しかし同時に、「近代医学は諸科学の集合体に過ぎないのだから、医学・医療を統率する・リードする、何らかの方法(学)が必要ではないか」という疑問もありつづけています。

中川米造が京都大学医学部に入って最初に抱いた疑問が、この「統率」するものの欠如に対してでした。医学部に入っても、「医学」という講義はありません。生理学や解剖学という医学の専門科目の講義があるだけで、それらを「統率」するものについては誰も答えてくれない。医学部には「医学」がない、これが「医学哲学」研究への動機の一つだったと、彼は語っていました。

二　日本の医学哲学(医学概論)の類型

その中川米造が、日本における「医学概論」、「医学哲学」もしくは「医学哲学的認識をめぐる理論」について類型化していますので、これを時代背景も含めて見ていきます。

日本では一八七四(明治七)年、「医制」という法律がつくられ、医療が制度化されます。医制以前は、医師になるには、どこかの医師の下に入って耳目見聞で医学を学び、やがて独立して開業すればよかった。国家試験もなければ、その能力を制度的に保障するものは何もなかった。しかし、医制によって、医師(開業医)が国家によって認定されることになり、この国家資格の医師以外には、すべての人に医療行為が禁止されます。

ヨーロッパではすでに医療が制度化されていて、国民国家は、その制度化された医療を富国強兵や治安管理にも使っていました。もちろん最大の目的は人口(ポピュレーション)の管理です。どこで誰が生まれて、どこで誰が死んで、いまどのくらいの数の国民がいるか。近代以前のヨーロッパ大陸では、出生は産婆の証明で、死亡は墓守などの証明で、教会や役所に届けていました。これでは、教会や役所に届けが出たところで、人口の管理はできません。国民国家は、人口を正確に把握するために、出生、死亡、およびその真ん中の病気・健康を、国家に従属する医師に管理させる。こうしてはじめて、生きとし生ける人口(ポピュレーション)の管理ができるわけです。これはフーコー的な解釈ですが(⇒本書、一三〇頁)、このようにヨーロッパの近代医学は制度化され、一八世紀から一九世紀の中頃には、どの国も医療行為は国家が認定した医師だけに限定されていきます。祈禱師や占星術師は排除され、近代医学以外の医療行為はすべて逸脱行為、違法行為になります。

そのようにしてできあがった制度的医療(システム)を日本は輸入しようとしたのです。近代医学の知識は江戸後期から知識としては入ってきていました。医学知識を教える学校も、江戸末期には長崎の鳴滝塾などができている。明治維新以降、各地で近代医学を教える医学校がつくられ始めていました。明治政府は、長与専斎たちを米国やヨーロッパに派遣して、各国の医療制度を調査します。結果的に選んだのはドイツの完全に国家管理された軍陣医学でした。ドイツではちょうど国家医学が成立して、国家に従属する医師を治安や衛生に配置し、遅れてやってきたドイツ帝国主義がまさに発進していく時代でした。明治政府は、それまでのイギリス、フランス、オランダとの医学上のつきあいをやめ、ドイツ医学を制度的医学として導入することにします。

その制度的医学を規定する医制が一八七四年に成立します。この医制のもとでは、開業医は免許を必要とし、その免許を得るには、医学校を卒業して開業医(医師国家)試験に合格しなければいけない。医学校は国が認定し、近代医学しか教えないし、開業医試験には近代医学の問題しか出ない。これ以降、それまでの漢方医というものは制度的には存在しないことになり、それまでの医師(漢方医)は、医療ができなくなりました。

ところが内務省が医制を施行する前年の一八七三年に調査したところ、届け出ていた開業医は二万八二六二人で、そのうち、二万三〇一五人が「漢方医」、五二四七人が近代西洋医学を学んだと自称する「洋方医」でした。そのまま医制を施行したら、日本の医師の数は五〇〇〇人に激減し、医療は崩壊します。明治政府のイデオローグが欲しかったのは、近代医学の医学知識ではなく、人口の管理に役立つ制度的医学でした。その役割を果たしさえすれば、漢方医学でも近代医学でもどちらでもいい。だから、医制の法律上は近代医学以外のすべての医学を排除しながらも、二万三〇〇〇人の現役の漢方医に対しては、申請すれば開業医(近代医学の医師)の免許を特別に一代かぎり与えるという「特例」を「医制」に付記します。漢方医たちも食いっぱぐれたくないので、国家に忠誠を誓い、開業医特例願を出します。医制の施行二年後の一八七六年、内務省はまた医師数の調査をしていますが、医制施行二年後のそのときには、三万一二六八人の正規医師が登録されており、その内訳は漢方医二万五六八人、西洋医六四〇二人、漢洋医(漢方と西洋医学の両方を行なう医師)四〇九八人、試験免許二〇〇人と記されています。この医師数から、漢方医たちがほぼ全員開業医特例願を出して、それを国家が認めたことになります。

明治政府は、東京帝国大学医学部を中心に国家の認める医師教育の場をつくります。そして、新たにつくられる医学校には東大医学部卒の人間を三人以上教授に採用することを強要し、東大医学部を拠点とするヒエラルヒーができあがります。この医師養成では、医学校(医学部)と医学専門学校(医専)で別々に二種類の医師をつくり、「上位」の医師は病院や研究に回し、「下位」の医師は町に出して臨床の現場を受けもたせる。この「二種類の医師養成」システムは、一九四八(昭和二三)年に医師法が公布されるまでつづきます。

医制での近代医学の導入直後、「医学哲学」はどのように認識されていたのでしょうか。

(1) 医政論(政治人)タイプ――明治前期―医学界指導者―訓示

日本の医学史上、明治前期でいちばん有名な「医学に関する語り」は、三宅秀の「職務論」です。当時の日本の医学の最高権威である三宅秀は、明治初期の東京医学校から東京帝国大学医科大学になる一五年間、その東大医学部の最高責任者(医学部長)として医学教育に関わります。医学部長時代の一八八〇(明治一三)年、彼が、東京帝国大学医科大学の教官と学生からなる学術研究会の例会で連続講演したのが「職務論」です。この講演は、ドイツの医学部での「教養としての医学通論的な医学哲学」の講義名が〈Encyclopaedie〉と呼ばれていたのをそのままコピーして、「職務論(Encyclopaedie)」と銘打った、医学最高権威による医師・医学生、それも帝大の「上級医師」向けの訓示的講演でした。三宅は、医療は、「一人一個ノ疾病ヲ治療スルノ目的ニ止マ」ることなく、「社会公衆ニ向ヒテモ亦《ま》タ一般ノ方略ヲ施サヾル可《べか》ラス……」(『東京医学会雑誌』一巻三号、一八八七年)として、これからの医師たるものは「医道、医術、医学」の三つを兼ね備えた教養人でなければならないと訓示しています。「哲学」というよりは医師の処世術の訓示を超えるものではなく、これが、最高権威による「正統的」訓示として医学界で受け入れられていたところに、この時代の日本の医学の医学哲学のセンスがうかがえるとも言えます。

(2) 医道論(道徳論)タイプ――明治後期―医学成功者―説教

その後、日本で医学部という制度が定着し、東大医学部出身者が医学部教員になって医学が日本のなかで再生産される時代になると、「医学哲学」として、医師には「医道」が必要だという議論が出てきます。漢方の時代には医そのものが「医師」であり「道」ですから、医師に医道が必要だという議論がされたことはなかったのですが、この時代には、医道を身につけていない、わきまえていない医師が存在していることが指摘され、日本の医学で初めての医道論が出てくるのです。

明治中期以降、この「医道論」が出てくる背景には、この時代に出てきた「医弊《いへい》」という言葉で表現された「医師批判・医療批判」があります。

「医弊」とは「医業の弊風」つまり「退廃した医療、または、その医療による害」のことを指し、現代なら「医療被害を生み出す医療」という意味になるかもしれませんが、この時代は、「(仁術ではなく)金儲け中心の医療、悪徳医療」＝「医弊」として、「金儲け・悪徳医師」を批判する言葉として使われました。

江戸時代にも「藪《やぶ》医者」や「葛根湯《かっこんとう》医者」という言葉があり、川柳などでは「医師批判」が定番ネタになっていたように、個別医師の素質・才能・知識を批判する医師批判は市中にはいくらでもありました。しかし、明治中期に現れた「医弊(医師批判)」は、人々の声を代弁する形で近代国家が開発したマスメディアによるものであったことと、批判する人のなかには、医学・医療・医学教育に熟知した医師・医学者がいたことが特徴です。

その医師による医学・医療批判の代表は、医師であり文筆家でもあった長尾折三が、煙雨楼主人というペンネームで書いた書『噫《ああ》医弊』(吐鳳堂、一九〇九年)であり、これが「医弊」という言葉を広く知らしめたものとされています。『噫医弊』は、医師への批判・不満を単に書き綴った批判本ではなく、一定の立場から、論理的に議論された医学・医療批判の書であり、ある意味では当時の医学哲学的批判論文とも言うことのできるものです。

この書は、「医制」以前の医療・医師の状況と比較して、現在の医師たちが、医師本来の人を救うという職業任務を忘れ、「医業＝商業」観にたって、暴利貪欲に飽くことない、金儲け本位の医療を行なっていると指摘します。その「医弊」が出現した原因を、明治維新以降、医家(医師)のうちの「大なる者」は政治に走り医療から離れ、医家のうちの「小なる者」だけが医師として医療現場に残って、医師全体の質が落ちたことに求め、さらに、最初の唯一の医師教育機関であった大学東校《とうこう》(東大医学部)の医学教育が「物質的技術者」養成に徹し、仁術や倫理学などの医道教育を行なわなかったことも原因の一つであると指摘します。

この書が出版されると、初版はあっというまに売り切れ、直ちに第二版が増刷りされたこと、購買者の多くが医師だったことなどがエピソードとして残っています。ところがこの書は、日本の医学史ではほとんど無視されてきており、医学哲学的書物としても扱われていません。無視された理由は、在野の医師である長尾が〔長尾は東大出身ではない〕、日本の医学の権威である東大医学部の教員構成、研究、さらに医学教育・医師教育を、「医弊」の原因であると指摘し批判した書だからではないかと考えられます。

さて、「医弊」を背景にして出現した「医道」の必要性の主張は、明治後期に医学界で成り上がった人たちが、医師たちに説教する形で行なわれます。その代表者は、富士川游、呉秀三、土肥慶蔵等です。

富士川游は日本医学史のコレクター〔「京都大学附属図書館所蔵　富士川文庫目録」、参照〕として有名な人で、『富士川游著作集』(思文閣出版、一九八〇―八二年)をはじめとする膨大な著作群があります。彼は、医学は歴史的に永続している一つのものであると考え、医学を教えるには医学史が必要だと主張します。一見、日本の医学は明治の「医制」で途絶えているように見えても、実は、江戸時代に「本道」もしくは「医道」と言われた医学が脈々とつづいていて、明治期にそこに近代医学の知識が取り入れられた、と解釈しています。富士川と同じ立場に立つ呉、土肥の三人組は一八九五年に「医史社」をつくり、医学史から学ぶ医学概論を議論します。呉は精神科、土肥は皮膚科の草分けで、二人とも東大医学部教授です。彼らが、「医道論」を、医家の倫理を高めるものとして、医学概論＝医学哲学という形で展開しています。古代から連綿とつづく医学における倫理性を強調して、西洋医学が主張する医学における科学性についてでは、むしろ否定的に見ているようで、それに対置するものとして「東洋思想の重要性」を主張しています。この輸入した西洋医学への東洋思想の強調は、日本の次の世代の医学哲学に大きな影響を与えたようです。

(3) 生物哲学(知識主義)タイプ——大正前期—医学者—サロン的教養

大正前期になると、日本で教育を受けた医学者たちが、生理学や病理学というヨーロッパの学問をベースにして医学哲学を語りはじめます。中川米造は、これを「生物哲学」と定義しました。生物哲学論者で、いちばん有名なのが永井潜ですが、ご存じのとおり永井は、優生学の導入者であり、『医学ト哲学』(吐鳳堂、一九〇八年)を書いています。この著は、近代医学の生理学史と西洋哲学史を並行的に記述しながら、心身関係論を議論し、最後は東洋的な「心身一元論」に結論づけるものです。永井のこの著を含めて生物哲学の彼らの議論に関して興味深い特徴は、近代科学・近代医学の生理学の理論・知識・業績をベースにして議論しながら、東洋思想的発想や仏教思想が出てくることです。

永井潜に加え、橋田邦彦、石川日出鶴丸、馬場和光等が当時の生物哲学を展開しています。当時の近代医学では、生理学が基礎医学の王道(中心学問)で、日本の生物哲学は、東大(東京帝大)医学部生理学教室を拠点にして展開されます。永井潜が生理学教室第二代教授で、敗戦時の文部大臣・橋田邦彦もこの生理学教室の教授を歴任後に文部大臣になっており、馬場和光は、その橋田邦彦に心酔して師事し、戦後も生物哲学に基づく医学解説書など多くの著作を残しています。

石川日出鶴丸は、東大医学部を卒業後、ただちに京大生理学教室に入り、その後ヨーロッパに留学して当時の最先端の近代医学の生理学を学び、帰国後、京大生理学教室の教授になります。彼は、生理学の延長に、東洋医学や浄土真宗の思想を取り入れ、鍼灸医療の近代医学的根拠などを研究し、東洋医学を正当化する生物哲学の議論を展開します。そのため、終戦直後にGHQが鍼灸を全面的に禁止しようとした際に、石川は自分の研究をもって鍼灸の科学性が証明できているという鍼灸許可の建白書をGHQに提出しています。金沢大学医学部教授・石川太刀雄は、日出鶴丸の息子です。太刀雄は京大病理学教室に入り、そこから七三一部隊に病理学者として関与するのですが、戦後は、父親の東洋医学の発想と鍼灸医療の近代医学的研究を引き継ぐ形で、鍼灸医療(東洋医学)の生理学的研究を行ないます。

このように、生物哲学の彼らは、最先端の生理学（または病理学）をベースに、そこに「心身一元論」や「気」といった独自の概念を導入して、書き替えを行ないます。ヨーロッパの学問を真っ当に勉強したうえで、しかしそれを自分なりに東洋的発想で解釈する、つまり、近代医学を「和魂洋才」で受けとめている感じもします。この東洋的発想を強調する生物哲学の彼らが、後に日本の「医学ファシズム」のイデオローグになっていくわけです。

（4）医哲学（形而上学）タイプ――昭和前期（―一九五〇年）―医療従事者―哲学

次の時代には、大正ロマンのなかで育って素養を身につけた医者たちのなかから、自分で「医学概論」を語り始める人たちが出てきます。久賀路石『医の哲学的研究』（博文館、一九四一年）等です。

もう一つの傾向として、ファシズム期にあって「国策医学推進派」と言われる人たちが現れます。医学は国家のためにあり、国策を推進しなければならない、と堂々と医学理論として語ります。その代表は前述の生物哲学の橋田邦彦で、一九三八年に「医育刷新委員会」（一九四二年に「医育刷新協議会」（会長：橋田邦彦文部大臣）となる）が設立されます。そこで国家の役に立つ医師養成カリキュラムが作成され、そのときに「医学概論」が語られます。これは、国家に役に立つ医学の、その医学に役に立つ哲学としての「医学概論」であり、いちばん有名なのが橋田邦彦の「格医」論です。「格」は、正すとか、至るとか、究めるという意味で使われる言葉ですが、橋田の「格医」とは、「「醫」といふものの中にある正しからざるものを取除いて、或はそれを転換させて、……正しいものばかりにする」ことを意味し、「格医」論は、医道を理解し医道を行なう医師を育てることが「医育の刷新（＝医学教育の改革）」として求められるとする議論です〔橋田邦彦「格醫」、『醫事公論』一四八四号、一九四一年、参照〕。

このような二つの傾向がはっきりと現れた時代に、澤瀉久敬は大阪帝国大学医学部で「医学概論」の講義を始めます。

（5）社会医学（社会学）タイプ——昭和後期—市民—健康要求

敗戦後、日本の医学界に戦争に加担したことへの反省がなかったことは問題ですが、ともかく戦後に新しい「医学概論」の語りが出てきます。市民に向けて社会的な医療を志向する「医学概論」です。それを支えたのは、マルクス主義に影響された「社会医学」関係の人たちでした。

宮本忍は、戦前に『社会医学』（三笠書房、一九三六年）を書いていましたが、戦後には、戦前と戦後の医学のあり方の違いを強調し、『医学思想史』全三巻（勁草書房、一九七一―七五年）等を書きます。最近亡くなった川上武は、武谷三男の科学論〔いわゆる武谷技術論〕をベースにして、医学史から医療制度論まで論じ、日本共産党系の民医連等の「医学哲学」の理論的指導者としての役割も担います。

中川米造は、澤瀉の後継者として大阪大学医学部で「医学概論」を講じて、澤瀉医学概論にはなかった、歴史性（医学史）と社会性（社会科学）を自分の医学概論に加えますが、その当初に援用された医学史と社会科学には、強くマルクス主義の影響が見られます。

近代医学と漢方医学を、両方とも科学性が不足している・欠如していると批判した高橋晄正も『現代医学概論』（東京大学出版会、一九六七年）を書いています。この医学概論のなかで高橋晄正は、武谷の理論〔いわゆる武谷三段階論〕を援用して議論していますが、後に武谷の信奉者からは、高橋は武谷理論の解釈が間違っていると批判されています。一九六〇年代末に高橋晄正は「反日共」といわれた人たちと「共闘」していますので、日共系の武谷シンパから批判されたという側面もあるようです。

この時代に、「社会医学」またはマルクス主義の影響から離れて書かれた医学概論、つまり、この時代性からは例外的な医学概論を書いた人物を二人挙げておきます。

一人は秋元寿恵夫です。秋元は東大医学部出身の血液の専門家で、戦時中は七三一部隊に行って血清学の研究をしていました。彼は、それほど手を汚していないこともあってか、戦後に七三一部隊の体験を告白し反省し、自らは医学研究からも臨床からも離れます。保健所や衛生研究所の仕事に就きながら翻訳の仕事を行ない、ローザ・ルクセンブルク『獄中からの手紙』(原著一九二九年。岩波文庫、一九八二年)の翻訳をはじめ多彩な著作活動をしました。その秋元が戦後すぐに出版した著作に『医学概論――病むとはいかなることか』(学芸新書、河出書房、一九五二年)があります。これは、近代医学思想の歴史と、疫学や心身医学やアレルギー学などの最先端の医学の問題意識を取り上げ紹介し、人間の病気の社会性を指摘し、その病気を治す医療に、強い社会性を求めるものになっています。つまり、医師に、これまで要求されたヒューマニズムに加え、哲学的素養と社会科学的素養を要求する医学概論になっています。ただ、この書では七三一部隊の人体実験、ナチス医学の人体実験に関しても、また、自分と七三一部隊との関わりに関しても、まったく触れられていないのです。秋元が七三一部隊と自分の関わりを医学論として著すのは、それから三〇年後の一九八三年出版の『医の倫理を問う――第七三一部隊での体験から』(勁草書房)においてです。

もう一人が、川喜田愛郎です。細菌学が専門の医学研究者ですが、近代医学史研究でも著名な人で、『近代医学の史的基盤』全二巻(岩波書店、一九七七年)という膨大な資料を基にした医学史(医学理論史)研究の大作があります。彼は『医学概論』(真興交易医書出版部、一九八二年、ちくま学芸文庫、二〇一二年)をはじめ何冊か「医学概論」的な著作を書いていますが、彼の医学史的考察と「医学概論」的認識の間には落差があります。というのは、川喜田の医学概論は、素朴で普遍的な、ある意味では歴史を超越したヒューマニズムを措定して、それに基づいた医療行為を医師(医療者)に求める哲学的医学概論になっており、彼の医学史的知識と歴史的認識と緻密な理論が、彼の医学概論には、あまり反映されていないように見えるからです(⇒本書、一〇一一九頁)。

三　ファシズムと医学

このような日本の「医学概論(医学哲学)」の歴史のなかで、では澤瀉が『医学概論』を書いた時代の日本の医師たちのエートスおよび医学思想はどうだったのか。

実は日本の医学・医師のエートスが大きく変わっていった時期が一九三〇年代でした。日中戦争の時代ですから、医師たちは軍医にとられて町から医者がいなくなり、次いで軍医も枯渇し始めます。軍は軍医確保のために医師養成増加を文部省に要求します。そこで、従来の医学部と医学専門学校(医専)に加えて、各大学に附属臨時医学専門部(臨時医専)が軍医養成のためにつくられることになり、一気に医師の大量生産が始まります。同時に、医師を大量につくるために、在学中の医学生の徴兵はさらに延期され、その医学生に対する医学教育は年期短縮されます。一方で、医学教育のなかに道徳教育や軍事教育が組み込まれ、先ほどお話しした橋田邦彦会長の「医育刷新協議会」が国策医学推進の医学教育を主導していきます。

橋田の理論は、根本のところで医学の科学性を否定しています。橋田は、彼の創出した「全機性医学」の淵源を道元『正法眼蔵』(水野弥穂子校注、全四巻、岩波文庫、一九九〇―九三年)に求めていますが、当時、日本の医学者は、西洋から取り入れた科学や学問は上澄みに過ぎず、日本の伝統のなかに取り込むためにこれを練り直さなければならないと一様に思っていたふしがあります。橋田は、生理学を研究しつつ、それを「全機性」という明確な心身一元論で解釈し直していますが、結局のところ彼の提唱する「全機性医学」は「国家医学」で、彼の医学概論は国家のために役に立つ医学が必要だと言います。富士川游も「全機性」とまでは言いませんが「医学は日本伝統の芸術だ」と言い出します。

橋田や富士川の発言が医師教育に使われると、開業医に向かって利己主義を捨てなさいというメッセージにもなります。日本医師会は、戦時下の一九四三年に解散させられ、国家主導で「新生日本医師会」がつくられますが、もともと日本医師会は、そのルーツにはいくつかの団体があるものの、一九〇六年に内務省令の医師会規則によってできたもので、ヨーロッパの医師団体のような自律的な専門職集団ではなく、国家によってつくられた組織でした。ですから、医師会をとおして容易に国策運動が始められ、「医道精神作興運動」が広がっていきます。終戦直前の医師会会合では、医師会会長はカーキ色の国防服を着用して、全員がまず皇居遥拝をしてから、会議や学会が開かれるという状況でした。こうしたなかで、滅私奉公道徳主義の国策医学教育が、科学(近代医学)と哲学の結合たる「日本主義」という理念に裏打ちされて推進されていきます。そのイデオローグたちのメッカと言われたのが東大医学部生理学教室です。生理学教室第二代教授の永井潜は、日本民族衛生学会をつくって優生学を導入し、これが一九四〇年の国民優生法制定につながります。次の教授の橋田邦彦は文部大臣として、同じ東大医学部出身の小泉親彦は厚生大臣として、近衛・東條内閣に入り、敗戦時には、二人とも戦犯訴追を恐れて自決しました。

国策医学の究極の形態が、「日本医療団」構想です。これは、開業医制を中心とする医療制度を根本的に否定して、すべての医師を国家に従属させることを目指したものです。民間病院を国家管理化し、在野の開業医を国家公務員化して、公立病院に従属させようとしました。一九四二年、小泉親彦厚生大臣の下でこの「日本医療団」を規定する「国民医療法」が成立し、まず民間の大病院の国営化が進められますが、次の段階に入る前に敗戦となりました。この開業医(制度)撲滅計画に対する開業医たちの恐怖は、戦後も、開業医中心の日本医師会の厚生省への怨念となって残ります。戦後長く日本医師会会長(一九五七—八二年)を務めた武見太郎は、医師優遇税制を変えようとしたり、「医療費削減」を主張する厚生官僚には、「赤色官僚」という言葉で批判しつづけました。「赤色官僚」という言葉はこの怨念を引き継いでの言葉だったのではないかと思われます。

国家総力戦体制の構築過程で、国民健康保険法(一九三八年)、国民医療法(一九四二年)といった法律が公布・施行され、「健民健兵」育成のための監視体制構築(「健民健兵」政策)が目指されると、医学は、「衛生」や「健康」概念を通しての労働者や青少年の身体の管理という形でそこにかかわり、ファシズムに直接的に加担していきます。

さらに、国家の優生政策にも直接的に加担して、永井潜たちが「国民優生法」を成立させます。この優生政策の実行面では、優生学的視点から「癩病(ハンセン病)撲滅」を主張し、光田健輔たちは、患者を隔離して、遺伝病ではないハンセン病(患者)の断種まで行なっています。二〇世紀初頭には、ハンセン病は感染力の弱い感染症であることが国際的に認められており、一九三〇年代に国際連盟はハンセン病治療の脱施設・脱隔離を打ち出しますが、日本の医学はそれらを知っていながら無視して、二〇世紀初頭からハンセン病患者の隔離収容を行ない、一九三〇年代には、国際的動向とは逆に、強制隔離政策を始めています。この日本の医学と国家のハンセン病に対する優生学的隔離収容政策は、戦後も一貫してつづけられ、それが「らい予防法の廃止に関する法律」によって打ち切られるのは、一九九六年のことです。そして、この間、日本のハンセン病医学は、国際的な近代医学の理論・データを無視し、同じように隔離収容の「治療」を行ないつづけ、日本の医学全体としては、そのハンセン病医学の治療を黙認してきました。この意味においては、「医学ファシズム」の思想性は敗戦によって断絶することなく、ずっとつづいていることになります〔藤野豊『日本ファシズムと医療――ハンセン病をめぐる実証的研究』岩波書店、一九九三年、参照〕。

ファシズムの時流のなかでは、ナショナリズム興隆のために、「日本的なもの」が「古き良きもの」として呼び返されることがあります。医学においては、一九三〇年代に、漢方医学が「日本の伝統医学」という形で復興します。先に、「明治の医制と制度的医学」に関して議論しましたが、医制(一八七四年)により、日本の医学は西洋医学(近代医学)のみになり、制度的には「漢方医学」はなくなり、法的には「漢方医」は存在しないことになりました。その制度下での我が国最初の正規医師(開業医資格保持者)数は三万一二六八人、彼らはすべて近代医学の医師(西洋医)であるはずでしたが、正規医師の三分の二が漢方医だったのです〔⇒本書、八二頁〕。このような状況から出発した日本の近代医学では、近代医学の医師免許をもち、近代医学の医療を行なっているとされている医師のなかに、実際は漢方医療を行なっている医師が多数いつづけたのです。

彼らは、法制度上は、医師法や医療法、薬事法、保険関係法などにおいては、近代医学の医師として振る舞い、社会や患者に対しては、法的に存在しない「漢方医」という名称を自称して、実際の臨床においては漢方医療を実践しつづけてきました。そして彼ら漢方医は、公的な漢方医学教育機関が存在しないので、その「漢方医学」を、家族・親族・子弟に私的に伝授したり、研究会などを通じて弟子的後輩に教授したりして、漢方医の育成を行なってきたのです。しかし、その教授を受け漢方医学知識を修得した子弟・弟子が、社会で「漢方医」として医療を行なうには、必ず医師免許が必要になります。漢方医たちは、その子弟・弟子たちに漢方医学を伝授すると同時に、近代医学の医学校に進学し医師免許を取得することを指示し支援する必要があったのです。

漢方医学は、制度としての近代医学のなかに、このように「寄生」とも言える状態で潜在しつづけてきたので、戦前までは、バリバリの近代医学の医師・医学者・研究者のなかでも、ある程度の数の人たちは、家系が「漢方医」であったり、漢方医学を伝授されたり、自分で学んだりして、「漢方医学の素養のある医師」であったのです。このファシズム期の日本の医学の話のなかで名前が出てきている医師のほとんどが、「漢方に素養のある医師」であったと言えます。そして、前述の生物哲学の橋田邦彦にしろ、石川日出鶴丸にしろ、近代医学の生理学を自分流に東洋的発想に切り替えてしまうには、この「漢方医学の素養」が大きく関わったのではないかと思われます(ちなみに、橋田邦彦も石川日出鶴丸も、父親は「漢方医」でした)。

さて、漢方医学復興の話ですが、明治医制以降、潜在を余儀なくされた漢方医学は、これまで、何度か復興運動も試みてすべて失敗に終わっていたのですが、一九三〇年代ファシズム下の、ナショナリズム興隆としての漢方復興運動は大きな流れをつくり出します。

明治以降、近代医学の教育を受けた漢方医によって漢方医学の研究と実践が行なわれてきて、近代医学の理論体系・治療実践と比較する形で漢方医学理論と治療実践を検討することが漢方医学の内部で進んできました。また、これまでは互いに学問的交流がなかった漢方各学派の間で、個人的ではあっても学派を超えて、漢方理論と技術を検討する研究が行なわれるようになってきていました。このことを最もよく表現しているのは、一九二七年に第一巻が刊行された湯本求真の大著『皇漢医学』(湯本四郎右衛門)が、漢方医学内部で復興の道を切り開くものと評価されたことです。湯本求真は、漢方家系の出ではなく、普通の近代医学の医師として開業していましたが、その開業医時代に、娘を疫痢でなくし、娘を助けることのできなかった近代医学に疑問をもち、そこから、漢方医学の研鑽と研究に入ることになったというキャリアをもつ漢方医です。その著『皇漢医学』では、近代医学と漢方医学を理論と実践の両方において比較検討する形で議論がなされていて、かつ、自分の近代医学と漢方医学の治療例から、当時の近代医学ではグランドセオリーと信じられていた細菌病理学説などを無効の理論として批判し、漢方理論の有効性を主張しています。つまり、近代医学によって正当性を担保してもらうような漢方医学ではなく、近代医学とわたりあえて、かつ、近代医学より優秀で有効な医学としての漢方医学を、『皇漢医学』で描こうとしたとも言えるのです。そして、彼が自著に銘した「皇漢医学」とは、漢方医学は中国(漢)医学の日本版ではなく、もはや、日本(皇国)の医学であるという言葉とも受け取れるものでした。

この時代の近代医学の権威たちは、近代医学を自分なりに解釈するのに、漢方医学の素養を援用し、漢方医学に好意的、許容的態度を示すものも多く、さらに医学ファシズムの医学イデオローグたちは、西洋近代医学の科学性を否定し、漢方医学に「仁術」や「滅私奉公」的医療精神を見いだそうとする傾向をもっていました。このように、近代医学体制側の漢方許容度が高かったことも、漢方医学復興運動の背景にあったと言えます。

一九三四年、組織としては相互交流などほとんどなかった漢方の各学派の古方派、折衷派、後世派が、一堂に会して協力し、日本漢方医学会を設立します。この学会は、機関誌『漢方と漢薬』の発行を通して、各学派ごとの漢方医学ではなく、全ての学派を総合する一つの漢方医学をめざすことを示そうとしました。この学会の中心の漢方医たちは、今まで共通または公的な「漢方医学教育機関」がなかったことを反省し、翌一九三五年には、共通の漢方講習会「偕行学苑」を発足させ、さらに一九三七年には、拓殖大学漢方医学講座(講習会)が開講されることになります。これらの漢方医学講習会には多数の聴講生が受講することになり、それを受けて一九四一年には、講習会主催の漢方医たちによって、各学派の共著による教科書『漢方診療の実際』(南山堂)が刊行されることになるのです。

このような漢方医学復興運動には、もう一つの流れが存在しました。それは、漢方医学を通じて、「日華満三国の文化提携を実行していく」東亜医学協会の設立(一九三八年)です。この協会には、先の拓殖大学漢方医学講座の講師たちを中心に、当時の漢方医学を代表する大御所たちが参加し、この協会を通して、日本帝国主義の中国大陸侵略に文化的正当性を与えるべく、「東亜医学運動」を展開し始めたのでした。彼らは、国家(日本帝国主義)が主張する「大東亜共栄圏」の成立には、日華満三国の文化提携が必須の前提であり、その文化提携には「医学医術」の提供が役に立つと論じ、さらに、漢方医学(中国医学)が文化的に支配的な中国に、日本が西洋医学を提供しても、民衆が治療を受けてくれるかは疑問がある、そこで、文化提携の中心は、日本の漢方医学の中国への提供であると論じたのです。

さらにここから、日本の漢方医は、すべて医師免許を保有しているので、「科学の洗礼を経」ているから優秀だとし、この日本の漢方医を中国に送り込み、未だ科学の洗礼をうけていない中国の漢方医を指導すれば、多くの優秀な中国の漢方医を育成できることになり、これこそ文化提携となるであろうと論じ、日本人漢方医の大陸進出事業が画策されます。中国の漢方医(中医)を取り込むことで、中国を文化的に制覇でき、日本を盟主とする大東亜共栄圏(東亜共同体)が成立するだろうという構想です〔愼蒼健「日本漢方医学における自画像の形成と展開――「昭和」漢方と科学の関係」、金森修編著『昭和前期の科学思想史』勁草書房、二〇一一年、参照〕。

この壮大な漢方医派遣計画は途中で挫折しますが、実は澤瀉は、こうした時代の日本の漢方医学を、大塚敬節や細野史郎等から学んでいるのです。澤瀉の『医学概論』第三部で唐突に出てくる漢方医学の理解には、当時のこのような形での漢方医学の復興とその漢方医学のファシズムへの加担という文脈が存在していたと思われます。

敗戦により日本に進駐してきたGHQが、七三一部隊をはじめ日本の医学者への戦争犯罪追及をしなかったために〔⇒本書、一六二、一八八頁〕、日本の医学側からは、ファシズムに加担したことや、生物兵器開発や軍事医学において戦争遂行に協力したこと、被験者を無視した人体実験を繰り返してきたことに、反省の弁は表明されませんでした。小泉親彦と橋田邦彦は官僚としての戦犯訴追を恐れて自殺しますが、GHQが指示した公職追放においても、ファシズム期に活躍した医学者、医学教育者のなかに公職追放になったものはいなかったと言えます。軍医の経歴があった東大教授二人と他にも公職追放になった医学者はいますが、その理由は軍医歴にありました。例外として軍医歴がないにもかかわらず公職追放になった医学者は杉靖三郎です。杉は、橋田邦彦の下で生理学を学んだ後、橋田文部大臣につきしたがって文部省に入ります。公職追放になったのは、橋田の下で文部省の官僚になっていたことが理由とされています。彼は、公職追放の憂き目に遭いますが、すぐに東大に復職、その後東京教育大学教授になって、医学解説書のようなポピュラーな本を書きつづけました。

戦後日本の医学は、ファシズムや戦争に加担したことを否定的には受け取らず、戦前の医学関係者をそのままにし、七三一部隊復員者を歓迎して要職に就かせ、それまで以上に国家と医学の関係を擦り寄らせ、今日まで「発展」しつづけています。この意味においても、戦前の「ファシズム医学」のエートスは基本的に今日までつづいていると言えます。

四　澤瀉久敬と中川米造

大阪帝国大学医学部が一九四一年に「医学概論」講義を設置したのは異例ですが、その理由ははっきりしません。ただ、阪大医学部は遅れてきた医学部で、一九三一(昭和六)年までは府立大阪医科大学でした。帝国大学医学部として出発していません。ただし、阪大には資金はあったようで、若手を留学させて東大閥以外の新しい人たちが育ってきていました。その若い人たちが医学教育の改善を訴え出したのが、ちょうどファシズム国家が医学教育を改善せよと言っていた時期でした。結果として、阪大のレスポンスがずれていたことになります。というのは、東大をはじめ多くの大学が国策に従う医師を養成しようとしたのに対して、阪大は「医学概論」講義、それも、医師でない人間に哲学を語らせる「医学概論」講義をつくったのですから。

澤瀉久敬は、一九四一年から大阪帝国大学医学部で「医学概論」講義を開始します。澤瀉の回想録によると、これは阪大医学部が、「哲学書を読めるように医学生・医師を教育してくれ」として、西洋哲学の概論的講義を「医学概論」講義としてフランス哲学研究者の澤瀉に依頼したものだそうです。講義を引き受けた澤瀉は、医学部での医学生相手の講義ということから、西洋哲学のなかの「科学論」「身体論」「生命論」などをアレンジして講義をしていくのですが、講義が進んでいく過程で、「医学論——医学とは何か」に触れざるをえなくなり、それまでの「科学論」などの議論を総合・統合して自分なりの「医学哲学」の構想を打ち出します〔澤瀉久敬『医学の哲学』誠信書房、一九六四年、二一三—二四〇頁、参照〕。

澤瀉は、講義名であった医学概論を、学問としての医学概論の名前にして、「医学概論とは医学哲学である」と定義します。そして、医学哲学を医学概論という名前で呼ぶことの正統性を、田辺元《はじめ》の「科学概論」に求めます。澤瀉の師でもある哲学者田辺元は、科学哲学を議論した『科学概論』(岩波書店、一九一八年)で、「科学概論=科学哲学」と定義していました。澤瀉は自分の構想した医学哲学を、これにならって医学概論と呼ぶことにした、と語っています〔澤瀉久敬『医学概論　第一部　科学について』創元社、一九四五年、誠信書房、一九六〇年、viii頁、参照〕。

澤瀉に言わせれば、「医学哲学としての医学概論」は、彼が最初の提唱者ということになるのですが、しかし、阪大医学部が澤瀉に「医学概論」講義を要請したときには、すでに、日本の医学界では「医学概論」という用語が一般的に使われており、また一部の医学者には、「医学概論」とは「医学哲学」であるとの考え方もありました。阪大医学部は、最初から「医学哲学としての医学概論」講義を澤瀉に要請したとも考えることができます。

阪大の「医学概論」講義が世の中に知れ渡ると、戦争末期には非難囂々でした。医学教育を短縮して早く医者をつくろうという時代に、わけのわからない哲学の話を医学部でするくらいなら、その分、別な知識を教えることができるはずだ、という批判です。ただ、澤瀉の「医学概論」講義は、当時の阪大医学生には全然理解できなかったのではないかと思います。しかし、若手の教授や医学研究者には澤瀉の講義は受けていたようで、これは、澤瀉が講義した当時のフランス哲学の身体論や科学論が、冒頭に述べたフランスの「哲学者による医学哲学」と通底関係にあり、生理学や病理学の研究者にとっても、馴染みやすいものであったのではないかと思われます。

「医学概論」講義と『医学概論』の出版の関係を調べると、第一部「科学について」(創元社、一九四五年)の基になったのは一九四一—四三年くらいの講義、第二部「生命について」(創元社、一九四九年)は一九四三—四八年くらいの講義です。ただ、第三部「医学について」（東京創元社、一九五九年）は、いつ、どのようなかたちで講義されたものか、資料がなくてよくわかりません。

第三部の構成はバラバラと言ってよく、取ってつけたように「漢方医学」と「社会医学」が一緒に出てきます。澤瀉『医学概論』では、第三部まで、「社会」という概念が前面に出てくることはなかったのですが、第三部の最後に「医療と社会」という節が設けられています。この「社会」についての問題は、第二部の「身体論」でも充分に議論できたはずです。第三部が刊行された一九五〇年代末は、臨床医学が沈黙を保ち、逆に社会医学が盛んになっていた時期です。この時期はまた、日本の医学にアメリカから公衆衛生学がもち込まれ、アメリカから支援を受けています。第三部の「社会」とは、そうした状況に呼応したのかもしれません。

中川米造は京都大学医学部の学生時代に『医学概論』第一部を読んで感銘を受けて、京都の澤瀉の自宅に押しかけたそうです。以後個人的に澤瀉に師事しますが、京大医学部を卒業して耳鼻科の医師になり、耳鼻科の研究論文を書いて医学博士号を取っています。

その後中川は、澤瀉の後継の「医学概論」の講師として大阪大学医学部に呼ばれます。澤瀉の大学院での「医学概論」講義の一部を中川が「特殊講義」として受けもつことになります。阪大に赴任した一九五三年からの講義テーマを見ていくと、「神経学の論理」（一九五三年）、「形態学の論理の研究」（一九五四年）、「機能学の理論構成」（一九五五年）、「病者論」（一九五六年）、「医師論」（一九五七年）、「社会医学の基礎問題の研究」（一九五八年）、「健康の科学としての医学理論」（一九五九年）、「理論生物学」（一九六〇年）、「医学思想史」（一九六一年・六二年）となっています。一九六三年以降、大学院での「医学概論」講義は廃止されますが、この時期から中川は、澤瀉の理論を使いながら、自分の医学理論をつくっていきます。このなかの一部、「病者論」や「医師論」は後に著書（中川米造『医学概論講座　医療行為の論理』医療図書出版社、一九八〇年）のなかに組み込まれていますが、「神経学の論理」や「形態学の論理の研究」は、どんな講義だったのかわかりません。一九五六年から「病者論」、「医師論」、「社会医学の基礎問題の研究」とつづきますが、このときには衛生学の丸山博の影響が多分にあって、この辺りから中川の理論は澤瀉のそれとは違った方向に向かっていきます。

中川が澤瀉の「医学概論」をストレートに受け取れなかったのは、「医学」と「医療」の関係性についての根本的な認識の違いが大きかったのだと思います。澤瀉の「医学概論」では、「医学」の知識体系がまずあって、その実践が「医療」であるという構図をとっています。ところが、中川は、先に「医療」があって、「医学」はその「医療」を効率よく実践するために意図的に編集された知識体系だと捉えるのです。「医療」は人類の歴史とともに古く、連綿とつづいているのに対して、「医学」は時代とともに変化していると考えます。「はじめに医療ありき」という認識を立て、その観点から現在の近代医学を相対化または批判できると考えました。ただし中川にとって、元型(アーキタイプ)としての「医療」は、人々を解放するものとして原理的に存在し、批判の対象にはなりません。あくまで近代医学にリードされた「医療」に問題があると考えるのです(私自身は、どんな医療であろうと、ある部分においては人間を逆に疎外することがありうると考えていますので、その点で中川とは立場が異なります)。

中川は、近代の「人権」概念を澤瀉経由でもう一度ヨーロッパに求め、その「人権」概念をもって近代医学、近代医療の批判を行ないました。自分たちの「医療」や「医学」も文化的、社会的に規定されているという点を押さえながら、しかし、近代の「人権」概念は相対化できなかったようです。ですから近代主義的な「人間の主体性」や「人権」を重視する人たちには、中川の議論は受けましたが、近代的な「主体性」それ自体が歴史的な構築物であるという立場からの批判には、たぶん耐えられないのではないかと思います。ただ、医学・医療においては無視されていた医療における近代の「主体」、「人権」概念を、アメリカの医療倫理出現より前から先取りして、自らの「医学概論」の基礎に据えた点は、当時の日本の医学界のなかでは一人突出して先駆的であったと評価できると思います。

II　人はなぜ、どのように治るのか

一　ケサリードの話

まず、「ケサリード」の話をしようと思います。これは、カナダのバンクーバー地域の先住民族、クワキウトル・インディアンの医療者《メディシンマン》でもある呪術師《シャーマン》の話です。フランツ・ボアズによって記録されたクワキウトル・インディアンの自伝の断片のテキストを、レヴィ＝ストロースが要約して議論した論文「呪術師とその呪術」(田島節夫訳)に出てくる一人の呪術師が、ケサリードです〔クロード・レヴィ＝ストロース『構造人類学』原著一九五八年。荒川幾男、生松敬三ほか訳、みすず書房、一九七二年、一八三―二〇四頁、参照〕。

レヴィ＝ストロースによる、ケサリードの話とは、次のようなものです。

ケサリードという青年は、呪術師の力など信じていなくて、それはトリックだと思っていました。彼は、その呪術師のトリックを暴きたいという好奇心と願望で、呪術師グループに弟子入りします。弟子になったケサリードは、呪術師たちの秘密の治療技術を伝授されます。最初に伝授された治療技術は、レヴィ＝ストロースの解釈によると「無言劇と奇術と経験的知識の奇妙な混合」だったといいます。つまり、ほとんどが、ケサリードが事前に思っていたように、トリック(詐術)だったのです。

たとえば、失神を装う術、ヒステリー発作の真似、呪文歌の習得、自ら吐いてみせる技術。聴診や助産術に関するかなり的確な概念も教えられます。また、「夢みる人」というスパイの利用法も伝授されました。この「夢みる人」の仕事は、人々の私的会話を盗み聞いて、誰かがかかっている病気の原因や症候についての何ほどかの情報を密かに呪術師に伝えることです。これらの技術のなかで、最も重要なテクニックが綿毛の小房の使用でした。これは、治療する呪術師が綿毛の小房を前もって口の隅に隠しておき、治療の潮時になったら、自分の舌を噛むか歯茎の血を出すかして、この綿毛の小房を血まみれにして虫のような形にして口から吐き出し、おごそかに、それを病人と居並ぶ人たちに見せて、「これが、彼の吸い出しとその他の操作によって患者の身体から追い出された病原体だ」と言うのです。

最初に伝授された呪術師の治療技術が、やはりトリックだったと確信したケサリードは、もっとすごいトリック技術があるのだろうと、それを知りたくて弟子をつづけるのですが、その頃になると、ケサリードは周囲から呪術師の仲間になったと見なされていて、ある日、ある家族から、ケサリードが救い主であるという夢を見たからと、名指しで病人の治療を依頼されます。このケサリードの最初の治療は大成功を収め、これ以降ケサリードは、同じような多くの治療に成功し、呪術師として有名になっていくのです。しかし、ケサリードは自分が行なう治療技術はトリックであると思っており、病人が治ったのは、「病人は、私のことでみた夢を固く信じていたからだ」と、病人の心理的理由によるものと解釈していました。

呪術師として有名になったケサリードは、あるとき、近隣のコスキモー・インディアンの村を訪れ、そこの呪術師の治療を目撃する機会があり、その呪術師たちの治療に驚きます。というのは、そこの呪術師の治療は、あまりにもレベルが低いトリックだったからです。たとえば、ケサリードたちが口から血みどろの虫を病気だとして吐き出す治療に対して、コスキモーの呪術師は、たんに口から唾を出してそれを病気の原因だと称するのです。このコスキモーの呪術師の治療は、上手くいかず、病人は回復しなかったので、ケサリードは、頼み込んで、自分の治療法——ケサリードたちのトリックで、治療をさせてもらったところ、この病人は回復したというのでした。

さて、仲間の前で信用を失ったコスキモーの呪術師たちは、秘密の会議を開催し、ケサリードを招聘し、彼ら自身の治療理論や治療技術を打ち明け、ケサリードの治療技術に対して、なぜ、「病気は彼の手につくのか」と質問します。さらにケサリードたちの治療技術の秘密を教えてくれと要望しますが、この要望には、ケサリードは、自分たち呪術師の職業上のきまりを盾にとって、答えることを拒否します。

ケサリードがさらに有名になっていくと、ケサリードの名声に不安を感じた隣の氏族の最も高名な呪術師から呪術比べの挑戦を受けます。幾人もの呪術師が幾人もの病人を対象とする呪術比べでしたが、ここでも、前と同じような筋書きが展開します。他の呪術師が先に治療を行ない、絶望的だと判断した病人に、ケサリードが治療すると、血みどろの虫の吸い出し術によって、病人は回復し、ケサリードが勝利を収めるのでした。

ケサリードはその後も、他のいくつかの呪術師の治療をペテンとして暴露し侮蔑しながら、呪術師としての自分の治療をつづけていきます。しかし、そのようなケサリードにとっても、そのトリックを見破ることができなかった吸い出しで治療する呪術師が、一人だけいたという。ケサリードは、彼こそが本物の呪術師であり、その呪術師が本物であると思う理由は、「彼は、癒してやった人たちが、報酬を支払うことを許さなかったのだ。しかも、実際、私は彼が一度も笑ったのを見たことがない」ことだと語った。ここまでが、ケサリードの呪術師としての経歴の語りです。

レヴィ＝ストロースはこの語りに、以下のような彼自身のコメントを加えています。

本物のシャーマンが存在する。で、彼自身はどうか。物語の終りにきても、それはわからない。しかし彼がその職業を誠実に遂行していること、その成功を誇っていること、また対抗するすべての流派に対して、血まみれの綿毛の技術を熱烈に擁護していることは明らかであり、はじめはあれほど嘲笑していたこの術の欺瞞性のことは、すっかり忘れてしまったかに見えるのである。〔同書、一九六―一九七頁〕

さらに、さまざまな議論を加えたレヴィ＝ストロースのケサリードへのコメントは、この論文の有名な修辞である次の言葉へとつづくのでした。「ケサリードは病気をなおしたから大呪術師になったのではなく、大呪術師になったから病気をなおしたのだ」〔同書、一九八頁〕。

二　呪術医療の可能性

このケサリードの話を聞くと、いろいろ考えることが出てくると思います。まず、皆さんは、科学教育を受けて近代社会のなかに生きている聡明な人たちですから、「呪術で病気が治るのか」と疑問に思うでしょう。この疑問はもっと踏み込めば、そもそも「治る」こと、「治す」こととは何か、という問題にもなります。この話を治療者に焦点を当てれば、治療者は、どのように治療者になるのか。また「治療者の技術」、つまり医学とは何か。あるいは、治療者と患者との関係性とはどのようなものなのか。そして、これらの根本にあるのは、なぜ人は人を治療するのか、という疑問だと思います。

私の「医学概論」は、こうした疑問を社会科学や哲学の方法を使って議論することにあります。「医学概論」を新たに構築するという今回の試みのその礎になるだろうと思い、「人はなぜ、どのように治るのか」という問題を、合理的、論理的に、つまり社会科学的、自然科学的に妥当な範囲で考察したいと思います。

私は近代医学のトレーニングを受けて医師になり、臨床医であった時代もあります。また、私は、呪術医療の弟子としてのトレーニングを受けていた時代もあります。日本ではなく、アフリカのハウザの呪術医と一緒に住まわせてもらい、呪術医療を教えてもらったり、またブラジリアで人気のあった心霊手術の医師〔呪術医と言えます〕にも、そのお手伝いをしながら心霊手術を観察させてもらったりしました。それらの経験を踏まえて、まず、「呪いで人を殺せるか?」という問題を立ててみます。呪いで人を殺せるなら、呪いで人を治せるだろうという議論も成り立つでしょうから。

実際、呪術のなかには、人を呪い殺すものもあれば、人を幸せにして、人を治すものもあります。日本にも、呪術で人を殺す「丑《うし》の刻参り」という習わしというか文化が古くからあります。丑の刻〔今の午前二時頃〕に、神社のご神木に、呪うべき相手に見立てた藁人形を釘で打ちつけるというものです。この丑の刻参り、最近、復興しているようで、ネットでは「丑の刻参りセット」が通販されていますし、神社によっては丑の刻参りで神木が傷つくので、神木に釘が打ち付けられないように対策をしているところもあるようです。

医療人類学では、呪術医療を、「物理的化学的介入ではなく、超越的な力を用いて治療を行なう医療」と定義しています。「超越的な力」とは、近代科学や近代医学が認めない、「神」「悪魔」「霊」「念力」等です。人類学での「シャーマン」の治療、また医療人類学が現代社会のなかに観察する「宗教治療」「手かざし治療」等は、「呪術医療」というカテゴリーで説明できると思います。その意味ではこの「呪術医療」は、現在の近代社会にも存在しています。

ここでは、まず、近代人類学がスタートした頃から注目されていた「ヴードゥー死(Voodoo death)」という概念を見てみましょう。

カリブ海諸島では、西アフリカから奴隷として連れて来られた人たちがアフリカの土着の宗教をもってきて、カリブ海領域でキリスト教と習合する形で独自の宗教として発展させました。それらの宗教がヴードゥー教と呼ばれます。人類学では、呪術で人を殺す行為、もしくは呪術で人が死ぬことを、カリブ海のこのヴードゥー教の名前から「ヴードゥー死」と呼んでいます。この人類学の「ヴードゥー死」という呼び方は、生ける死体である「ゾンビ」をつくることで有名になったヴードゥー教の呪術を念頭にしての呼称ですが、私に言わせれば、これは差別的なラベリングでもあります。というのは、米国の社会科学者は、「得体の知れないもの」、自分たちから見て「未文化＝野蛮」なものに「ヴードゥー」という接頭語を付けるようで、疑似科学や実証性を欠く科学研究を「ヴードゥー科学(Voodoo Science)」と呼んだりすることが多いからです。

とにかく、人類学の出発時から、「呪術で人が死ぬこと」への関心と観察の眼が、人類学者の間に広く存在しており、「ヴードゥー死」は一つのテーマになっていたと言えます。一九〇〇年代くらいから、「ヴードゥー死」があると言われている場所に、近代医学のトレーニングを受けた医師たちが入っていきます。医師たちがその人たちの生活空間のなかに入り込んで診療していると、近代医学では理解できない「原因不明の死」の症例に出会い、その医学的記録を残します。

たとえば、一九二〇年代にオーストラリアのアボリジニの診療所で働いていた医師バセドウによって書き残された「ヴードゥー死」の記述は次のようなものです。

何らかの敵に骨抜きにされたと自覚した者は、実に悲惨なようすである。ぎょっとして立ちすくみ、視線はあらぬ方向を見つめ、体に流れこんできていると想像している致死的な媒体を防ぐかのように腕をもちあげる。顔面は蒼白になって目はうつろになり、顔の表情は恐ろしさで歪んでしまう。金切り声をあげようとするが、声はたいてい喉でつまってしまって、口に泡が見えるだけである。身体は震えだし、筋が不随意に動きだす。あおむけに地面に倒れ、しばらくは気絶したかのようにみえるが、すぐに断末魔の苦痛にのたうちはじめ、手で顔を覆ってうめきだす。しばらくすると、とても落ち着いたように自分の小屋に這っていく。このとき以後、彼は病気になって心身をすり減らし、食べることを拒絶し、部族の日常行事からはなれる。呪医のナンガリの手によってなされる、まじないを解くような助けがない限り、死は間違いなく短期間でやってくる。好運にも呪医がきた場合は助かる。〔アン・マッケロイ、パトリシア・タウンゼント『医療人類学——世界の健康問題を解き明かす』原著一九八九年。丸井英二監訳、大修館書店、一九九五年、二七四頁〕

詳細な医学的臨床記録や遺体の解剖所見まである「ヴードゥー死」も出てきます。ある医師が残したパプアニューギニアの軍病院に入院した患者のヴードゥー死の臨床記録は次のようなものです。

患者が病院に入院したとき、自分はタブーを冒したから魔法の犠牲になったと説明した。部族では村八分にされ、親族からも完全に避けられ無視された。入院の時には重症にはみえなかったが、明らかに抑うつ状態で無気力であった。食事を拒んで水分すら口にしようとせず、ベッドのなかで身動きひとつしなかった。脈拍は六五で、血圧がわずかに上昇していた。部族では健康を回復できるとみなされている飲み薬を、医師は入手することができた。患者はいくつかを調合したものを飲んだが、最後には受けつけなくなった。

数日のうちに、ますます無気力でふさぎこみ、ほとんど動かなくなっていった。皮膚と口腔は乾燥し、尿比重は著しく高く、便通もなくなった。ペニシリン、ヒ素剤、ジギタリスは受けつけた。親族の見舞いはなく、彼もほかの患者にまったく興味を示さなかった。そして入院後九日目に死亡した。死体解剖では、肝硬変、脾臓の腫脹、広範な動脈硬化がみつかった。脾臓、腎臓、膵臓、肝臓に障害がみられたが、直接の死因ははっきりしなかった。医師は、死因は水分を自ら拒絶したことによる自殺であると判断した。しかし、部族のものは、彼の死はタブーを冒したためだと信じていた。〔同書、二七四―二七五頁〕

ヴードゥー死に着目していた人類学者は、これらの医学的記録を通して、「近代医学の医師が観察したヴードゥー死」と出会うことになるのです。そして人類学者が、近代医学の医師たちが記録したヴードゥー死を、資料として取り集め、ヴードゥー死が存在するのだと報告する。そうすると今度は、この人類学者のヴードゥー死の報告に興味をもった医学者たちが出てきます。そのヴードゥー死を医学的に説明してみようと思った医学者たちです。そのような医学者のなかで最も有名なのはキャノンです。「ストレス学説」ではセリエが有名ですが〔⇒本書、一二一―一四頁〕、キャノンもまた「ストレス学説」を打ち出した一人とされており、「キャノン＝セリエのストレス説」と紹介されることもあります。

「生物医学(Biomedicine)」が中心理論(パラダイム)である近代医学においては、一九四〇年代くらいまでは、「心身二元論」が支配的でした。心の動きや心に対する刺激は、身体とは関係がない、つまり心と身体はつながっていないと考える「心身二元論」が当たり前でした。これに対してキャノンたちは、心と身体はつながっているという「心身相関」を医学的に明らかにしようと研究していました。一九四二年、キャノンは、「ヴードゥー死の報告」を研究材料として、ヴードゥー死の存在(real)を、「ストレス理論」で説明できるという論文を発表します〔Walter B. Cannon, "'Voodoo' Death," *American Anthropologist*, 44(2), 1942〕。キャノンは、呪術による死の犠牲者に、速くて弱い脈、冷たく湿った皮膚などのショック症状が観察されることから、恐怖のためにエピネフリンが過剰に誘導され、それが交感神経に作動して、ショック状態が引き起こされたのだとし、呪術による死を、過剰な情緒による自律神経系の反応として説明しようとします。つまり、ヴードゥー死は実際ある(real)として、その原因は、「呪術をかけられたから死ぬしかない」という、疑う余地のない抑圧された恐怖による感情的ストレスによって引き起こされたショック状態からの死であるというのです。キャノンの議論には、「ヴードゥー死」から自分の理論の正当性をつくって、その理論で「ヴードゥー死」を証明するというトートロジー的な傾向もありますが、ともかくこうして「ヴードゥー死」の存在を医学的に説明することができるとしたのです。キャノン以外にも多くの医学者が、ヴードゥー死の医学的説明に挑戦しますが、現在まで、ヴードゥー死を近代医学の理論で完全に証明できたかというと、いろいろな意見があります。

キャノンの論文が出ると、人類学でもヴードゥー死をストレス学説で見てみようとする視点が出てきて、その視点からのヴードゥー死の記述が人類学のなかに出てきます。先ほどのケサリードの話を紹介したレヴィ-ストロースの論文「呪術師とその呪術」は、「まじないや呪詛によって実際に人が死ぬという事例は、世界の多くの地域から報告されているが、このような死がどのような心理・生理的メカニズムによって起るかは、カノン〔キャノン〕の業績によって、前よりもはっきりとわかるようになった」という文章から始まるもので、この文章につづけてレヴィ-ストロースは、「まだ生きている権利と義務の主体であった彼は、すでに死者であること、恐怖と儀礼と禁忌の対象であることを宣告され、その力に屈するのである」、すなわち自分は呪術をかけられたと認識することによって、その精神的ストレスによるショックで死んでいくのであるというキャノンの理論を紹介し、自分の理論に援用しています(レヴィ-ストロース、前掲書、一八三―一八四頁)。

呪術による精神的ショック、あるいはそれに近いもので人間は死ぬとすれば、逆向きに、呪術でポジティヴなショックを与えて病気を治すこともできることになります。現在の近代医学においても、キャノンたちの研究以降、精神的なショックで身体的な変調を起こすこと(心身相関)は認められていますし、心と身体の相関性によっておきる病気には、「心身症(PSD: psycho somatic disease)」という概念がつくられています。また、これら心身症に対して、心に働きかけること(心理療法)で治ることも明らかにされています。

三　プラシーボの(再)発見

ちょうどキャノンやセリエが自律神経をベースにした心身相関の研究を始めた一九五〇年代に、「プラシーボ(Placebo)」(プラセーボ)と言われるものが医学のなかで「再発見」されます(⇒本書、二七九―二八三頁)。

医学的、薬理学的に、薬効のない薬や物質を投与すると、症状・疾患症状が改善する現象を「プラシーボ現象」と言います。そのような現象が引き起こされると「プラシーボ効果」があったと言い、その際に投与される薬が「プラシーボ(薬)」と呼ばれます。プラシーボは、語源的には、ラテン語で〈I will please〉、つまり「私は満足する」の意とされていて、また「感謝の祈り」という意味があるという説もあります。

お腹が痛いというときに、腹痛を抑える効果のないもの、たとえば歯磨粉を「薬だよ」と言って与えると、その症状が治ってしまう。このような現象を医者たちは知っていて、多くの医者は、機会があればそれを利用していました。つまり、近代医学の臨床でもプラシーボ(薬)は使います。いや、「最近まで、多くの医者が使っていた」というのが正確でしょう。たとえば、何度も鎮痛剤を要求する患者に、「痛み止めの薬」と言って薬理学的に鎮痛効果のない「乳糖」を投与したり、「鎮痛薬の注射」と言って、生理的食塩水を筋肉注射することなどは、日常的に見られた「治療行為」でした。患者はそれでたいてい「楽になりました」と言います。しかし、近代医学は、乳糖にも生理的食塩水にも鎮痛効果を認めませんし、そのような治療行為は表向きは認めていません。プラシーボ現象やプラシーボ効果など存在しないとして、プラシーボ(薬)は、まやかしの薬(偽薬)という意味で使われていました。そして、代替医療や漢方医療が何らかの治療効果を示すと、「それはプラシーボだ」と批判していました。

近代医学が治療結果から数学的に治療効果判定を始めたのは、フランスのルイたちからで、一九世紀後半とされています。その後、統計学が発達し、薬効判定に統計学の手法を使用してみると、薬を投与しなくても病気が治ること

（プラシーボ現象）に薬理学の人たちが気づき出します。一九五〇年代からは、薬理学での薬効判定ではプラシーボ効果が存在することを前提として効果判定するようになりました。

その考え方を簡単に説明します。ここに頭痛の人が一〇〇人いるとします。その人たちに頭痛薬を与えると、七五人が治り、二五人は治らなかった。その場合、この薬の効果を七五％とするのが、一九四〇年代まで近代医学でやっていた効果判定法です。では、一九五〇年代以降の薬理学での薬効判定ではどのようにするのか。二〇〇人の頭痛の患者を、一〇〇人ずつ二つのグループに分けます。一方のグループには頭痛薬Aを与え、もう一方のグループには砂糖のような薬効がまったくないプラシーボ（偽薬）Bを与える。このようにして、たとえば、Aを与えた一〇〇人中七五人が治った。一方プラシーボBを与えたほうも一〇〇人中七五人が治ったとします。この場合、頭痛薬Aで治った人の数は、薬効のないBでも治った人の数と等しいので、Aの薬効はゼロである、ということになります。また、Aを与えた一〇〇人中七五人が治った。プラシーボBを与えたほうは一〇〇人中二五人が治ったとします。この場合、頭痛薬Aで治った七五人から、薬効なしのBで治った数の二五人を引いて、Aでは五〇人治ったと考え、Aの薬効は五〇％であるということになります。

ちなみに、先にお話しした高橋晄正氏は、東大医学部の研究者時代の一九六〇年に、薬の効果判定の研究に参加しますが、そこで行なわれていた効果判定法が、「一〇〇人の患者に薬を〈使いました〉、八〇人〈治りました〉、だから、薬は八〇％〈効きました〉」というような方法だったので、これを「使った、治った、効いたの三タ方法」として非科学的方法と批判します。ここから、彼の「日本の近代医学は科学的でない」とする批判がスタートするのです。欧米の近代医学では一九五〇年代から、治療効果判定では、先ほど述べたプラシーボを前提とした比較法〔それも、「二重目隠し検査」あるいは「二重盲検法」と言われる方法〕が行なわれていたのに、日本の医学では、その考え方も判定法もまったく無視して、一九六〇年代まで、「三タ方法」で効果判定していたのです。

このようにして、統計学の手法が薬効判定に応用されたときに初めて、近代医学はプラシーボ効果を認め始めます。

ところが、薬効判定において認められたプラシーボに関しての議論は、臨床医学においては表だっては認められず、なぜプラシーボで治るのかという研究もなかなか行なわれませんでした。プラシーボのことを臨床現場で議論したり研究したりしたら、自分たちの治療の多くの部分が(他の代替医療と同じように)プラシーボに頼っていたということが、バレてしまうからだったのでしょう。このプラシーボに関する研究が、細々とながら行なわれはじめるのが一九五〇年代後半で、そのマイナーな研究をリードした一人がビーチャーです。H・ビーチャーほか『偽薬効果』(笠原敏雄編、春秋社、二〇〇二年)という本が出ています。ちなみに、ビーチャーはハーヴァード大学麻酔科教授でしたが、ニュルンベルク綱領、ヘルシンキ宣言以降もアメリカの医学は、被験者の同意を得ない人体実験をやりつづけ、その人体実験に基づいた論文を量産してきたことを暴露します。有名な医学雑誌に掲載された医学研究論文を一つ一つチェックして告発しました〔Henry K. Beecher, "Ethics and Clinical Research," *The New England Journal of Medicine*, 274(24), 1966. 星野一正訳、『時の法令』一五六八号、一九八八年〕。そのせいで、医学界から危うく放逐になりそうでしたが、ちょうど近代医療倫理の流れが立ち上がってきていて、医学界の内外からサポーターがたくさん出現し、医学研究における人体実験の告発をした医師として医療倫理の歴史に名を残すことになりました。

プラシーボ研究が始まると、別の研究者が、「ノーシーボ(Nocebo)」という概念を打ち出します。医師が患者に、「この薬は効きますよ」などと患者にとって希望がもてるようなポジティヴなことを言うことで患者が治るのがプラシーボ現象ですが、これとは逆に、患者がネガティヴに感じるようなことを告げると、患者の身体に病的な症状が出現したり、もっている病気の病状が悪化するようなことが起きることがあり、これを「ノーシーボ(現象・効果)」と定義したのです。このノーシーボは、たとえば、「漆性皮膚炎」などで説明できます。漆に接触すると皮膚炎を起こす人がたくさんいます。そういう人たちに漆ではない木の葉っぱをもってきて、「漆だぞ〜」と言って腕になすりつけると、途端に漆性皮膚炎が起きることがあります。また、鯖アレルギー(蕁麻疹《じんましん》)の人に、何か別の魚を食べさせて「あれは鯖だった」と後から言うと、途端に蕁麻疹が出る場合があります。これがノーシーボです。

では、患者がネガティヴに感じるようなこと、たとえば「あなたはがんで、死期が近い」と言うとどうなるか。ある程度状態が良かった患者でも、みるみる状態が悪くなっていき、予想された病状経過より早くがんが進行して死んでしまう。近代医学においても、「経験的」にそう信じられていました。ですから、一九七〇年代まではアメリカでも日本でも、本人には、がんを告知しない医師が圧倒的に多数でした。いまでも、日本では、本人にはがんの告知、とくに余命の告知をしないことがあるのは、こうした「告知＝病状悪化」論という正当化論理があったからです。もちろん、そのような現象(傾向)が統計的に明らかにされているわけではなく、また、その病理的機序の医学的証拠・医学的研究もありませんでした。

このノーシーボ概念を広げていくと、ヴードゥー死も、ノーシーボの極端な例として捉えることができ、さらに「プラシーボ(現象)の一種」としてプラシーボ研究のなかに取り入れられていくことになります。ここにおいてプラシーボの研究は、得体の知れない治療効果の研究から、「心身相関の関係性」の研究へと広がっていきます。

近代医学のプラシーボ研究が進んでいると言いましたが、実は、生物医学偏重の近代医学のなかでは、心身相関を議論するプラシーボ研究は、まだまだ、マイナーで周辺領域の研究と見なされています。では、現在のプラシーボ研究はどこまで進んでいるのか、最近までの研究成果を、かいつまんで紹介しましょう。

まず、どのような人にプラシーボ効果が出やすいか。当初は、信じやすい人、だまされやすい人に効果が出るという「性格依存説」が言われましたが、現在では、プラシーボ効果は、誰にでも起きるとされています。また、プラシーボ効果が起きやすい病気に関しては、ストレス学説での心身症である十二指腸潰瘍や喘息など、心と身体が結びついていることによると言われる病気はもちろんのこと、これら以外の、ほとんどの病気において現れます。がんにもプラシーボ効果が起きるとされています。

プラシーボ研究の成果のなかで、私がいちばん関心をもって見ているのは、プラシーボ効果出現の最大、最強の誘因、刺激は、人間関係だという知見(データ)です。信頼する医者から、この薬は効くと信念をもって言われると、患者はこの薬は効くと信じて、そのとき最大のプラシーボ効果が発現するというのです。プラシーボ効果は、薬を飲めば治るという認知(知識・経験)があって初めて現れる認知の産物であるとも言われていますが、そういう認知以外の「好き」、「頼りたい」という感情の産物でもあると言われています。

プラシーボによる「痛覚消失」も確認されています。「痛いの痛いの飛んでいけ〜」の呪文から、山伏の火渡りまで、身体の痛みを感じさせない効果です。山伏が自分の修行を信じていなければ確実に火の熱さを感じ火傷もしますが、信じていれば熱くないし火傷もしない。同じように、宗教儀礼で自分に鞭打ったり、針を刺したりしても痛みを感じないという例は多くあります。この痛覚消失の研究においては、痛覚刺激をする前に、被験者にモルヒネ類似物質をブロックする薬を飲ませておくと、痛覚刺激をしても、プラシーボ効果としての「痛覚消失」は起きません(痛みを感じて痛がります)。そうすると、生物学的媒体、たとえば脳内ホルモンのような物質が、プラシーボ効果の一部分を担っていると考えられて、ここから脳内ホルモンの研究で有名な、脳─行動─免疫系の相互作用を研究する「精神神経免疫学」の研究に結びついていきます。

社会科学的研究では、プラシーボ効果は文化や集団的信念による効果で、属している文化によってその発現の形態や程度が異なることがわかっています。

薬服用だけでなく、手術という治療でもプラシーボ効果が出ることが報告されています。いまはCTやMRIやエコーでの診断技術が発達しているので、がんの手術の前に全身への転移状態が診断できますが、三〇年前までは、事前に転移などの診断ができないまま手術に踏み切りました。その頃の私の経験ですが、レントゲンや胃カメラで胃がんを確認して、切除術のために開腹したところ、他にも腹腔内転移が見つかり、これでは切除手術してもしようがなく、「試験開腹」と称してそのまま何もせずに開腹したお腹を閉じてしまうということが、ルーティーンの治療としてありました。そのときに「がんは取れました」と言って患者さんを退院させると、その後も長い期間、がんが進行しないで、元気にしている例がありました。このような経験は、多くの外科医がもっているのではないかと思われます。米国で一九七〇年代に狭心症の画期的治療法として開発された「狭心症の内胸動脈結紮術《けっさつ》」は、非常に効果がある治療法(外科手術)として普及するのですが、その後、この治療法を、プラシーボ〔偽手術(sham operation):皮膚を切開して、その後は何もしないで、切開した皮膚の術創を縫って閉じる。手術傷跡は、本当の手術とまったく同じようになる〕を使って「二重目隠し検査」で効果判定したところ、本当の手術もプラシーボ(偽手術)も同様の効果しかないことがわかり、この治療法は使われなくなります。ビーチャーは、この「狭心症の内胸動脈結紮術」の歴史的経過を検討することで、外科手術にもプラシーボ効果があることを議論しています〔ビーチャーほか、前掲書、参照〕。

四　病気の自然史

ある植物の種《しゅ》、たとえば、バラという種《しゅ》の種《たね》を土に植えると、芽が出て、双葉になり、枝が出て、花が咲き、花が落ちて、実がなって、実が落ちて、木は朽ちて、倒れる。バラとは別な種《しゅ》の種《たね》を植えれば、バラとは違った、発芽・発育過程を示しながら生育していき朽ちていきます。このような、植物の、生まれてから死んでいくまでの生物形態の変化過程を「形態の自然経過」と呼びますが、植物には多くの種があり、それらのうちの同じ「種」は同じ「形態の自然経過」をもち、別な「種」は別な「形態の自然経過」をもちます。この考えは、一七世紀の「博物学(植物分類学)」に出現するものですが、これを医学に援用して、「病気の種」の概念と「病気の自然史(Natural History)」概念を提唱したのが英国のシデナムです。それまでの一七世紀までの医学では、体液病理学説の影響もあり、抽象的な大きな病気概念の下に、症候論的にそれぞれの病気が記述されていて、病気の分類学が成立していなかったのです。シデナムは、これに対して、博物学の「種」の概念を取り入れることによって、たとえばマラリアとチフスとがんは別々の「種(病気)」であり、それぞれ「種(病気)」ごとに、別々の「症状の自然経過」をたどるものであるとして、「病気の種」の概念による疾病の分類学を提唱します。これによれば、ある病的症状の詳しい経過観察で、それが何の病気(種としての病名)かの診断が可能になり、その病気(種)の自然経過を知っているので、その診断した病気の予後(自然経過)をも予想でき、どの時点で治療すべきか、または治療すべきでないかの治療判断もできることになります。この分類学的理論の枠組みは、後の近代医学の理論形成過程に大きな影響を与え、今日の近代医学理論は、基本的にはこの「病気＝種」と「種別の自然経過」の概念を踏襲していると言えます。そして、この「種別の自然経過」概念は、今日でも近代医学において、「病気の自然史」という言葉で表現されています。

ところが近代医学は、医療化を推し進めていく過程で、その「病気の自然史」を把握しておきながら、その自然史を無視したり、自然史のあらゆる段階で介入しようとし始めます。放っておけば治ってしまう病気にも医学的介入(治療)をしたり、治療しても治らない病気に治療を行なったりし始め、「病気の自然史」という概念を無意味なものにしてしまうのです。

ここで、「病気の自然史」のパターン、つまり「近代医学が治療的介入をしなかった場合の病気の自然経過」のパターンを、私なりに考え分類してみると次のようになります。

(1) ある種の病気は、圧倒的多数の者を死に至らしめます。つまり完全に個体を死に至らしめる病気があります。ただし、それは病気のなかのほんのわずかの「種」です。

(2) ある種の病気は、障害・変性・変貌を残しながらも、それ以外の部分は、何の治療もしなくても完全に回復します。たとえば、ポリオ(いわゆる小児まひ)はウイルス感染で、神経組織を中心に傷つけます。治療をしなかった場合、死に至ることもありますが、死ななかった場合は、多くは神経麻痺を残しながらも、それ以外の組織・機能は完全に回復します。

(3) 個体を死に至らしめることなく、しかし慢性化する病気もあります。糖尿病や高血圧症では、直接には死に至りませんが、ほかの病気の誘発因子にはなりえます。

(4) 圧倒的に多い病気は、放っておいた場合、免疫抗体や微細病理の変化はあるものの、臨床的には完全に回復する病気です。典型的なのは風邪です。ウイルス感染症である風邪の九〇%以上は、何の治療も行なわなくとも二週間ほどで治りますが、近代医学はそれを治療しています。

若い頃、アルバイト先の診療所の外来で、風邪の患者さんが来ると、「風邪は家に帰って寝ていれば二週間で完全に治ります。医者の薬を飲んで治療すると一四日かかります。どちらを取りますか」と説明しました。「やっぱり薬をください」と言う人も結構いましたが、薬を出さなかったからか、その診療所のアルバイトはクビになりました。ともかく、ほとんどの病気は、治療しなくとも、自然経過として自然に治ります。

現代でも、この自然経過としての自然治癒に着目した有名な医者がいました。『ニュー・イングランド・ジャーナル・オブ・メディシン（*The New England Journal of Medicine*）』という世界最高とされる医学雑誌のエディターを長く務めたインゲルフィンガーです。ボストン大学医学部の臨床の教授でもあったインゲルフィンガーは、この雑誌のエディトリアルに、次のような文章を載せています。

我々〔近代医学の医療〕が治療している患者のうち八〇%は、放っておいても自然に治ってしまう病気〔患者〕である。これを治療しているのだが、病気自体は、治療によって良くも悪くもなるわけでなく〔治療と関係なく〕、自然経過として治っていっている。一〇―一一%の病気〔患者〕は放っておいては治らない病気〔患者〕を治療している。残りの九―一〇%の病気〔患者〕は、放っておけば治るはずの病気〔患者〕を、治療するためにかえって悪くしているのである。だから、〔二番めと三番めの功罪を相殺すれば〕近代医学の効用は、せいぜい二%ということになる。

〔F. J. Ingelfinger, "Health: A Matter of Statistics or Feeling?" *N Engl J Med*, 296(8), 1977〕

医療化が進んで何でも治療してしまう現代医学で、彼自身も実証的なデータがあったわけではなく、経験的にこう述べたのですが、このエディトリアルに対するレスポンスがおもしろかった。有名な臨床家たちがインゲルフィンガーの説に賛同の声を寄せたのです。

では、がんの自然治癒はあるでしょうか。近代医学では、がんは「悪性新生物」の一種とされ、医学でいう「悪性」とは、「疾患の予後が不良なこと」、つまり、死に至る病いという意味で使われます。医学的には、がんの自然史は、無限の自己増殖を繰り返し、最終的には宿主(病人)を死に追いやる形で終焉するとされています。ですから、がんと診断した以上は、放っておくことは倫理的に問題があることになり、治療しなければなりません。しかし昔から宗教的理由等で治療を拒否される方はおられます。私の短い外科医の時代にも、そういう方が二人いらっしゃいました。部長と相談して、外来でときどき診させていただきますという条件で自宅に帰ってもらいました。最近は、臨床現場では、そういう例は多いだろうと思いますが、では、近代医学ががんと診断し、しかし治療しないで経過観察だけした人(症例)のなかに、がんが自然に無くなったことが近代医学によって確認された人(症例)はいないのでしょうか。

実は、このような例は「がんの自然退縮」と呼ばれ、欧米では、一九七〇年代頃から、一部の医学研究者によって調査され、かなりの数の症例が報告されてきています。日本で、この「がんの自然退縮」の医学的調査研究で有名なのは、九州大学医学部心療内科の中川俊二医師によるものです。九州大学の心療内科は、先ほどのストレス学説の話の際に出てきた「心身医学」を日本に最初に取り入れ実践してきたところで、中川氏は、がんの心身医学的研究という視点から、全国の大学・病院を通して「がんの自然退縮」を調査し、その結果、一五年間ほどの調査で六九例の「がんの自然退縮」例を集めて報告しています(中川俊二『ガンを生き抜く――生と死の谷間より…』協和企画、一九八三年、参照。中川俊二『ガンになりやすい性格』主婦の友社、一九八八年、参照)。その後の調査では、八〇例めまでの「がんの自然退縮」も学会で報告しています(中川俊二「がん自然退縮例に関する科学的評価」、『病態生理』九巻五号、一九九〇年)。

このように、がんにも自然治癒があることが、医学的に認められています。ただ、中川氏が苦労して八〇例の「がんの自然退縮」を集めた二〇年間に、日本では、三〇〇万人以上の方ががんで亡くなっているのです。集計の集団が違うので比較はできませんが、「がんの自然退縮」は存在するが、それは、「万が一」以下、いわば「奇跡的」ということになりそうです。実は、中川氏の前掲著作『ガンになりやすい性格』には「奇跡的にガンを自然退縮させた実例集」という副題がついています。ともかく、自然治癒はどの疾患でも、一定の頻度で観察されるであろうとは言うことができます。

五　人はなぜ治るか

いままでのことを整理して、それらをもって、「人はなぜ治るか」を考えてみましょう。治療とは、病気・症状に、何らかの人為的介入をすることと言えます。病気・症状が、その治療(介入)で、消失・軽減すれば、治った(治癒)とされます。そうすると、治癒した場合、そこには何らかの変化が生じた、つまり治癒過程があり、そこには治癒力が働いて治癒が導かれたことになります。では、この治癒を導く力、治癒力の中身は何でしょうか。

いちばん常識的に納得できるのは、近代医学が主張する「薬物や手術など物理化学的治療による力(効果)」でしょう。私も近代医学の医者の端くれですから、止まりそうだった心臓が薬剤の注射一本で動き出したとか、手術で患部を切り開いたら急激に症状が回復したとか、実際に経験してきていますし(経験的知)、その機序の科学的(医学的)説明と医学史的知見から、この「薬物や手術など物理化学的治療による力(効果)」の存在を信じます。

次に、さきほどの自然史の議論で紹介した、「自然治癒」という過程(現象)も、この治癒過程に力(効果)としてかかわってきているのを認めることができるでしょう。多くの医学で言われる「養生」という治療法は、特異的な治療法ではなく、安静にして栄養のあるものを食べてゆっくり寝るなどして、この「自然治癒」という力を、保全して妨げない行為なのでしょう。つまり、治癒過程には、この「自然治癒」が力として働いているのも認めることができるでしょう。

そして最後に、呪術医療からプラシーボまでの議論で紹介した、治療者と患者の「関係性の力」(そのほとんどがプラシーボと呼ばれるものかも知れませんが、それ以外の力も含めて)も、治癒過程に治癒力としてかかわっていることが、ここまでの議論から、医学的にも社会科学的にも認めることができるのではないでしょうか。

このように人が治る(人に治癒を導く)治癒力には三つの力(形態)が考えられます。さて、そうなると、これらの「治癒力」を、病人に対して利用すれば(利用できれば)、治療になるわけです。

近代医学は、この三つの力のうち、「物理化学による力」のみ認め、「自然治癒の力」と「関係性の力」による治癒は認めていません。ところが実際に近代医学(医療)がやっている治療は、「関係性の力」も「自然治癒の力」も利用しています。臨床医がプラシーボを使うこともあるし、偉い「先生」、信頼されている「先生」が出す薬は、それだけで効果があり、優秀な臨床医はそのことを意識して治療を行なっています。そもそも、プラシーボの存在が明らかになったのは、近代医学が自らの治療のなかに「再発見」したことによるものなのですから。また、投薬治療などせず、「家で美味しいものを食べて、ゆっくり明日まで寝ていなさい」という指示を出したり、逆に劣悪な労働環境・住宅環境・家庭環境から離して病院で安楽な場所を提供したりします。これも、「自然治癒の力」を利用していることになります。

先ほどのケサリードの呪術医療の内容を思い出してみてください。ケサリードが最初に伝授された治療技術は、〔レヴィ=ストロースの解釈によると〕「無言劇と奇術と経験的知識の奇妙な混合」でした。そこには、薬草や小手術や出産介助手技などの「物理化学による力」の利用、また安静を命じる「自然治癒力」の利用、そして、「呪術医はすごい!」と思わせる「関係性の力」の利用が、すべて入っているといえるのです。私が詳しく観察させてもらった呪術医療のすべてにおいても、三つの力の利用を私なりに確認してきました。

結論的に言えば、世の中に出現したすべての治療法は、自然治癒による効果、物理化学的治療の効果、治療者―患者の関係性の効果の三つのうちのどれか一つ以上を使っていることになります。病気にもよりますが、このうちの一つ以上を使えば病気は治るのですから、世の中にさまざまな治療法が出てきて当たり前なのです。もちろん、これら三つの力は、それぞれが少しずつ違うと言えますので、これらの力のうちのどの力を重点的に利用しているかで、その治療法の「得意にする(治すことのできる)病気・症状」があるのです。呪術医療で治らない病人(病気・症状)が、近代医学の薬物投与・外科手術の治療で治ることもあれば、外科手術をしても、薬物を投与しても治らない患者(病気・症状)が、呪術医療で治る場合もありえます。

近代医学の医師であるアンドルー・ワイルは、ハーヴァード大学医学部を卒業し、最初は薬理学の研究をしていました。薬理学を研究していた時代に、自分の風邪を近代医療の薬剤では治せなくて、(薬効成分など全く入っていない)ホメオパシーの「薬(レメディ)」を服用したら完治したという経験をします。ここから彼は、代替医療の研究者、いや「信奉者」に転向してしまい、現在では代替医療の最高権威とされています。日本の代替医療関係者にも人気があり、権威としての影響力をもっています。

私は、彼の代替医療に関する議論には疑問がありますが、その総論的な「世界の治療の見方」は、ここまでの私の議論と関係することが多いので、紹介しておきます。

ワイルは、世界中には、近代医学以外にも多様な多数の医療(治療法)があるとして、総論的にそれらの治療法を見ていくと、

1 何にも効かないという「絶対に効かないという治療法」はない
2 なんでも治せるという「絶対に効くという治療法」もない
3 各治療法は、言っていること(治療方法)が互いにつじつまが合わない
(Aという治療法とBという治療法では、同じ病気に対して逆向きの治療をする)
4 草創期の新興治療法や、新しく出た薬はよく効く
5 信念だけでも治ることがある
6 全ての有効な治療法に共通することは、治療に対する信仰心(信念と信頼)である

このようなことが言えるというのです〔アンドルー・ワイル『人はなぜ治るのか――現代医学と代替医学にみる治癒と健康のメカニズム』原著一九八三年。上野圭一訳、日本教文社、一九八四年、参照〕。

人はなぜ治るのか。ここからは、皆さんで考えて行って下さい。それを考えることが、自分が医療をどう捉えるかを考えることでもあり、新しい医学概論の構築への一つの道だと思います。

III　近代医学・近代医療の特徴

近代医学・近代医療を吟味して批判する視点が、本書を一貫して流れる「新しい医学概論」もしくは「いのち、病い、癒し」を議論する言説の構築に向けて必要だと思います。ここからは、近代医学・近代医療を批判的に議論する作業のために、近代医学・近代医療とはどのようなものかを考えてみたいと思います。

まず確認しておきたいことがあります。それは、「医学」と「医療」の違いについてです。英語のボキャブラリーでは、〈medicine〉は、「医学」と「医療」の両方を意味しており、日本でも「医学」と「医療」は、同じ意味で使われることが多いのですが、ここでは、「医学」と「医療」を分けてお話しします。

「医療」は、簡単に言うと、「人が他人を治す」という社会的実践です。それは、共同体のなかの社会的、文化的行為であるということです。共同体の構成員が病的状態、不適応状態になった場合、その共同体がもっている富、技術、知識という社会的資産および労働力をもって、その不適応になった個体が、適応状態に戻れるように、または、生存しつづけるように治療・世話をすることが医療です。動物でもやるような、自分が怪我して、自分でその部位を舐めて治療するようなプライベートな行為は医療としません。

さて、医療を実践するためには、知識や経験が必要です。病気を認知して、原因を同定・追求し、対処方法を提示する知識(理論群・理論体系)が「医学」です。つまり、医療実践を「効率よく」行なうために、もしくは「その社会(文化)が要求するよう」に行なうために組織化された知識群が「医学」です。医療(治療する)ということが先になければ、医学は存在しません。そこで、「はじめに医療ありき」なのです。

このように定義すると、医学がないところにも医療が存在することや、ある文化の医療が、その医療を継続しながら、別な文化の医学を輸入（移植）して、医療自体が変化していくという現象（歴史）も、うまく説明できると思います。前者の例として、「近代医学」が存在しない時代にも〔近代医学の成立は一九世紀末のヨーロッパです〕、また同時代の近代医学が存在しない地域（文化）にも、立派な「医療」が存在していた（存在している）し、文化のないとされている先史時代の遺跡の人骨化石からも、「共同体の仲間を治療・世話した＝医療」の記録は見いだすことができます。後者については、私たちの現在の「医療」は、明治期に、漢方医療の実践の場に、ヨーロッパから西洋医学を導入して、それによって、医療が変化し成立したものとしての「近代医療」であることを考えれば納得できると思います。

日本の社会医学では、「医学の社会的適用が医療である」という、労働適用説・学問応用説のような理論を取る人が多いのですが、それでは、近代以前の医療や、異文化の医療を説明できないし、また「医療の変化・変遷」の説明が非常に窮屈になるのではないかと思われます。以下では、「医療＝社会的実践」、「医学＝医療を実践するための組織化された知識群」として議論していきます。

一　「現在の医療」としての近代医療

「医療」というと、多くの人は、「医院」「診療所」「クリニック」「病院」などの看板が掲げられている空間で、国家資格を保有している「医師」や「看護師」が行なっている治療行為をイメージされることと思います。それも一つの「医療」であり、それが、現代社会（近代社会）では最も支配的な「医療」であることは間違いありません。

この、目の前の医療を、社会科学（医学哲学や医療社会学など）では、「近代医療」と呼びます。そして、その近代医療を実践するための支配的知識体系（＝医学）を「近代医学」と呼びます。

さて、この「近代医療」は、学問領域で（医療＝医学という用語法のもとに）、いろいろな別名で呼ばれています。それらの別名で主だったものは、「現代医学」「西欧(西洋)医学」「科学的医学」「生物医学」「正統的医学」「制度的医学」などです。これらの呼び方のなかに、「近代医療・近代医学」の「歴史・性格・特徴」、または、それらへの思い込みが表現されていると思いますので少し検討してみましょう。

「現代医学」は、近代医療・近代医学が、現代社会において最も支配的な医療(医学)という意味でしょう。間違いなく、世界中の多くの国では、近代医療が支配的医療となっています。ここで確認しておいてほしいのですが、社会科学では、歴史学でいう現代・近代の区分用語とは別に、近代の時代性(文化性・精神性・世界観)も含めた「近代」という用語があります。その用語の意味では、「近代」は現在までつづいており、現在は「近代」であり、現代社会は「近代社会」であり、そのなかで支配的な医療が「近代医療」だということです。もちろん、現在は近代が終わったポストモダンの時代だと言う人もいますが、ここでは「近代」という用語をそのように使っています。

日本の歴史や医学史では、「西欧医学」「西洋医学」という言い方をすることがあります。これは、一九世紀、正確に言えば一八七四年の医制によって、ヨーロッパ(西洋・西欧)から、ヨーロッパでは支配的になっていた「近代医学」が、日本に「西洋(西欧)医学」として導入されて、それが日本の正統的医学となった歴史を表現しています。日本において明治期まで支配的であった医療である「漢方医療」は、古代から朝鮮半島・中国から輸入しつづけた中国医学を、日本に土着化させつづけたものであったのと同様に、日本の近代医学は、明治期から、西欧諸国の「近代医学」を輸入しつづけて、それを日本に土着化させつづけたものなのです。

「科学的医学」とは、「科学による医学」という意味ですから、「科学によらない医学」も医学として存在していることを意味する言葉です。この「科学的医学」とは一九世紀中頃の「近代医学」(の一部の人たち)の、「近代医学は(西欧自然)科学であるべき」という自己主張からの言葉であり、それによると、近代医学以外の他の医学はすべて「非科学的医学」であり、それゆえにそれらは「間違った医学」または「医学でない」ことになります。この科学的医学の理論の支配的パラダイムは、「生物医学」と呼ばれる理論枠組みで、このことから、近代医学を「生物医学＝バイオメディシン」と呼ぶ人がいます。正確に言えば、社会科学の人が、近代医学を批判的に検討する際に、近代医学を「生物医学」と呼んでいるということです。

「正統的医学」とは、その社会・文化で、「正統的と認められている医学」という意味で使われる用語です。医療社会学や医療人類学の領域では、近代医学は現代社会で正統的と認められているとして、このように「正統的医学」と呼ぶことがあります。

「制度的医学」は、聞き慣れない言葉ですが、国家権力によって正統化され、法制度をもって国家のシステムのなかに組み込まれた(制度化された)医学という意味です。この制度的医学の意味については、後で詳しく議論してみたいと思います。

二　歴史的存在としての近代医学

先に述べたように、近代医学は、一六世紀の中世キリスト教医学(ガレノス医学)を母胎にして、そのキリスト教医学内部での理論革新・理論革命を繰り返しながら近代医学として成立していきます。そして、その理論革命に関与したのが、「アラビア医学」と「自然科学」です。ヨーロッパ近代が成立していく過程に沿って、中世キリスト教医学の医学者にも自然科学の方法論が影響を与え始め、同時に、アラビア圏でのギリシア医学由来のアラビア医学がイベリア半島経由で入ってきます。中世医学は、自然科学とアラビア医学の影響を受けて理論革新・理論革命が起き始め、変わっていきます。一六世紀後半から始まった近代医学に向けた理論革新・理論革命が、最終的に現在の近代医学と同じような理論構成までたどり着き、近代医学理論体系が成立するのは、三〇〇年かかって一九世紀後半、それも一九世紀末と言えます。

時代的に少し詳しくみると、中世医学から近代医学への変換の最初の結節点はヴェサリウスの解剖学とされています。解剖学者のヴェサリウスは、中世医学の聖典でもあったガレノス解剖学を批判して、一五四三年に、現在の近代医学でも通じるような解剖学書『ファブリカ』を出版します。この一五四三年は、コペルニクスが『天体の回転について』(地動説)を発表した〔出版は彼の死後〕のと同じ年です。ガレノス解剖学を批判したヴェサリウスは、他の医学者から批判され不遇の人生を過ごすことになりますが、ガレノス解剖学批判の視点は、次の世代に引き継がれ、ここから、中世医学の基本理論であるガレノス医学の批判が始まります。たとえば、一七世紀初めには、ヴェサリウスの次の次の世代にあたるハーヴェーがガレノス生理学を否定する新しい生理学を提起して、一七世紀後半には、前節の「病気の自然史」のところで出てきたシデナムが中世医学の疾病概念を変える、新しい疾病概念・疾病分類を提起します〔⇒本書、一一三頁〕。

このように中世医学を母胎にしながら、部分部分を変えていき、全体的に中世医学と違う形になったのが一九世紀中頃からで、最終的に現在の近代医学の理論体系に近い形に理論が構築されたのは、「特定病因論」が採用された一八九〇年代であると言えます。つまり、近代医学は成立してから、たかだか一二〇年程度しか経っていないのです。

さて、この近代医学の歴史に沿って言えば、近代医療の歴史も、ヴェサリウス時代から、中世医学の医療が変わる形で始まるはずですが、医学は変わったけれど医療(治療内容)は中世医学の医療とあまり変わらないという状態が長くつづきます。一八世紀中頃でも、医学研究者がいまの医学に通じるような近代医学的議論を行なっていても、実際の医療、治療内容は、中世医学以来の瀉血や浣腸や薬草からの薬剤の投与と、医師と認められない「床屋外科」の素朴な外科的手術・整形外科的手技だけという状態でした。抗生物質や麻酔薬や消毒薬などは、その基本的概念(発想法)すらなく、それらを使った治療法の出現は二〇世紀になってからでした。近代医療が、現在の近代医療と同じような形態になるのは、一八世紀末のフランスの「病院医学」、一九世紀ドイツの「実験室医学」、一八世紀から一九世紀にかけての西欧諸国の「正規医学(制度的医学)」、二〇世紀前半米国の「科学・産業医学」の成立・経過を経て、その後の二〇世紀前半であると言えます。

三　近代医学の世界化

ヨーロッパは近代医学が成立する時期に、世界を「侵略」しに出て行きます。初期の植民地政策では、侵略者は鉄砲と宣教師(キリスト教)をもって行ったといいますが、この宣教師は実は宗教と(当時の最先端の)医学をもって行きました。宣教師たちは、医学(医療)をもって現地人を慰撫し、キリスト教に改宗させることで、植民地政策に加担したのです。多くの宗派のなかでも、特にイエズス会が現地人相手の医療活動を推進したのは有名ですが、日本では、そのイエズス会の宣教師アルメイダが、一五五七年に大分(豊後府内)に病院を設立しています。日本の医学史上、この病院が日本に西洋医学が初めて導入された場所とされています。

この宣教師たちの医療は、現地人を慰撫するための医療であったと同時に、植民地主義者が安全に植民地侵略できるようにするための、現地での植民地主義者のための医療でもあったわけで、まさに侵略の道具としての医療だったのです。このように、近代医療は、一六―一八世紀の「植民地医療」として展開されることで「世界に出て行く」ことになるのです。さらに帝国主義時代になり、現地で資源・材料や工業用品を生産させ、それを本国に輸送することで収奪を行なう形態になると、現地での生産性を上げ収奪の効率を上げるために現地にも交通(鉄道)や通信などの近代的システムが必要になってきます。そこで、植民地国家に、植民地収奪のための近代的システムの一つとして、近代医療を導入(移植)することが行なわれます。

次に植民地が独立するときになると、植民地が新たな国家としてやって行くには、もはや西欧の近代的システムを使わないと何も生産できない状況になっており、ここから独立し自立を目指す国家(政府)は、自ら積極的に西欧の近代的システムの導入を図り、西欧近代医療も、プッシュ(push)からプル(pull)に変わって、導入されることになります。このようにして、一九世紀後半には世界中に近代医療が進出し、そこで定着、土着化していき、二〇世紀初頭には「近代医療の世界化」が完成します。明治政府も、一八七四年の「医制」という法律で、ヨーロッパ医学を正統的

（制度的）医学として導入し、伝統医学の漢方を排除しました。伝統医学（アーユルベーダ医学）を二番めの正統的医学として残したインド、西洋医学を充分に導入する国力がなかったために中国医学を放置し残す立場をとった中国等、それぞれのお家事情を抱える国もありましたが、二〇世紀中頃には、ほぼ世界中の国で、近代医学は「正統的医学」となりました。

四　近代医療・近代医学の特徴

「特徴」という言葉を、「他はもっておらず、かつ、そのものを成立させている必須の要素・特性」という意味で使うなら、「近代医療（医学）の特徴」とは、「他の医療（医学）にはない要素（特性）で、かつ、近代医療（医学）の成立に必須であるような要素（特性）」となります。では、ここまでの議論の延長上に、「近代医療の特徴」、「近代医学の特徴」について考えてみましょう。

私は、近代医療・近代医学の歴史的、社会科学的検討を通して、次のように考えます。

・近代医療の「特徴」
1　実践形態（場）としての「病院」
2　合理的医学（理論）としての「科学的医学（理論）」
3　「国家と専門家」による権力としての「制度的医療」
4　製薬産業・ＭＥ（Medical Engineering）産業を包摂する「産業としての医療」

・近代医学（理論）の「特徴」
1　方法論的に科学に擬態化した「科学的医学」
2　病気の科学的実在を措定する「科学的個体病理学説」
3　医学理論の支配的パラダイムとしての「生物医学」

4 特定の病因を措定する「特定病因論」

これらの特徴について、すべてを議論する時間はないので、近代医療の特徴については、「制度的医療」について以下で議論します。そして、近代医学の特徴については、「生物医学」と「特定病因論」について次節で議論してみたいと思います。

五 「制度的医療」とは

a 近代社会での「医療の制度化」

「制度的医療」とは「医療の制度化」により「制度化」された医療のことを指します。「医療の制度化」とは、一般的な意味で言えば、「それまで法的根拠(規定・制度)のなかった医療・医学・医師に関して、あらたに法的規定を与え、医療法制(法制度)をつくること」です。ここで議論する「医療の制度化」が行なわれた時代の西欧近代社会では、社会的には複数の医療が存在していました。そうすると、次のような表現も付け加えておかなければならないことになります。

国家権力が、複数存在していた医療のなかから、ある一つの医療を選び、これだけが(正しい)医療であるとして、その医療に特権的地位(制度的地位)を与え、その他の医療は「医療ではない」として、それらの医療の治療行為を禁止することが「医療の制度化」です。このように、国家によって制度的枠組みに組み入れられた医療が「制度的医療」であり、制度的に正統化された医療として「正規医療」とも呼ばれることになります。

西欧近代社会での「医療の制度化」は、一八世紀後半から開始され、それぞれの社会(国家)ごとに様々な過程を通して制度化されていきますが、現在のような形での制度化の完成は、近代国家のもとで一九世紀後半から二〇世紀初頭です。この制度化で国家によって「正しい医療(正規医療)」と選ばれた医療は、まだその当時は体系的には未完成であった「近代医学(医療)」ですが、すべての西欧近代社会(国家)では「制度的医療は近代医療」になります。非西欧社会においても、西欧諸国の帝国主義的進出(侵略)を通した「非西欧社会の西欧近代化」の過程で、近代医療が制度的医療として「移植」され、現在のほぼすべての社会(国家)において、「制度的医療は近代医療」となっています。これが「近代医療の制度化」の別な面でもあるわけです。

b 「医療の制度化」の意味　西欧近代社会での医療の制度化は、それぞれの国家によって様々な形・過程で行なわれましたが、その過程のなかで共通して重要な要件が「医師の国家資格化(専門資格制度)」でした。これは、近代医学が正規医学であるという認定を前提にして、その正規医学の医師専門職の国家による法的認知と国家が行なう資格試験に基づく資格の認定という制度(医師法・医師資格法)として成立します。この制度によって、近代医療の医師のみが医師と認定され、医師と認定されなかった近代医療以外の医療者たちの医療行為は、無資格業務として法的に禁止され、近代医療の医師の医療における業務独占が成立するのです。

しかし、この医師資格制度の要点は、誰が医師の資格を認定するのかという点にあります。近代国家の医療制度下での医師資格認定は、医師専門職集団(医師組合)でも、医学者集団(医学会)でも、医師教育機関(医大)でもなく、国家試験を行ない医師免許を出す国家が行なうものです。この制度によって、どのような医師をどのくらいつくるか(生産するか)、または廃絶(免許剝奪)するかは、国家が独占的に行なえることになったのです。医療の制度化以前は、近代医療の医師専門職集団が、医師を教育し、医師資格を付与していたのですが、医療の制度化により、近代医療の医師専門職集団は、医療の業務独占の法的地位を獲得することと引き替えに、医師専門職の資格認定に関しての権限をすべて国家に奪われてしまったのです。別な言い方をすれば、この医療の制度化によって、近代医学とその医師は、国家に従属することになったとも言えるのです。

c 社会学から見た「医療の制度化」　医療社会学では、「医療の制度化」について、「医療における専門家支配」と「社会統制システムの一つとしての医療」という議論を行ないます。

前者の議論は、現在(近代社会)の医療制度下では、「どのような病気があるか、その病気はどのように経過するか、その原因は何か、それをどのように治療または予防すべきか」などを決定する(力をもっている)のは「医師」だけであり、その医師は同時に、医療にかかわる医師以外の人々、医療にかかわる政策の立案・実行者に対して、医療に関してどのように考え、振る舞うべきかを指示・命令できる(力をもっている)のであり、このような医師専門職による力の行使を「専門家支配」として分析する議論です。

後者の議論は、「病気=無能力状態=社会的役割遂行からの逸脱」という図式から「病気=逸脱の一類型」と措定して、病気を発見し治療して回復させる医療は、犯罪という逸脱を摘発して処罰し矯正する法システムと同じような「社会統制装置」と見なすことができるという議論です。

この二つの議論を下敷きにして社会学的に「医療の制度化」について考えると、近代国家の下で行なわれた「医療の制度化」の意味は、次のように議論できると思います。

西欧社会に出現した近代国家は、「国民」によって構成される国民国家で、その国民とは、おのおのが富を生産し、軍事力にもなる「生きとし生ける人間」の集団です。それゆえに、近代国家にとっての最重要課題は、「国民」――生きとし生ける人、その集団としての人(「人口(population)」)――を管理することです。近代国家が国民を管理する社会統制機構として、まず必要なのは近代法による法システムであり、そのために近代国家は、緻密な法制度と法の執行施設としての裁判所や刑務所などの施設をつくっていきます。しかし生きている人間集団(人口)を管理するためには、もう一つの社会統制システムが必要でした。その構築のために選ばれたのが、臨床医学の方法に加え社会医学(当時は「医療警察」と称されていた)的方法をも内包していた近代医学(医療)でした。近代国家は、近代医学(医療)を制度化して「制度的医療」とし、生きとし生ける人々を管理する、もう一つの社会統制システムとして採用したのでした。この社会統制システムの「運用」ですが、近代国家は、医師の国家資格制度で医師を国家に従属させると、次に、その医師だけが裁定・執行できる法律・制度を整備していきます。「医療における専門家支配」をシステムとして利用しようとするものでした。たとえば、出生証明書や死亡証明書には、医師の診断(サイン)を必要とするようにする。これにより、国民としての入り口と出口を近代医学の監視・管理下に置いたのです。そしてその真ん中(生きとし生ける人たちの活動)は、「唯一の合法的医療」である近代医療で監視し「生産的であるように」治療すべく、医療法や病院法などの医療を規定する関連法をつくり、また国家(行政)の医療施設や公衆衛生組織をつくり、すべての医療・保健の内容・施設を国家が管理して、そのような医療・保健を通して、人々の病気から生活までの監視・管理を行なおうとしたのです。

フーコーは、このように近代国家(生の権力)によって制度化されて国家に従属し、人々(国民)を管理する社会統制システムとなった近代医学を「国家医学」と名付けています。フーコーの議論では、「国家医学」では、国家によって、(1)医学の知の編成、(2)医師という職業の規範化、(3)一般行政への医師の従属、(4)国家の医学医療組織への様々な医師の取り込みなどが行なわれ、「医学と医師の規格化」と「医学と医師の国家への従属」が貫徹しているとしています。そして、「国家医学」が十全な形で成立(展開)したのが、一九世紀末のドイツであるとしています(フーコー『性の歴史Ⅰ　知への意志』原著一九七六年。渡辺守章訳、新潮社、一九八六年、一七一―二〇三頁、参照。フーコー「社会医学の誕生」小倉孝誠訳、小林康夫、石田英敬、松浦寿輝編『ミシェル・フーコー思考集成Ⅵ　セクシュアリテ/真理』原著一九九四年。筑摩書房、二〇〇〇年、二七七―三〇〇頁、参照)。

近代社会での「医療の制度化」とは、「医学・医療の国家支配」であり、「近代医学の国家医学化」となります。歴史的には、二〇世紀初頭までに、西欧諸国の近代国家は、すべて近代医学を制度化しました。明治政府の医制は、このドイツの国家医学を制度的医学として日本に導入したものだったのです。

d 「医療の制度化」がもたらしたもの　では、「医療の制度化」が人々に対してもつ意味は何だったのか、つまり、「医療の制度化」は、人々に何をもたらしたのでしょうか。

この問いを、医学部での医学史の講義の際に大学院生(医師)や医学生に投げかけると、多くは、「医療の制度化によって医師だけが医療をできるようになり、人々(素人)が、ニセ医者の治療による医療被害を受けなくてすむようになった」と、医療の制度化に肯定的な回答をしてくれます。この回答は、医療の制度化によって、医療の業務独占を得た近代医療の側に立つ〔「予期的社会化」の過程〕立場ならではの回答とも言えそうです。しかし、人々にとって、医療の制度化の意味は、第一義的には「素人(自身)による医療行為の禁止」でしょう。これは、素人が医療する権利が剝奪されたことであり、また、専門家の医療の強制ともなるのです。

医療の制度化の意味を、「専門家支配＝素人の脱能力化」として捉える社会学者もいます。その一人がゾラです。医療の制度化以前は、誰もが自分の健康や病気に関する知識や治療する技術を、それなりにもっていました。医療の制度化によって、伝統医療の治療も、田舎のじいちゃん、ばあちゃんがもっていた(担っていた)素朴な民間医療も、また素人の治療行為まで含めて、近代医療以外の治療行為はすべて禁止されてしまいました。これにより、素人は、医療に関してはすべて専門家に従うように法的に強制され、その結果、自分の健康・病気に関する知識と治療能力が奪われ、なくなってしまったというのです〔アーヴィング・ケネス・ゾラ「健康主義《ヘルシズム》と人の能力を奪う医療化」、イバン・イリイチほか『専門家時代の幻想』原著一九七七年。尾崎浩訳、新評論、一九八四年、参照〕。

救急病院で当直していると、「擦り傷です」、「赤ちゃんがミルクを吐いた」、「少し熱が出ました」と、ほんとうに軽い症状・疾患・傷で、救急外来に来る人々が絶えません。上の世代の人たちだったら自宅で自分たちで簡単に処置できたようなことでも、対処法を知らないので不安になって来るのです。ゾラの理論からは、彼らを「無知」として責めることはできません。この世代の人は、自分の治療に関して「脱能力化」されているというのですから。

この「素人の脱能力化」論のゾラは、また医療の制度化が「医療化」を推し進めることになっているとも論じています〔I. K. Zola, "Medicine as an Institution of Social Control," *Sociological Review*, 20(4), 1972〕。「医療化」とは、医療的問題でなかった事象が、近代医療の問題として取り扱われ、治療の対象となっていくことを指します。つまり、近代医療がその対象領域を拡大していくという近代医療独自の現象で、他の医療にはあまり見られないものです。この医療化現象は、医療の制度化以前にも見られていたものですが、医療の制度化を機に、制度化された医療権力によって、大々的に見られるようになったというのです。

一八世紀までは、妊娠、出産、老化、死は、医学が扱わなかったものです。

「死」に関して言えば、患者の自宅に往診して治療していた医者は、患者が死期に近づいたら「匙を投げて」、「もう私の仕事は終りです」と帰っていくものでした。トルストイの小説などにはそうした場面がよく出てきます。裕福な家ならば教会に連絡して、自宅で最後のミサをあげてもらい、看取りました。裕福でない家では、親戚を呼びよせ、家族がそばに付き添ってお祈りしながら看取ります。どちらにしろ、基本的には、死の床には医者はいなかったのです。ところが、患者を病院に収容して、最後まで近代医療が患者を診るようになってから、医師たちは死と付き合わざるをえなくなります。そして、医師たちは、死は医療の敗北であるとして、徹底した治療を最後まで、死んでいく患者にし始めます。死は医療の対象となってしまったのです。ずっと後になってから、治療ではなく看取りのためにホスピス(運動)が出てきますが、これも死を近代医療が対象にしていく「死の医療化」の一つでしょう。

「老化」もかつては医療の対象ではありませんでしたが、これも病気として捉えられるようになり、治療の対象とされていきます。最近は「アンチ・エイジング」(治療)で、老化は防げるとまで言い出しています。

また、「妊娠」や「出産」は本来、日常的な営為で、出産介助は産婆の仕事でしたが、近代医療は、この「妊娠」や「出産」を病的な営為(病理的過程)と見なし、医学(産科学・婦人科学)の対象として病院に取り込んでいき、出産の場から産婆を排除します。

道徳者、学校の先生、警察官等が管理していた社会の「逸脱行為」をも、病気だとして近代医療が管理し始めます。「多動症(Hyperkinesis)」と言われる子どもたちがいます。知能指数は優れているのに、教室のなかで落ち着きがなく、学習意欲もない子どもたちは、従来は学校の先生や道徳主義者が「管理」していましたが、ここに近代医療が介入してきて、その子どもたちに「微細脳損傷(MBD: Minimal Brain Dysfunction)」という仮の概念を与え、医療の対象とします。逸脱行動を脳の病気だと捉えて医療化したことになります。近代医学が彼らをつかまえてこねくりまわしているうちに、覚醒剤アンフェタミンと類似の成分のリタリンを飲ませると、大人なら興奮するこの薬で、「逆説的に」静かになることがわかりました。薬剤が効くのだから多動症は脳の病気とされ、探知できない極小のダメージが脳のなかにあるという仮説の下に、覚醒剤様薬剤を飲ませておとなしくさせるという、不可思議な近代医療による「治療」が、今日まで行なわれているのです。この多動症の医療化のプロセスを社会学的に明らかにして、医療化論を議論したのがピーター・コンラッドです。彼はジョゼフ・シュナイダーと共著で『逸脱と医療化——悪から病いへ』(原著一九九二年。進藤雄三、杉田聡、近藤正英訳、ミネルヴァ書房、二〇〇三年)を書いていますが、その著作の副題が端的に示しているように、「悪(badness)」として扱われていた逸脱行為が「病い(sickness)」として医療によって管理されるようになったのが医療化であるというのが彼の医療化論です〔⇒本書、二七八頁〕。

IV 近代医学の特質

一 「生物医学(バイオメディシン)」をめぐって

私がここで近代医学理論体系の特徴としてあげる「生物医学」という言葉は、〈Biomedicine〉の訳語で、これは、「生医学」「臨床生体医学」とも訳されています。

「生物医学」とは、簡単に言えば、「生命や病気を、物理・化学の概念と法則・理論だけで説明する方法」です。治療法を指示する医学理論の方法ですから、もう少し詳しく言えば、「病気実体・病理過程・原因を、生物学的・物理学的・化学的概念と理論を用いて説明し、それらの知見に基づいた治療法を指示する理論(モデル)」が、生物医学(モデル)です。現在の近代医学では、この生物医学が、支配的パラダイム、つまりすべての医学理論の準拠理論的枠組み(範型)となっています。

歴史的には、一九世紀末までの近代医学は、様々な理論・方法から構成される多層的、多元的な理論体系であったといえます。そのような近代医学において、一八九〇年代に成立し、最も支配的になったパラダイムが、この生物医学です。逆の言い方をしますと、この時代までの多様な近代医学の諸分野、諸理論が、この生物医学パラダイムを共有することによって、一つの医学として成立したのだとも言え、この意味において、近代医学は一八九〇年代に成立（完成）したというのが、私の見解です。

現在の近代医学においては、この生物医学が支配的パラダイムとなっていますので、医学者・医師たちにはあまりにも当たり前のものであり意識もされないので、医学内部においては、あえて「生物医学」として取り上げて議論されることはありません。一九七〇年代に、近代医学を研究対象とし始めた社会科学者・科学哲学者などが、近代医学理論を批判的に議論するために、近代医学理論の隠された前提や背後の仮説を取り出す際に、近代医学の支配的パラダイムとして「生物医学」を指摘し、この言葉（カテゴリー）を使い始めます。近代医学にとっては、外部から批判的に使われた言葉だったので、近代医学内部では、この言葉が使われることはありませんでした。しかし最近では、医学内部でも、分子生物医学・遺伝子医学などの学問方法や生物工学・遺伝子工学などのテクノロジーを含んだ領域を、「バイオメディシン（生物医学）」と呼び始めていますので、こちらの使い方の「生物医学」と混同しないようにしてください。

この近代医学の支配的パラダイムとしての「生物医学」という用語を使う人たちの一人、ミシュラーは、生物医学の理論構造を、次のように説明しています（E・G・ミシュラー「視点——生物医学モデルの批判的展望」、ミシュラーほか『医学モデルを超えて——医療へのメッセージ』原著一九八一年。尾崎新ほか訳、星和書店、一九八八年、四—三〇頁、参照）。

（1）「正常な生物学的機能からの逸脱としての疾患」原理

この原理は「生物医学」による病気の定義であり、「病気は身体の生物学的機能の障害」、「その機能は変数をもって測定できる」、「その測定により機能は正常と異常に分別できる」、「その生物学的機能の異常が病気である」というさまざまな仮説によって構成されるとしています。

(2)「特定病因論説」原理

「特定病因論」とは、「疾患には、その疾患に特定の原因があり、その特定の原因によってのみ、その疾患は引き起こされる」とし、病気の発症を「特定の原因—特定の結果(病気)」というように因果論的に説明する理論です(この原理に関しては、後で詳しく議論します)。

(3)「疾患普遍概念ないし疾病分類概念の普遍性」原理

これは、「病気の症状や過程は、すべての人間において、歴史・文化・社会を超えて、同じである」とするものであり、この理念により、近代医学は、病気における社会性・文化性・歴史性を捨象することになり、このことはまた、近代医学の世界化(つまり異文化への普及)を可能にすることにもなったと指摘しています。

(4)「医学の科学的中立性」原理

近代医学は、自然科学の科学的、合理的方法を手に入れることにより、自然科学のもつ客観性と中立性をも近代医学のものにしたという理念です。この理念は、「医師による医学研究も治療行為も医療それ自体も、客観的な科学的方法と基準によって行なわれるので、社会的文化的判断から自由なものである」という近代医学の主張として展開されることになると指摘しています。

a「生物医学」がもたらしたもの

「生物医学」では、「病気」や「異常」は、物理化学的方法で要素還元主義的に存在(実在)が確認・解明できると考えます。その背景には、イデオロギーとしての「人間機械論」をベースにした、「病気実在論」的発想があります。病気はどこかに塊のような形で実在し、その実在する病気は、生物学的な組織病変や機能病変として存在し、それら組織異常や機能異常は物理化学的な現象だから、物理化学的に確認できる。確認できたら、その病気の実在(異常な組織)を取ってしまえば人間の病気はなくなる、という考え方です。これは人間文化のなかの病気に関する理論としては、普遍的な理論ではなく、一つの仮説に過ぎません。逆に言えば、別な方法

(医学)でも病気を確認し、治療もできます。多くの伝統医学では、近代医学の母胎であったキリスト教医学でも、「病気」は実在概念ではなく、病気をエネルギーのようなもののバランスの乱れとして捉えています。たとえば、漢方医学は、病気(症状)を「気の流れ」のアンバランスと考え、それをいろいろな診察法で確認し、バランスを戻してやる技術(薬や鍼灸)で病気を治療します。それはそれで、しっかりした理論体系ができており、それによる治療を行なっているのです。

医療社会学者のネッテルトンは、この生物医学を、近代医学理論の仮説的前提のようなものとして捉え、近代医学理論のなかに、次のような考え方(言説)として立ち現れるとしています〔S. Nettleton, *The Sociology of Health and Illness*, Cambridge : Polity Press, 1995, pp. 5–28〕。

(1) 精神と身体は切り離して取り扱うことができるとする「心身二元論」
(2) 身体は機械のように修理できるとする「機械メタファー」
(3) 機械メタファーの結果としての技術的介入のメリットの誇張による「技術至上主義」
(4) 社会的・心理的要因を無視し、生物学的変化によって疾病を説明する「還元主義」
(5) 全ての疾病が特定の、実体としての病因により引き起こされるとする「特定病因論」

このような生物医学が支配的な近代医学が行なう近代医療の実践は、多くの人に「近代医学」の方法に「問題」を感じさせるものとなります。

b 「病気を見るな！　病人を見よ！」

しばらく前からよく、また、ポピュラーに聞くようになった、この近代医学批判のセリフも、そのような生物医学が支配的な近代医学への「直観的」な批判の一つでしょう。「これからの医療では全人的医療・ケアが必要だ」などという文章と一緒に使われるセリフです。このセリフの前段は、「今どきの医学は、病気ばかりに目をやっていて、病人、つまり、人間を見ていない」の意味で、後段は、「医学は、病人、つまり、人間を見て治療しなければならないのだ」という意味になると思います。

ここまでの議論で説明したように、生物医学は、人間である病人を生物学的ヒトとみなし、その身体の器官の組織の細胞の異常に「病気」を見いだす方法(細胞病理学)ですから、このセリフの前段の指摘は、近代医学、生物医学批判として正鵠を得ていると思います。しかし後段の指摘は、近代医学に対してのものだとしたら、「無いものねだり」的な不可能な要求であり、「要求先が違う」と言わざるをえません。「病気」をこのように見ていく方法こそが、生物医学のエッセンスであり、このような生物医学抜きでは、近代医学は医学として成立しないからです。

この「病気を見るな！　病人を見よ！」を誰が最初に言い出したか、初出文献を調べてみたことがあります。西洋医学史のなかで、これと非常に似ているセリフにたどり着きました。それは、近代医学の成立前期に、最先端の科学主義を走っていた一八二〇年代のパリ臨床学派の医師の合い言葉とされたものです。

「病人を見るな！　病気を見よ！」

「全く逆でしょう?」と思われるかも知れません。パリ臨床学派は、先にお話ししたシデナムの疾病概念(疾病実在論)と疾病分類の思想を引き継ぎ、「これからの科学的医学では病人でなく病気を見なければならない」と考え、また、病人が王様だろうと乞食だろうと、病気を見ればいいと考えたのです。ちなみにシデナムは、病人と病気を峻別し、「(同じ病気であれば)ソクラテスの病気において見られた所見は、馬鹿が罹った病気においても見出すことができる」と言い、病人から離れたところに病気の実在を措定したのでした。

ですから、この「病人を見るな！　病気を見よ！」というセリフは、人間ではなくヒトの「病気を見る」という、生物医学のアプローチであると同時に、その人間がもっている地位や権力や社会的有用性とは関係なく「病気を診る」という「フランス大革命以降の民主主義的で人権に基づいた」アプローチでもあったわけです。このようなセリフが、ほんとうにパリ臨床学派の医師の間で叫ばれていたのかは、一次文献的にはたどれなかったのですが、パリ臨床学派の創始者の一人とされているピネルが、「病気をみないで病人をみる」医師たちを批判して、「病気に立ち向かうなら、病気の本当の性質とその疾病分類表上の位置を決めよ」と説いた論考があることは確認できました(E・H・

アッカークネヒト『パリ病院 一七九四―一八四八』原著一九六七年。舘野之男訳、思索社、一九七八年、八四―八五頁)。

実は、先の「病気を見るな! 病人を見よ!」の言葉は、日本の医学史では、森鷗外との脚気論争で有名な海軍軍医総監高木兼寛の「病気を診ずして病人を診よ」という言葉として見つけることができます。

幕末の一八六一年から日本で英国公使館医官として働いていた英国人医師ウィリアム・ウィリスは、明治の「医制」の直前に、明治政府のドイツ医学採用を批判して東京医学校教授を辞め、一八七〇年から鹿児島医学校の学校長になり、そこで英国の近代医学を教授します。その鹿児島医学校に学生として入学し、すぐウィリスによって教授にさせられてしまったのが高木兼寛です。高木は、その後、英国の影響の強い海軍の軍医になり、軍医になった後も、海軍軍医学校の教官として着任していた英国海軍軍医(外科医)アンダーソンに英国医学を学び、さらにはアンダーソンの母校の英国の聖トーマス病院医学校に留学して英国医学を学んだという、一貫して英国医学の教育を受けた(ドイツ医学が主流の当時の日本では)珍しい医師でした。

明治期の日本人の死亡原因の第一位は「脚気」で、かつ若年層に多い病気であったため、富国強兵政策の軍にとって兵士の脚気は軍力に影響する病気であり、その脚気の原因・治療・予防をめぐって、陸軍軍医森鷗外と海軍軍医高木兼寛の間で繰り広げられたのが、有名な「脚気論争」です。陸軍の森鷗外たちは、ドイツ医学の「脚気細菌原因説」を採りつづけ、細菌の発見と、居住空間の消毒などの努力をしますが、細菌の発見も兵士の脚気の減少も得ることができませんでした。海軍の高木兼寛たちは、「脚気栄養欠陥説」を掲げ、英国医学の得意とする疫学の方法を駆使し、疫学調査・動物実験・疫学的実験(軍艦の航海を使った対照試験まで行なった)などを行ない、その結果から兵士の食事を白飯中心から、「洋食+麦飯」に変更することで、海軍内での兵士の脚気の激減を得ることができました。このことから、高木兼寛は「日本の疫学の父」とも呼ばれるようになったのですが、高木は、この脚気論争だけでなく、「東京帝大―ドイツ医学―実験室医学の研究至上主義―細菌学的特定病因論」のような、将来は生物医学を形成していくことになる近代医学の一つの流れを、一生涯、批判しつづけたのでした。高木兼寛は、その批判に依拠した行動として、英国の医学教育、病院、看護学(ナイチンゲール看護学)に範を求めた、私立の医学校、病院、看護学校をつくり、それらの学校・病院の理念として掲げた言葉が、先ほどの「病気を診ずして病人を診よ」です。この言葉には、当時、生物医学を完成させようとしていたドイツ医学への批判と、〔今どきの言葉で言えば「地域医療」「家庭医療学」にあたる〕イギリス医学への敬服が示されているのです。これらの学校・病院は、それぞれ、東京慈恵会医科大学、東京慈恵会医科大学附属病院、慈恵看護専門学校として現在に至っており、理念としてこの言葉が掲げられているはずです。

二 「特定病因論」の成立

病気の原因を探る議論を「病因論(Etiology)」と言い、一八九〇年代に近代医学(生物医学)を成立させた病因論が「特定病因論」です。

「特定病因論」とは、「疾患には、その疾患に特定の原因があり、その特定の原因によってのみ、その疾患は引き起こされる」とする、つまり、病気の発症を「特定の原因─特定の結果(病気)」という因果論によって説明する理論です。この「特定病因論」は、一九世紀末の感染症研究のなかから、「すべての病気は黴菌(微生物)によって引き起こされる」という「細菌学的特定病因論」の形で出現し、その後、すべての病気の原因を説明する理論として発展・展開していきました。

特定病因論を構成している論理は、「単一原因主義」です。自然界の現象は多数の関連因子によって成り立つと考えるとき、それら多数の関連因子のなかから、必要条件・十分条件という論理的手続きにより、特定の因子を決定因子として取り上げることができるという考え方です。

すべての自然界の現象は諸条件の総合によって起こるものであり、特定の因子のみを決定因子とすることはできないという考え方、例えば、「条件主義」や「多重原因主義」もあり、それを病因論に用いる医学も多くあります。「特定の因子をその病気の原因と見なす」特定病因論は、他の医学から見れば特異的とも言えるものです。

細菌学的特定病因論は、一八九〇年代に実験室医学のなかでつくられました。細菌学の方法論に「コッホの条件(要請)」があります。コッホは、師のヘンレから細菌学の実験の方法論を学び、それに基づいて自分の細菌学の方法論をつくり上げます。コッホが結核研究のなかで提出したこの方法論を、後に弟子たちが細菌学的「病因研究の原則」として定式化したものが「コッホの条件」です。「コッホの条件」の方法で多くの病原菌が発見され、近代医学の内部で細菌学的特定病因論が評価され始めると、「病因決定の手続き方法」である「コッホの条件」も近代医学の病因決定のメインの方法論になっていきます。

「コッホの条件」(いわゆる「コッホの三原則」)とは、引用者によって若干異なりますが、次のように要約できます。

(1) 菌は問題の疾患の病変、および臨床過程に相応して、すべての例に見られる。

(2) 菌は他の疾患では、偶然の非病原性のものとしても、存在することは決してない。

(3) 患者からの分離培養菌によって、あらためて問題の病気を発生させることができる。

この「コッホの条件」を病因決定法とする特定病因論の論理は次のようなものになります。たとえばコレラ症の場合では、「コレラ菌が身体のなかに入って増殖して、組織異常や機能異常を引き起こし、その異常を起こした状態が、コレラ症である。だから、コレラ症の原因はコレラ菌である(環境や体質などは「原因」にはならない)。コレラ症をなくすには、原因であるコレラ菌が身体のなかに入らなければいい。コレラ菌を体内に入れないことでコレラ症は発症しないのだから」というシンプルな理論です。

細菌学的特定病因論は、「すべての病気の原因は細菌である」という仮定から出発していました。ところが、「コッホの条件」での原因探しは、多くの細菌を病原菌として発見すると同時に、細菌ではなく他の「物質」が発症に関与している病気もたくさん見つけることになります。そこから、近代医学は、この「コッホの条件」の「菌」の部分を、特定の物質(の存在または増減)と書き換え、細菌感染症だけでなく、全ての病気の原因を説明する「特定病因論」に、バージョンアップしていきます。

拡大されて定立した「コッホの条件」は、以下のような論理になりました。

(1) 同じ病気には、特定の原因物質の存在(や増加)、もしくはその反対に欠如(や減少)を証明できる。

(2) その病気のないところには、そのような変化は出現しない。

(3) その原因物質を分離し、存在(や増加)による発症の場合は正常個体に与えることで原病が再現でき、欠如(や減少)による発症の場合は原病個体に与えることで正常に回復できる。

このように一般化すれば、コッホの条件は、細菌やウイルスによる感染症だけでなく、ビタミン欠乏症、代謝異常、遺伝子病、免疫疾患、高血圧、がん、そして精神疾患まで、原因を説明できることになって、近代医学の「原因—診断—治療」論として、ほとんどの疾患の原因解明や治療法の開発に適用されてきたと言えるのです。この拡大された特定病因論は、今日でも近代医学の生物医学的アプローチにおいては「科学的」に最も妥当な理論とされ、まさに常識としての支配力をもっているのです。

細菌学的特定病因論は、実験室医学のなかから構想されたもので、出現当初から、臨床的にはこの「特定病因論」には矛盾があることが言われていました。たとえば、黴菌等の原因(微生物や物質)が見つからないのに、病気が発症している人がいる。もっと本質的な問題だったのは、病原菌が身体のなかに入っていることは確認されているのに、その病気が発症・発病しない人もいるという臨床的事実です。細菌学的特定病因論に飛びついた医学の多数派は、この臨床的事実を無視します。この事実を、特異的、例外的なものとして退けないと、特定病因論の病気発症の機序の論理が成立しなくなるからです。そんななかで、たった一人、特定病因論に最後まで抵抗・批判をした医学者がいました。「衛生学の父」と言われるペッテンコーファーで、当時ミュンヘン大学衛生学教授でした。

彼は、コレラ症は、「環境要因」(彼は「地下水位」という独特の概念で説明しています)と患者の「体質要因」と「コレラ菌」との複合で発病するという「多重原因説」を取っており、コレラ菌の侵入だけでは、コレラ症は発病しないというのが彼の持論でした。彼は、コレラ菌が体内にあっても病気にならないケースをどう説明するのかと問い、公開実験と称して、医学の研究会の席上で、弟子たちと一緒にコレラ菌を飲んでみせたのです。コレラ菌を飲んで、二週間以内に自分たちがコレラ症にならなかったら、コッホの理論が破綻したのだから、私の理論の勝ちと宣言して、公開の場で実験をしたのです〔コレラ菌自飲実験、一八九二年〕。このペッテンコーファーの実験で使われたコレラ菌は、コッホがインドでコレラ症の原因菌として発見して持ち帰ったコレラ菌を培養したものです。コレラ菌が酸に弱いことを知っていたので、実験前に重曹を服用して胃を中性にしておき、服用のコレラ菌の量も、コッホたちが発症に必要としていた量の何倍かの量にし、さらには、服用実験後は定期的に糞便中からコレラ菌を確認する準備をする。まさに、綿密に「科学的」に計画されたものでした。

結果は、彼も、一緒に服用した彼の弟子たちも、軽い下痢症状が出た人はいたものの、二週間経って誰にもコレラ症の発症はありませんでした。そして、その間の彼ら全員の糞便からコレラ菌が確認されていました。実験の結果としては、特定病因論が否定され、ペッテンコッファーの勝利だったわけです。しかし、この実験結果は医学界内では何らの影響も及ぼすことはなく、無視され、ペッテンコーファーは医学界での影響力を失っていきます。実験の二年後にミュンヘン大学教授も退官して、ミュンヘンの自宅に帰って、一九〇一年に「心が病んで」自殺したとされています〔カール・ヴィーニンゲル『知られざる科学者 ペッテンコーフェル――環境医学の創始者』原著一九八七年。植木絢子訳、風人社、二〇〇七年、参照〕。

かたやコッホは、国家によって、さらに最高の研究所の職位を与えられて、ドイツの帝国主義的侵略に役立つ医学、「国家医学」をつくり上げていきます。この実験の経過と結末は、医学の理論選択が、医学理論内の実験結果や理論的正当性で行なわれるのでなく、医学の外の力学によって行なわれる例として見ることができるのではないかと思います。

ちなみに、この時期に、軍医森鷗外はドイツ医学を学ぶためベルリンに留学しており、鷗外は、最初はペッテンコッファーに師事し、その後、コッホに師事して、ドイツ衛生学とドイツ実験室医学とドイツ国家医学を学んでいきます。

三　確率論的病因論の登場

一九六〇年代になると、特定病因論が通用しなくなってきます。その頃、米国で最大の死因になったのは(死亡者数、死亡率でも)、感染症やがんではなく、狭心症や心筋梗塞などの「虚血性心疾患」でした(日本での一九六〇年代の死因(死亡率)の上位は、脳血管疾患、がん、心疾患の順で、二〇一〇年代では、がん、心疾患、脳血管疾患です)。

虚血性心疾患は、特定病因論では分析できません。虚血性心疾患を引き起こすのは動脈硬化で、全身の動脈硬化が病気の「原因」になっています。動脈硬化を引き起こすのは特定の物質や細菌ではないため、「特定病因論で原因を確認し、その原因を排除する治療法」が使えません。狭心症発作や心筋梗塞を起こしたときに、血管を拡張させるニトログリセリン系の薬を飲ませる対症療法があるだけです。死因のトップの病気に対して、治療のための原因も、また治療法も明らかにできない。そこで新たに考え出されたのが「確率論的病因論」とそれによる治療戦略です。

この新たな病因論の特徴は、「多重原因論」と「リスクファクター(危険因子)概念」です。この「確率論的病因論」を単純化していえば次のように表現できます。

「病気は、さまざまな危険因子(体質・刺激・環境・年齢など)の複合的作用で発症する。だから、これらの危険因子を減らすことで、病気になる確率が減少する。」

この新たな病因論は、それまでの「特定病因論」の否定に繋がるものですが、この病因論で、虚血性心疾患の原因(危険因子)探しが行なわれ始めます。

虚血性心疾患になる人の生活をチェックして、その生活のなかから悪さをする物質を見つけようとしました。ところが、悪さをする物質は見つかりません。それならば、もっと遡って「悪さをすると思われるような」物や行為や生活を選び出そうということになります。そこで、さまざまの要因を考えて、その要因と病気発症との相関性を明らかにするための疫学調査を行なうと、統計的に有意な相関性をもつ要因が浮かび上がってきました。その要因とは、喫煙、高血圧、コレステロール高値、糖尿病、肥満、ストレス、タイプA性格、男性、加齢などでした。そこで、これらの要因を病気発症の「危険因子」と定め、「これらの危険因子を減少させ、病気発症の確率を下げる」ことを治療目標とすることになります。

これらの設定された危険因子のなかで、加齢を止めることや性別を変更させることは、現在の医学なら計画しかねないことですが、当時は原理的には困難であると考えました。また、喫煙を排除するのに、社会からタバコをなくしてしまう方法では、タバコ産業の利益や国家の税収の問題があり、またタバコを病気の原因として矢面におくと、工場や自動車による大気汚染の問題も顕在化することになりかねないので、当時の医学は、タバコという物質を社会から排除するのは困難と考えました。そこで、タバコという危険因子には、個人の喫煙行為の排除、つまり「禁煙の推奨・指示」で、直接的な治療の外で対応することにします。高血圧・糖尿病は、それ自体が病気ということで、それぞれ別の治療法が用意されていますので、そちらに任せる。そこで、薬の投与でコレステロール値を下げることにより、「コレステロール高値」という危険因子を減少させる介入方法が、時代・情況・技術にあった治療法として登場します。これが、新しい「高脂血症」という病気概念の誕生です。

この確率論的病因論での危険因子概念の特徴は、物質や微生物や生物学的身体だけでなく、さまざまな事象・行為・性格までも危険因子として設定できることです。つまり、空気中の化学物質も、ある物質の血中濃度も、身長・体重も、生物学的年齢も、睡眠時間も、セックスの回数も、性格も、学歴も、一日の歩行数も、運動時間も、飲酒量も、教会に通う回数も、喫煙本数も——統計的に相関性を検討できる形に「操作化(測定可能な形に定義すること)」できれば、「すべてのもの」を、疾病発症との相関性から危険因子として設定できるのです。

しかし、実際の危険因子の研究では、「すべてのもの」を危険因子として疫学調査の対象にはできませんから、特定の事象のみを取り上げてリスク計算をする、リスク事象の選択の恣意性が出てきます。先に紹介した、虚血性心疾患の危険因子として疫学調査された「要因」には、大気汚染も、環境条件も、ジャンク・フードの摂取量も、電波・電磁波の強度も、被曝放射線量も、収入も、支出費も、住宅の面積も、食費も、貧困度も入ってはいません。疫学調査対象にならなかった「要因」は、リスク計算の対象となっていないのですから危険因子として設定されることがないのは当たり前のことです。では、どのように、リスク計算の対象となる「要因」が選ばれるのでしょうか。表向きは、先行する医学研究から、リスクになりそうな事象が医学的に推測されて仮に選ばれ、それらに対するパイロットスタディと称する事前の小規模試験が行なわれ、そこからリスク計算の対象となる「要因」が選ばれることになっていますが、このことからも、この段階において「恣意性」がかかわってきていることがわかります。

一連の虚血性心疾患の危険因子研究に見られた、危険因子選択の恣意性は、私なりに推察すると、次のようになると思います。

まず、「疾病発症率と所得・階層との相関性」は、先行する疫学研究で確認されていたにもかかわらず、所得・階層が危険因子として設定されることはなかったのです。次に、同じような種類の要因を選ぶのにも、社会システムより、個人の身体や日常生活の行為が危険因子として設定される。たとえば、タバコ産業とファースト・フード産業は、危険因子にはならないで、個人の「喫煙行為」と、個人の身体の「肥満」が危険因子になるのです。つまり、病気になったのは、国や社会や企業のせいでなく、あなた自身に原因があるという、病気個人責任論への傾き・恣意性が認められるのです。

四　確率論的病因論での治療

確率論的病因論では、「一つの原因が一つの病気をつくる」のではなく、さまざまな危険因子が複合、連合して一つの病気を発症させると考えます。リスクとは、まだ起きていない事象への、そのシステム下での確率論的表現です。

ですから、危険因子が統計的リスクの考え方なら、これらの危険因子がお互いに関係し合って、かつまだ見つかっていない他のさまざまな因子とも関連し合って「虚血性心疾患を起こしやすい状態」になっていることが表現されているわけです。

確率論的病因論では、「(自分たちの設定した)危険因子が病気を発症させる」と考えます。確率にしかすぎない「リスク」を、あたかも「危険なモノ」のように扱い、「起こしやすい状態」というデータなのに、「発症させる」と言い換えてしまっているのです。

そのように「理解(誤解?)」して、そこから、これらの危険因子を少なくしてやれば、つまり「モノ化した危険因子」を取り出してやれば、虚血性心疾患発症の確率は低下するだろうと考えるわけです。たとえば、「血中コレステロール高値」という危険因子を、「多量のコレステロールという物質」とモノ化して、このコレステロール物質を人体というシステムから取り出す(低下させる)のが「虚血性心疾患発症確率低下」になり、これが虚血性心疾患の「治療」となるのです。

では、この考え方を、卑近なモデルにアナロジーしてみましょう。私が講義していると、教室がうるさい。教室内を見るとペチャクチャしゃべっている学生が多くいるのですが、そのなかでいちばんうるさそうなAさんを見つけた。私は、そのAさんを、最大の「危険因子」であると認定し、Aさんを教室の外に出します。そして、教室に戻って講義を始めると、なんと教室が前よりもうるさくなっている、最大の危険因子Aさんを排除したはずなのに。

よくよく観察すると、排除したAさんがいたときには静かにしていた学生たちが、Aさんがいなくなったら、しゃべり始めていたのです。教室騒音病に対して、Aさんという危険因子を排除するという治療は、病状のさらなる悪化を招いてしまったのでした。システム論という考え方に従えば、一つの危険因子を排除することによって、そのシステムの状態が変化して、新しいシステムの状態になってしまい、その状態が前よりうるさいということは、そこには新しい危険因子が出現したということです。

システム論的考え方からは、危険因子(喫煙、高血圧、コレステロール高値、糖尿病、肥満、ストレス、タイプA性格、男性、加齢など)がリスクになるには、これらがすべて、かつ他のさまざまな因子が複合、連合してリスクになっていることになります。危険因子単独ではリスクになりえない。ですから、危険因子を一つ取り出して排除すると、システムが変わり、リスクの連合・相関関係も、つまり、それぞれのリスク自体も変化します。違ったシステムになった場合、それが病気を起こしにくい状態になるか否かは、いまの科学ではわかりません。

さて、医学は、危険因子を一つ除けば発症率が低下すると考えました。そして、実験室レベルの試験では、確かに、コレステロール値を下げると、虚血性心疾患が減ったかのように見えました。そこで、虚血性心疾患の発症率を下げる治療として、コレステロール降下剤の投与による高脂血症の治療を大々的に行ない始めて、基本的には同じ発想法の治療が今日まで行なわれてきています。

ところが、この治療法が社会のなかで広く行なわれるようになって、実験室レベルでなく、社会レベルでの治療効果が統計的に検討される時期になります。先にお話ししたように、現在の薬の効果判定は、「二重目隠し検査」などを入れた、RCT(Randomized Controlled Trial)と言われる方法で行なわれます。そのような方法による、コレステロール降下剤を飲ませるAグループと飲ませないBグループに分けて、虚血性心疾患(の発作などのイベント)の発症率、総死亡率を追跡調査した大々的な調査がいくつも行なわれ始めました。「確率論的病因論」からすれば、コレステロール降下剤を飲んでいるAグループの虚血性心疾患の発症率はBグループに比べて低くならなければなりません。結論はどうだったか。確かに、多くの調査では虚血性心疾患の発症率はAグループのほうが低くなりました。しかし、総死亡率はAグループのほうがBグループより高いという調査結果が多かったのです。Aグループの総死亡率の高さ(の死因)には、虚血性心疾患もあれば、がんや交通事故や自殺などによるものもありました。コレステロール降下剤を服用したら、虚血性心疾患のイベントは減ったけれど、死にやすくなったというのです。

では、治療の目的は何かを考えてみましょう。見かけ上の虚血性心疾患の発作を抑えることなのか、それとも死亡率を下げることなのか。もともと、虚血性心疾患が死亡率のトップであったからこそ、「確率論的病因論」に基づく研究が行なわれたはずです。ところが、コレステロール降下剤は、死亡率を下げることに役立っていない。むしろ上げているとも言えます。システム論的に考えれば、システムが変わってしまったら何が起きるかわからないということです。コレステロール降下剤を飲むことによって、人体のシステムが変化し、がんが増えたのかもしれませんし、うつ病が増えたのかもしれません。

もう一つ、確率論的病因論に関連させて、おもしろい研究の結果をお話ししましょう。アメリカを中心に大々的に行なわれたがん予防に関する「β-カロテン」研究に関してです。

有意にがん発症率が低いグループのライフスタイルのなかに、日常的に「緑黄色野菜」を食べるという習慣のあることがわかりました。これは、ある程度信頼できる統計データでした。そこで、緑黄色野菜の「エッセンス」は何かと考え、それは、「β-カロテン」という色素であるとしました。一九八一年頃です。そこで、β-カロテンをサプリメントとして予防的に飲ませればがんの発症率は下がるだろうと考えました。がん発症率の低いグループが緑黄色野菜をたくさん取っていることは統計的に間違いないとしても、がん発症の「マイナスの危険因子」である「緑黄色野菜摂取」のエッセンスを、野菜の葉っぱでもなく、付着している土や農薬でもなく、土地の空気でもなく、野菜に含有する色素の「β-カロテン」だとしたのは、やはり恣意的な要素還元主義です。

大規模なβ-カロテン服用実験(介入試験)が一九八〇年代後半に行なわれます。有名なものは、中国河南省で三万人規模で行なわれた調査〔Linxian Study 1986-91〕で、β-カロテンを飲ませるグループと飲ませないグループをつくり、五年くらい追跡調査をしたところ、飲ませたグループのほうが飲ませなかったグループに比較して、すべてのがんでの死亡率が一三%、胃がんでの死亡率が二一%も低下したことがわかりました。ところが、同じ時期にヨーロッパや米国で行なわれた服用実験では、違う結果が出たのです。たとえば、フィンランドの男性喫煙者三万人に行なったβ-カロテン服用実験〔ATBC Trial 1985-93〕では、五年から八年間の調査計画の四年目の中間データ集計で、β-カロテン服用者に(服用していない人と比較して)肺がんになる率が一八%上昇したのです。極めつけは、米国の喫煙者・アスベスト吸入者一万八〇〇〇人に行なったβ-カロテン服用実験〔CARET Study 1988-98〕でした。この介入試験では、一〇年計画の四年めの中間報告のデータで、β-カロテン服用グループの肺がんになる率に、(非服用グループに比較して)二八%の上昇が見られたのです。これらの二つの実験では、中間報告でも、あまりにもβ-カロテン服用グループにがんの発症率が高いので、これ以上実験をつづけるのは「倫理的に問題がある」として、中間報告段階で、実験は中止になりました。その後行なわれた中規模の服用実験でも、β-カロテン服用者には、がんの発症率の上昇や、虚血性心疾患のイベント出現率や死亡率の上昇という実験結果が見られて、それらも医学界や社会に向けて報告されるのですが、不思議なことに、その間、β-カロテンのサプリメントは売り上げが倍増したとの報告もあります。二〇〇〇年代に入ると、北米の多くの医学・栄養学の研究機関から、「β-カロテン服用実験は、倫理的視点からもう行なうべきではない」との勧告と、「β-カロテンのサプリメントも服用すべきでない」との勧告が出されています。しかし、今日でも、「緑黄色野菜」を日常的に摂取している人たちは、すべてのがんの発症率が低いという疫学データは、追試でも確認されているのです。

おわりに——近代医学・近代医療の明日は

今日の近代医学においては、近代医学成立時からの「特定病因論」と、二〇世紀後半からの「確率論的病因論」が併存しながら、生物医学モデルを構成しています。そのため、現在の近代医学の疾病分類は、特定病因論からの疾病概念(病態型疾病モデル)と、確率論的病因論からの疾病概念(リスク型疾病モデル)が混在していて、非常に煩雑なものになっています。また、同じ病態の病気も、特定病因論から定義された場合と、確率論的病因論から定義された場合とでは、それぞれ疾患名も疾病分類での位置づけも異なったものになり、このことがさらに、現在の近代医学の疾病分類をカオス状態にしているのです。

このカオス状態の近代医学の疾病分類を眺めていたら、次の言葉を思い出しました。

どんな社会でも疾病の分類――疾病学――は社会組織を反映する。社会が生み出す病気は医師によって洗礼をうけ、官僚が尊重する名を与えられるのである。〔イヴァン・イリッチ『脱病院化社会――医療の限界』原著一九七六年。金子嗣郎訳、晶文社、一九七九年、一三三頁〕

近い将来、予防医学の領域ではもちろんのこと、発症した病気を治す臨床医学の領域においても、確率論的病因論が特定病因論を凌駕し（または疾病概念を書き換え）、旧来の生物医学モデルを変容させて、「病気を管理（治療）する医学」ではなく、「リスクを管理（治療）する医学」へと近代医学を変容させていくと思われます。

では、近代医学がそのようになった時に、近代医療は、どのようになっているのでしょう。また、そのようになったときの社会組織は、どのようになっているのでしょうか。このことを考えていくのが、新しい「医学概論」構築への一つの作業となるのではないでしょうか。

医療現場の諸問題と日本社会の行方

山口研一郎

Ⅰ　先端医療がもたらす未来

はじめに

私はかれこれ三〇年あまり医者をしております。いまは大阪・高槻で小さなクリニックを開いています。医療に携わっていますと、患者さんを通して社会が見えてきます。

病気とは身体や精神に何らかの支障をきたした状態ですが、医師はそれを治療して、患者さんを社会に復帰させればいいのか。復帰してもまた戻ってくる人もいれば、なかなか復帰できる状態にならない人もいます。こういう人たちを取り囲んでいる社会はどういう問題を抱えているのか、考えざるをえません。

最初に自己紹介を兼ねて、ふだん私がやっていることと、社会との関わりについてお話しします。関西では最近大きな交通事故が二件ありました。一つは、本年〔二〇一二年〕四月一二日京都の祇園という繁華街で起こりました。八坂神社という桜の名所が近くにあり、ちょうど桜の見頃の時期だったので、多くの観光客が集まっていました。そこに軽ワゴン車が突っ込みました。交差点を青信号で歩いているところを、全速力で突っ込んで、二〇人近くの人がなぎ倒され、そのうちの七名が亡くなっています。車はそのまま二〇〇メートルほど暴走した後、電柱にぶつかり、運転していた三〇歳の青年も即死でした。

もう一つは、一〇日後の四月二三日京都府亀岡市で、無免許の一〇代の少年が友人二人とともに軽自動車で夜中じゅう走り回り、朝方、集団登校時の小学生と保護者の列に突っ込んだ事件です。運転手をはじめ車に乗っていた三人に怪我はなく、はねられた三人が死亡して、数人が重度の傷害を負いました。被害者のなかには妊婦の方が一人いて、母子ともに助かりませんでした。

一見、二つとも一般の交通事故ですが、私自身の立場からすると、いろいろ気になることがあります。祇園での事故は、実は運転していた青年が、一〇年ほど前に交通事故に遭い脳に損傷を負っています。青年は今回の事故の際にテンカン発作を起こしていたのではないか、とも言われていますが、事故の状況からすると、かなり狭い通りを何百メートルも走り抜けているわけですから、始終意識不明のまま突っ走ったとは考えられない。テンカンの可能性もあったかもしれませんが、それだけではないだろうと思われます。

私は、交通事故や脳の病気による後遺症を負った人たちのリハビリを一開業医として専門的に行なっています。人間がものごとを判断したり、人との接し方を考えたり、自分の感情をコントロールしたりするには、脳がそのために働いています。その働きを「高次脳機能」と言いますが、その働きがうまくいかない状態を「高次脳機能障害」と呼んでいます。生活面での判断や動作の障害、人との付き合いの障害、感情面のコントロールの障害などであり、日常生活、社会生活に多大な支障をきたすものです。一〇年くらい前に交通事故に遭って脳に障害を負い祇園で事故を起こした青年は、おそらく高次脳機能障害を抱えていただろうと考えました。本来であれば、適確な医療やリハビリが必要な状態なのです。

ところが高次脳機能障害に対する機能訓練とされる認知リハビリが行なわれるのは、関西では私のクリニックを含めほんの数カ所に限られています。ですから、関西中からあるいはその他の地方から、リハビリを受けるために多くの患者さんが来られています。東京でもかなり限られています。高次脳機能障害に対するリハビリやカウンセリングはほとんどなされていないに等しいのです。

日本は、戦後、トヨタや日産などの自動車産業が世界的企業になって、自動車生産台数を伸ばしてきました。これほど車が売られ使われているわけですから、道路には車がひしめき合い、交通事故大国と言われるほど事故も多発しています。いまは交通事故で亡くなる方は少なくなりましたが、一九七〇年頃には一万七〇〇〇人近くの方たちが毎年事故で亡くなっていました〔「全国の交通事故死者数推移（警察庁統計より）」、『毎日新聞』二〇〇三年一二月二日、参照〕。現在、死亡事故は少なくなったとはいえ、脳に障害を負う方は依然としてたくさんいます。

もちろん、高次脳機能障害の原因は交通事故だけではありません。過労による脳卒中などの病気や労働災害、暴力行為、医療事故もその原因となります。したがって高次脳機能障害の多くは、社会的要因によってもたらされた被災や被害の結果ではないかと考えています。そういう人に対して、日本では医療やリハビリがきちんと確立されてこなかった。これは、社会保障制度や医療制度上の欠陥でしょう。その結果、障害を負った本人や家族には、自助努力や諦めることしか残されていないのが現実です。

話を戻すと、祇園で事故を起こした青年は、おそらくこれまでそういう障害について治療やアドバイスを受けてこなかったのではないか。そのために、最初の車にぶつかったとき、一種のパニック状態になり、高次脳機能障害特有の「脱抑制」に陥り突っ走ってしまったのではないか、と私は考えています。

もう一つの亀岡の事故に関しては、怪我をした小学生のなかに、受傷直後意識障害をきたした子どもたちが何人かいます。その子どもたちの場合、将来何らかの脳の障害を負っていく可能性があります。実際私のクリニックには、小児期の脳損傷で障害を負った学童期の児童や、子どもの頃に障害を負い成人してから精神状態が不安定になったと訴えて訪ねてくる方もいます。交通事故の被害に遇ったその子たちは、おそらく障害を一生抱えていくことになります。ところが現実には、そうした社会的にもたらされた障害、病気を抱えてしまった子どもたちを、責任をもってフォローしていく教育もなければ医療もありません。これからの人生の節目節目において、重い十字架を本人や家族のみで背負いつづけることになるのです。

我が国は世界的にみて、医療上の技術面でも制度面でも優れたところは多々あります。しかしそこで見失われてしまっている分野も、まだまだ残っています。そうした谷間で苦しんでいる人がたくさんいます。その人たちが、苦しみを抱えたまま社会生活を営んでいけば、また新たな問題が引き起こされます。私が携わっているのは、医療のなかのほんの小さな分野ですが、一つを取ってもこういう社会的な問題に突き当たるわけです。私自身、日々起こっている社会事象に対する一医師としての意見を発信していかなければならないと常々考えています〔山口研一郎「〈論点〉高次脳機能障害――支援と社会の理解必要」、『読売新聞』二〇一二年七月一三日、参照〕。

医療・医学は、社会総体を巻き込み、社会総体と関係していく科学の一分野です。今回のテーマは、とくに先端医療をめぐって、いま私たちに何が問題として問われているのかについてお話しします。

一 三・一一と「いのち」

私たちは、「いのち」とは何か、生きるとは何かをふだん考えながら暮らしているわけではありません。そんなことを毎日深刻に考えると、疲れきって生きていくこともつらくなってしまうでしょう。しかし、もし私たちが住む社会に何か具体的な課題が提示されて多少なりとも自分の身に降りかかってくれば考えざるをえません。

私は脳死・臓器移植に関心をもちつづけています。二〇〇九年七月に改定臓器移植法が成立して、以降国内での臓器移植の数が急増しましたが、そのほとんどが本人の意思表示のない、家族同意での臓器提供です。ここに「いのち」の問題が浮かび上がってきます。

私たちの「いのち」は、本来一人ひとり独立しています。自分の「いのち」は自分の「いのち」、他の人の「いのち」は他の人の「いのち」です。ですから、当然他の人の「いのち」を侵害することはできませんし、自分自身の「いのち」のなかで一生を完結していくことが当たり前の考え方だったのです。そのことによって社会的な秩序も人と人との関係も保たれていたはずです。ところが、他の人の臓器によって自分が生き長らえる、他の人の「いのち」を侵害して自分の「いのち」を助ける脳死・臓器移植が、法律に基づいて当たり前のことになったのです。

この問題について、二〇〇八年の「現代社会史」の連続講義で、自民党衆議院議員の河野太郎氏と討論しました。彼は、困っている人がいるのだから助ければいい、私も親父(河野洋平氏)が苦しんでいたから自分の肝臓の一部を生体移植した、と淡々と話されました。そこには何のわだかまりも迷いもありません。しかし、政治家だったら、日本の国民のこれから先のものの考え方、生き方に対しても責任があるのではないか、脳死・臓器移植という他人の「いのち」をもらって生きていくという考え方が、今後の日本社会のあり方にどのような影響を与えるのか、政治家として問うべきである、と私は河野氏に直接伝えましたし、いまもそう思いつづけています〔高草木光一編『「いのち」から現代世界を考える』岩波書店、二〇〇九年、参照〕。改定法案に賛否を投じた国会議員は、全員そうしたことを考えたうえでの投票であるべきでしたが、後になってから、審議が曖昧であったとか、審議されなかった問題が残っていたとか、ボロボロと疑問点が出てきて、いかにいい加減に改定法が成立したかがわかります。

実は、今回の福島における原発事故の問題もこれと似ているところがあり、また別の意味で「いのち」について考えさせられる出来事でした。原子力や核は、人間の科学技術では制御不能であるにもかかわらず、原子力発電所を日本は国土に五四基もつくってしまった。トラブルやアクシデントがあると原発反対の声が出てきますが、原発によって社会生活上の恩恵に与っているので止めるわけにはいかないという声がいまだに根強いのが現実です。私たちは「いのち」と引き換えに、「いのち」を人質にして何とか生活を維持している状況です。原発がいつ爆発するか、ビクビクしながら生活している。少しばかりエネルギー効率がいいからとその恩恵に与ることが、果たして幸せなのかどうか考えなくてはいけない。三・一一は「いのち」の問題を根本から問い直す機会でもあったと思うのです。

もう一つ考えるのは、原田正純先生の発言です。原田先生は、二〇一〇年の「現代社会史」の講義に参加されていますが〔高草木光一編『一九六〇年代　未来へつづく思想』岩波書店、二〇一一年、参照〕、東日本大震災後朝日新聞にインタビュー記事が掲載されました。

ぼくは専門家の存在そのものを否定するわけじゃない。でも「何が専門家なのか」があいまいだと言いたい。いわゆる「専門家」(学者)の言うことだけをうのみにすると危ない。魚の専門家は誰か。大学にもいるだろうが、水俣の海で毎日魚を取って暮らす漁師も専門家です。……水俣病は、社会的、経済的、政治的な側面があるきわめて複合的、総合的な事件です。それを「病気だから」と医学者に丸投げしてしまった。だからいまだに解決できない。〔原田正純「教訓生きなかった福島原発の事故――専門家とは誰か」、『朝日新聞』二〇一一年五月二五日〕

一九五〇年代から延々五〇年以上にわたって、日本は水俣問題を抱えてきたが、それを一切教訓化できなかったのではないか。教訓化できなかった一つの大きな原因は、専門家の無責任にあると原田先生は言っているわけです。

私も同じように考えます。ドイツにおいて「ナチス」の問題があったように、日本も戦時中の「七三一部隊」の問題を抱えています。日本は戦時中、ドイツよりさらに組織的で大規模な「医学実験」、「医学犯罪」を行なって、三〇〇〇人余りのアジアの人たちを犠牲にしてしまった歴史をもっています。本来は、戦後、医師のみならず、科学者、政治家がこぞって七三一部隊について総点検すべきだったのです。ところが、それどころか、七三一部隊は存在しなかったという主張まで出てくる始末です。ドイツでもしアウシュヴィッツがなかったと言ったら、厳罰に処せられるはずです。いまでも中国のハルビン近郊の平房《ピンファン》には、七三一部隊の建物の一部が残されていますし、その当時使われた実験室も保存されています。否定しようにも否定できない現実があるにもかかわらず、事実を曖昧にし、誰も責任を取らないまま今日に至っているのです。

その後、戦後の日本でどのような社会問題が起こってきたか、枚挙に暇《いとま》もありません。原田先生が「水俣」とともにライフワークとして取り組まれた「三池」の問題は、一九六三年一一月の三池三川鉱の炭じん大爆発で始まります。坑内に閉じ込められた人たちのうち、四五八名が亡くなり、八三九名が一酸化炭素中毒を生じるという大惨事でした。原田先生をはじめとする少数の人たちは、これは人災であるとして原因を追及しますが、その当時の多くの学者たちは、これはたまたま起こった自然災害だとして会社の責任を免れさせようとしました。また、「一酸化炭素中毒では後遺症は生じない」として、脳が低酸素状態に置かれたことによって生じる「高次脳機能障害」を否定し、治療やリハビリを妨害したのです。

一九八〇年代になると「薬害エイズ」問題が起こります。この薬害エイズ問題は、血友病の患者さんたちが血友病に有効とされる血液製剤を自ら打つことによってエイズに感染したというような単純な問題ではありません。厚生省は、当然ながら血友病に対する血液製剤が安全かどうかを検討する義務を負っており、そこに血液学の安部英氏も名前を連ねていました。また、当時の国立予防衛生研究所、現在の国立感染症研究所が、感染症への対策と同時に血液製剤に対してチェックをする研究機関でした。血液製剤を製造したのは、いまは名称が変わりましたが、当時はミドリ十字という製薬企業です。ですから、厚生省と国立予防衛生研究所とミドリ十字の三者が一体となって血友病の患者さんに対し血液製剤を使用したわけです。

ミドリ十字が入手していた血液は、ほとんどアメリカから輸入したものでした。アメリカは日本と違って売血制度がまだ残っていて、当時いろいろな人たちが自分の血液を売っていました。一九八一年頃の段階から、ミドリ十字の非加熱血液製剤にはエイズウイルスが混入していることが疑われていたにもかかわらず、その後八〇年代終わりまで使いつづけているのです。それを厚生省も認可し、国立予防衛生研究所も「国家検定之証」という許可の判を押しています。一連の過程には数多くの専門家がかかわったのです。

「脳死・臓器移植」の問題もこの間に始まっています。また、「生殖医療」の問題もこの間クローズアップされてきました。しかし、どちらについても、専門家と言われる人たちが明確な意見を表明せず、無責任でありつづけました。専門家が専門家としての本来の役割を果たしませんでした。原田先生に言わせれば、常に慎重な立場の少数派がいるのですが、権力によって抑えられ、マスコミからは無視され、そうした意見が聞こえてこなかったのです。

では、私たちはどうしたらいいのか。結局私たちが自らの頭で考えざるをえなくなる。専門家に任せておくのではなく、私たち自身の頭で考えることが、いま問われているのだろうと思います。私たちは、自らの「生き死に」の問題について専門家に頼りすぎてしまっていたのではないか。専門家が「こういう生き方でいいですよ」と言うことを真に受けて、それで安心して暮らしていた。ところが三・一一で福島原発事故が起こると、専門家に任せておいたらとんでもないことになることがわかった。それがある意味では、三・一一の大きな教訓だと思います。

京都精華大学学長を務められた分子生物学者の柴谷篤弘先生は、科学技術と民主主義の関係について次のように述べています。

しかしいまや、政治的・社会的決定は、技術的な問題の決定——ある新しい技術を、国家や社会が現実に使用することを、認めるか認めないか、の二者択一の形をとりやすいのです。政府や企業など、新しい技術の採用・推進によって利益を得やすい集団は、それならば、一群の科学技術者を味方につけておけば、自分たちの希望通りの政治的決定が実現されやすいと期待するようになります。……つまり、社会・政治の問題は、科学技術の問題に変換されてしまうのです。科学技術は一般民衆を政治的に無力化してしまい、したがって民主主義とは名ばかりの、技術官僚政治、科学管理社会が現前することになりやすいのです。

……一般民衆は、科学技術に対して一種の麻薬中毒のような状態になっていて、問題の技術の実施か、原始への逆もどりか(あるいは国家の弱体化か)、というような二者択一めいた脅迫をうけることになりやすいのです。そのような脅迫は通常極端な誇張か、それともまるでうそのことが多いのですが、そういわれると、人民の側は適当な(しかし正確な)表現でそれに批判をかえすことが大変困難になってしまいます。〔柴谷篤弘『科学批判から差別批判へ』明石書店、一九九一年、二一—二二頁〕

権力が科学技術を一般の人たちに浸透させるときに、どういう「ものいい」をするのかを書いています。これは二〇年以上前に書かれた文章ですが、いまの原発問題の本質を言い当てていると思います。柴谷先生は、政府や科学者になぜ騙されるのかを力説しています。一般の人々は、細かなデータや知識はもち合わせていません。それを見越して、危機感が煽《あお》り立てられるのです。原発再稼働推進の論理はまさにそのようなものでした。電気が足りなくなる、日本経済がダメになる、原始社会に戻るつもりか、という脅迫です。

ほんとうに原発がないと電気は足りないのか、日本経済もダメになって私たちの生活が成り立たなくなるのか、実は何も検証されてはいません。しかし、科学者や政治家がそのように言うと、国民も流されてしまいがちです。電気が多少足りなくなるというのなら、一度そういう生活に戻ってみてもいいのではないか。一〇%電気が足りなくなると日本社会はどうなるのか、どう生活を変えなくてはいけないのか、考えてみたらいいと思います。夏場に震えてしまうくらい冷房を利かせていた慣習をやめるよい機会だとも思います。日本人はこれまで暑い夏でも冷房の利いた部屋で汗水垂らして働いていたわけですが、世界を見渡せば、夏場には涼しいところに長期間バカンスに出かけて楽しんでいる人たちがたくさんいます。そういう生き方を試してみることもできるはずです。

花園大学教授の社会学者八木晃介先生は、「専門家に任せるな」ということを、「優生思想」に関して述べています。近年台頭しつつある「新優生学」は、すでに生まれた方、障害のある方の命を一方的に奪い取ってしまうというようなものでは必ずしもありません。ナチス時代の上からの抑圧的、強制的政策としての古い優生学に対して、新しい優生学は国民のなかから自然に湧き出てくる、「内なる優生思想」という言葉を八木先生は使っています。

社会学者G・アベルズは、社会と科学との関連における変化をとらえる時に、〞サイエンス・ガバナンス〞をキーワードにすべきだと主張しています。〞サイエンス・ガバナンス〞の概念は〈科学の公共的理解〉という古典的なアプローチを不十分であると批判するのですが、それはこの古典的アプローチが公衆の無知をテクノロジーにかかわる葛藤の主因とみなし、テクノロジーの評価はエキスパートによってなされるべきだとする考えに立脚しているからです。〞サイエンス・ガバナンス〞の観点によれば、技術評価のあたらしい評価はさまざまな社会運動家の参加をえて推進されるべきだということになります。あたらしい形態の市民参加による専門性の民主化、それが〞サイエンス・ガバナンス〞の中心課題になります。私個人としては、科学とテクノロジーの社会学的な研究をつうじて生命倫理学的な論争を人びとの日常生活場面にひきずりおろすこと、そしてそのような日常生活場面における〞社会意識としての優生観念〞をひとつひとつ点検しなおしていくこと、これこそが〞サイエンス・ガバナンス〞の私自身の私的領域における実践になるのではないかとかんがえています。〔八木晃介「出生前診断と優生学」、『人権教育研究』花園大学人権教育研究センター、二〇号、二〇一二年三月、一一七頁〕

この部分だけでは主張点がはっきりしないかもしれませんが、専門家に任せきりにしてしまうとどんでもないことがどんどん進行してしまう、いつの間にか一般の人たちが巻き込まれることになる、だから主導権を一般民衆の側に取り戻さなければならない、ということです。優生思想にしろ、脳死・臓器移植にしろ、もちろん原発問題も、すべて私たち自身に関わってくる問題です。私たちの側で一つひとつ点検し直していくこと、つまり「サイエンス・ガバナンス」を取り戻していくことが必要になってきます。

もう一つ私が感じることをお話しします。いま原発事故によって周辺地域の人たちは生活面でも人間関係の面でも危機的な状況を迎えています。一般の人たちが危機に陥ったときこそ、権力をもつ側にとっては絶好の機会であるということです。権力側には、当然企業や政治家、学者も含まれます。

原爆が落とされた後、広島でも長崎でも「原爆傷害調査委員会(ABCC: Atomic Bomb Casualty Commission)」という被爆者の実態調査をする米国の機関ができました。原爆被害を受けた人たちがその後どういう経過をたどって死に至るのかを調査研究するのです。ＡＢＣＣの方針は「治療を受けさせない」ことでした。治療をせずに被爆者が死に至る過程を観察していたのです。私は長崎出身ですので、学童期には長崎市の中心部にＡＢＣＣの大きな建物があったことを知っています。そこへ行けば何をされるかわからないとみんな恐れていましたが、厚生省もバックアップしていましたし、行かないと罰せられるというので、被爆者の方は恐る恐る出かけていったわけです。

被爆問題を精力的に研究された芝田進午先生は、ＡＢＣＣの実態を克明に見ていくと、広島と長崎への原爆投下は被爆実験だったのではないかと推測しています。戦争終結のためには別に原爆を使う必要はなかった。大量の被験者を合法的につくりだす医学実験、医学犯罪だと考えられるというのです。

「薬害エイズ」もそのように推測できる余地があります。さきほど述べたように、血液製剤にエイズウイルスが混入していることがわかっているにもかかわらず、そのまま一〇年近く使いつづけているのです。こうした推測を補強する事実として、七三一部隊との関係が挙げられます。当時国会でも問題になりましたが、血液製剤を製造していたミドリ十字は、七三一部隊に属した人たちが戦後つくった会社です。七三一部隊における人体実験などの成果を、戦後は企業活動に活かしていきました。また、血液製剤をチェックする機関である国立予防衛生研究所は、七三一部隊の人たちが君臨していた組織です。歴代の所長は初代から八代まで見事なくらい七三一部隊の出身者が名前を連ねています。

彼らは、戦時中に人体実験を行なって大きな「研究成果」を挙げています。人体実験の責任はＧＨＱ（連合国軍総司令部）との取引で免責されましたから、彼らは戦後その成果をもって表舞台に返り咲くことになります。つまり、彼らは反省する機会をまったくもたなかった。だから、人脈も手法もそのまま残ってしまった。血友病の患者さんたちが血液製剤を使えばエイズにかかることを知りながら、というよりも知っていたからこそ使いつづけた。エイズ感染が拡大すれば、その人たちを対象にして研究ができる。そして、エイズ治療薬開発への道筋を切り開いた。こういうストーリーを描けば、ＡＢＣＣの原爆後遺症の研究とまったく同じです。一般の国民が何らかの被害を被った後、その調査や検査を名目に、学者や企業、さらには政府が恩恵に与るという構図が戦後の日本にできてしまったのではないかという疑いを拭い去ることができません。

原発事故は、もちろん誰かがわざと起こしたわけではありませんが、この事故が利権を生んでいることは確かでしょう。既に福島県汚染地域の「除染」ビジネスに大手のゼネコン各社が乗り出し、一兆円もの税金を手にしているとされています。しかも実際に「除染」作業に従事している人の多くは汚染現地の人々とのことです（松井英介「〈検証〉『低線量』内部被曝と健康」、『月刊保団連』全国保険医団体連合会、二〇一二年七・八月号、参照）。さらにまた、厚生労働省は東北大学に「復興予算」と称してかなりの研究予算を注ぎ込んでいます。原発事故で被曝した人たちの実態調査を始めることが目的です。対策のためには調査が必要であることは言うまでもありませんが、こうした実態調査は被曝者を一生調査対象にするということです。ＡＢＣＣや薬害エイズとの関連で考えれば、今回の原発事故で、「御用学者」には合法的な調査の機会がつくられたと言ってもいい。救済の手を差し伸べるというポーズをとりながら、被曝者をモルモット代わりに使う可能性も否定できないと思います。原発反対集会の様子を写したスナップ写真に、「私たちはモルモットにはならない」と書いたプラカードをもって会場で発言する方々がいました。おそらく一部の人たちは敏感に事態を捉えているのだろうと思います。

二　出生前診断による「いのち」の選択

ここで、「出生前診断」の問題、及び生まれたあとの「遺伝子診断」の問題について提起をさせていただきたい。「予防医学」という分野がいまどんな問題を抱えているのか、考えてみたいと思います。

関西では、NHK大阪放送局制作の「かんさい熱視線」という番組があります。本年(二〇一二年)四月二〇日の番組で、出生前診断を受けて出産するか人工妊娠中絶するかを迫られているMさん夫妻の問題が取り上げられていました。二〇代後半の妻は、二分脊椎という病気をもっています。生まれつき脊髄の神経の一部が外に飛び出してしまう病気です。脊髄が侵されますので、脚が不自由になります。Mさんは歩くときには義足をつけ、また、排尿、排便も不自由です。先天的な病気で、遺伝的要因が否定できないと言われています。

Mさんは、そういう自身の状態を不自由だとは言いません。ただ、そのために「いじめ」の対象になったのが辛かったと言います。そして、二〇代後半まで生きて結婚し妊娠した。Mさんのお母さんはインタビューに答えて、「私のような苦労を娘にさせたくない」、「もう私だけでたくさんだ」と言います。

二分脊椎は家族性があると考えられていることから、Mさんは大阪市内の出生前診断を専門にしている産婦人科クリニックに行き、エコー検査を受けます。いま産婦人科では、妊娠したらエコー検査を行なうのは普通のことになっています。胎児がちゃんと育っているか、正常に動いているかを確かめる検査です。まさか自分の子どもは二分脊椎ではないだろうとMさんは思っていましたが、エコー検査の結果、お腹の子どもも二分脊椎であることがわかります。そのとき妊娠二一週目を過ぎていました。「母体保護法」により二二週目までしか人工妊娠中絶はできません。あと一〇日のうちに、産むか産まないか結論を出さざるをえなくなりました。

ここで、法制度について簡単に説明しておきます。一九四八年に戦前の「国民優生法(断種法)」(一九四〇年成立)が見直されてできた「優生保護法」では、本人または配偶者に「遺伝性精神病又は遺伝性精神薄弱」のある場合には中絶が認められていました(一四条)。一九七二年、胎児に重度の精神的、身体的疾患がある場合には中絶を認める「胎児条項」の入った改定案が提出されましたが、女性や障害者団体の強い反対運動により廃案となっています。一九九六年にできた現在の「母体保護法」では、胎児の異常は中絶の理由にはなりません。「身体的又は経済的理由」により母体の健康を害するおそれがある場合、あるいは暴力行為による妊娠という特殊な事情に限って中絶を認めています。ですからこのご夫婦の場合も、子どもの異常を理由に中絶することは法律的にはできないのですが、現実には「身体的又は経済的理由」が拡大解釈されて、妊娠二二週未満であれば中絶は可能とされているのです。その結果最近の調査(三三〇施設対象)では、「障害」が理由の中絶が一九九五―九九年の約三〇〇〇件に対し、二〇〇五―〇九年の約六〇〇〇件と、二倍になっています(『朝日新聞』二〇一二年四月五日)。

ともかく、Mさん夫妻は二者択一を迫られます。産むか、中絶するか。夫妻、妻の母、夫の父母の五人で家族会議を開きます。夫の父母は、「無責任に産みなさいとは言えない」と中絶を勧めます。妻の母も、さきほど紹介したような理由で出産を勧めることはどうしてもできません。

ここでクリニック院長の夫《ぶ》律子医師が登場します。彼女は出生前診断を専門にする産婦人科の医師ですから、このケースでは中絶を勧めるのかと思ったら、実は中絶には反対の立場で産むことを勧めたい、ただしこれは二人の問題だから、ご夫妻に対して「二人で決めなさい」と伝える。胎児に異常があった場合八割の人は中絶をする、ただ中絶した妻の多くは「うつ」になってしまう、という情報を与えて、ご夫妻の決断に任せるわけです。

ご夫婦での話し合いになると、夫はぜひ産んで欲しいと言う。Mさんはそう言われて嬉しく思いつつ、お父さん、お母さんに元気な赤ちゃんを抱かせてあげられないのが悔しい、申し訳ない、という言い方をする。「二七年間この病気で過ごしてきて」正直産みたいという気持ちはありながら、周りの人のことを思うと決断できない。Mさんは、「おなかの子と一緒に死にたい」、「死にたいと思う母から生まれてくる子は不幸」と思うところまで追いつめられます。結局、夫婦で話し合っても決められず、今度は夫律子医師の提案で、実際に中絶を担当する別の病院の医師が家族一同を集めて、二二週目の人工妊娠中絶について図入りでレクチャーします。それを聞いていたMさんは突然卒倒してしまいます。その様子を見ていた夫の母が「M子ちゃん産もう！」とMさんを強く抱きしめ、妻はやっと決心がつく。そして出産を迎えます。

出生前すでに診断がついていたとおり、生まれてきたお子さんは二分脊椎でした。母親になったMさんは、産まれてきた赤ちゃんに頬ずりしながら、「ごめんね、ごめんね」と言いつづけます。一時は中絶に気持ちが傾いてしまったことに対する謝罪、あるいは障害をもった子どもとして産んでしまったことに対する謝罪、その他にもいろいろな意味が込められた「ごめんね」だったと思います。

出生前診断のもつ問題性、深刻性を突きつけられた思いがします。本来出産は誰もが喜んで迎える出来事でしょうが、その過程でいろいろな苦悩がつきまといます。結果的にMさんは産むという選択をしましたが、もし彼女が中絶という選択をしたとしても誰も非難はできないでしょう。しかしその子が中絶されたら、やはり一つの「いのち」を奪ったことになる。二二週目といったら母親のお腹のなかで動いています。二分脊椎をもっていたとしても、Mさん自身が結婚して妊娠もしているように、不自由ながらも自立した生活を送ることはできます。そういう「いのち」を絶つことが中絶なのです。さきほど紹介した八木晃介先生の「出生前診断と優生学」という論文には、こう書いてあります。「出生前診断の結果、「問題あり」と宣告されて中絶する人はあきらかに優生思想をともなう出生前〝淘汰〟の実施者です」（八木、前掲論文、一〇七頁）。

ナチスの医学の残虐性には敏感に反応したとしても、日常的にはナチスと同じように優生思想に加担することを誰もがやりかねないのではないか、と八木先生は問うています。一人ひとりの優生思想的な行為が、全体化、社会化することを恐れているのです。「個人〔マイノリティ〕の〝選択〟がマジョリティの〝選択〟になりつつある」〔同論文、一一八頁〕とも表現しています。私たちは優生思想や優生政策について、国家が一般民衆に対して強制するものとイメージしがちですが、現代においては個人の自由な権利に基づいて、それがなされている。これを、国家的な優生学に対して、「人間の顔をした優生学」と呼んでいます。

障害者の人たちをガス室に送った、目を背けたくなるような野蛮な優生学から、「人間の顔をした優生学」への転換を可能にさせたものは何だったのか。八木先生は「人類遺伝学＝人間発生学、遺伝子工学」を挙げていますが、私はその二つをまとめて「生殖医療」と言ってもいいだろうと思います。生殖医療の発展によって、かつては多くの人たちが抵抗感をもっていたことが、ごく当たり前の普通の行為になってしまった。私たちはそういう時代に生きています。厳しい、危ない時代です。だからこそ一人ひとりが、「いのち」とは何か、生きるとは何かを真剣に考えていかなくてはいけないと思うのです。

三　予防医学と遺伝子検査

「健康の医学」、「予防医学」について考えてみましょう。健康であるための医学、病気にならないための医学です。昔は、健康な生活をするための体質改善、「生活習慣」や「食生活」の工夫が盛んに叫ばれました。本来の予防医学は、こうすれば病気に罹らずに天寿を全うできる、というソフトなものでした。そんな予防医学ならば、殊更に否定することはありません。

ところが、現在の「予防医学」に対して、私は懐疑的になっています。「健康増進法」という法律が二〇〇二年七月に成立し翌年に施行されました。これは、健康であることの義務を国民に対して謳った法律です。既に二〇〇〇年頃より全国レベルで二〇一〇年を目標に「二一世紀における国民健康づくり運動」＝「健康日本21」が展開されました。その基本方針は、①一次予防の重視、②健康づくり支援のための環境整備、③目標の設定と評価、④多様な実施主体による連携のとれた効果的な運動の推進、の四項目です。また目標設定の対象は、①栄養・食生活、②身体活動・運動、③休養・こころの健康づくり、④たばこ、⑤アルコール、⑥歯の健康、⑦糖尿病、⑧循環器病、⑨癌、の九課題です。健康増進法は「健康日本21」という名の「健康増進計画」を法的に裏付けるものであり、健康であることは自分自身の責務だということになりました。ちょうどその頃「自己責任」という言葉が流行りました。病気をするのは本人の責任であり、食生活や生活習慣が悪いからだと言われ出したのです。

さらに二〇〇八年四月、「メタボリックシンドローム(内臓脂肪症候群)」キャンペーンが始まりました。体重は何キロ以下、腹囲は何センチ以下と、何の科学的根拠もない数字を出し、それを上回っている人は保健指導を受けなさい、年に一回は必ず健診を受けなさい、というキャンペーンです。それがなかば義務化されてきています。いま健診を受けている人が大阪府下で三十数%います。国の一応の目標は七〇%です。また、メタボと診断された人の指導実施率の目標は四五%です。もしこれらの目標に達しなければ、保険者が支払う後期高齢者の医療費の支援金が一〇%近く加算されるペナルティが科せられます。果たしてこれがいいことなのかどうか。そもそもメタボリックシンドロームという概念そのものについても多くの反論が寄せられています。ガリガリに痩せている人よりもちょっと太っている人のほうが健康だと考える医師もいます。別に太っているから悪いわけではないし、不健康と決めつけることはできません。お相撲さんはみな病気もちで若死にしているのでしょうか。しかし、メタボリックシンドローム・キャンペーンにおいては、痩せることが強要されることになります。

メタボリックシンドロームにはいくつか診断基準がありますが、その必須項目が腹囲です。男性が八五センチ以上、女性が九〇センチ以上です。ところがアメリカ人の場合、男性は一〇二センチ以上です。日本の八五センチがどう決まったのかは謎です。血液中の中性脂肪の値が一五〇 mg/dl 以上とされていますが、実際に私の患者さんを調べると、元気な人で中性脂肪の値の高い人は結構います。高いのはしっかり食事を摂っているからとも言えますから、この数値にも根拠があるわけではありません。メタボリックシンドロームという概念ができる過程で、大阪大学医学部名誉教授の松澤佑次先生を委員長とする「メタボリックシンドローム診断基準検討委員会」に薬剤会社より十数億円に及ぶ多額の寄付がされています〔『読売新聞』二〇〇八年三月三〇日、参照〕。中性脂肪の上限値を一五〇にするか一六〇にするか、単なる一〇だけの違いで薬剤の売れ行きが倍くらい違ってくるでしょう。そういう力学が働いているということです。いまになって、どうも腹囲はちょっと辛すぎたのではないか、中性脂肪値はもう少し高めでもいいのではないか、と言われ出しています。

近年、企業健診や市民健診でも盛んに行なわれるようになった「脳ドック」にも様々な問題があります。これは私がずいぶん前から警告していることです〔山口研一郎『脳ドックは安全か――予防手術の現状』小学館、一九九九年、及び『脳受難の時代――現代医学・技術により蹂躙《じゅうりん》される私たちの脳』御茶の水書房、二〇〇四年、参照〕。脳の予防健診の一つに、認知症のテストをして、将来認知症になりやすいかどうかを判断するものがあります。時に性格テストも加わります。会社員として、あるいは将来管理職としてやっていけるかどうかの人事管理的な予測を、「脳ドック」と称して行なっているのです。脳ドックの結果は本人だけではなく、会社の人事課や上層部にも伝えられます。会社の予防健診は会社が費用を出しているわけですから、その結果を会社が管理する権利があるとされるのです。

いま最新の医療機器により、脳のなかを細かく見ることができます。脳ドックを受けると、脳のなかを走っている血管の状態がよくわかります。脳の動脈に瘤状の動脈瘤が発見されることもあります。脳動脈瘤は破裂すると「クモ膜下出血」の原因になるので、脳ドックを受けた結果として、動脈瘤の除去手術が提案されることになります。私のところにも、市民健診や会社の健診で動脈瘤が見つかって手術を勧められているがどうしたらよいかという相談がよくもち込まれます。私は、基本的には「やめておきましょう」と言います。動脈瘤が見つかったからといって、すべてが破裂するわけではありません。必ずしも将来「クモ膜下出血」になるわけではない。統計的には脳動脈瘤の保有者一〇〇人の内一人だけが破裂すると言われています。破裂しない可能性のほうが圧倒的に高いわけです。

脳動脈瘤の手術は、頭皮を開き、頭の骨をはずし、脳をさらけ出し、脳内の血管を露出させて、動脈瘤という血管の瘤を金属のクリップで挟む手術です。そういう手術を三、四時間全身麻酔をかけて行なった後、その方がどういう状態になるか。特に不自由なく健康に生活する人が多いことは確かなのですが、私の目から見るとその一部が何らかのハンディを負うことになります。手足が麻痺したり、言語障害が起こったり、精神症状が生じたり、ひどい場合は寝たきりや亡くなってしまう方もいます。手術上のリスクが高いのです。

たとえば、どこか皮膚にいぼが見つかったとしたら、持っていて気になるし、将来悪いものになるかもしれないからと切除するのは構わないと思いますが、脳動脈瘤の手術はそう簡単にやるべきことではありません。ところがそれを見つけた医者は、見つけたからには明日にでもやりましょうという態度に出ます。だから何の精神的な準備もないまま手術を受ける羽目になることもあります。ひどい場合は、事前に家族との面会もないまま手術が行なわれてしまうことすらあるわけです。その手術が成功すればいいですが、意識が回復しない、あるいは亡くなってしまうという状況になったら、面会もできなかった家族は泣くに泣けないでしょう。そういうことが脳ドックでは起こりうるのです。年間五〇〇〇名近くの方が未破裂脳動脈瘤の予防手術を受けています〔UCAS Japan 事務局「日本未破裂脳動脈瘤悉皆《しっかい》調査の現況　中間報告I」、『脳神経外科ジャーナル』一一巻四号、二〇〇二年四月、参照〕。

私は、予防医学全般について反対しているわけではありません。本人との話し合いのもとでの体質改善や食事改善による予防であれば問題ありませんし、お酒の飲み過ぎや煙草の吸い過ぎに一定のセーブをかけることも構わない。予防手術を受けて動脈瘤がなくなり、その後安泰に暮らしている人もいますから、ご本人や家族が十分に理解し納得したうえで手術を受けるのであればいいと思います。しかし医療現場はそういうわけにいかない。医者は職業柄、患者さんの将来や生死にかかわる治療を選択する「生殺与奪権」をもっています。医師の説明次第で、どんな方向にも誘導できる。その点を十分に意識していなければなりません。

「遺伝子診断」が「予防医学」に応用されたらどうなるのか。アメリカではいま予防医学の一環として日常的に行なわれています。おそらく日本でも早晩普及するでしょう。

二〇〇〇年代のはじめにヒトの全遺伝子が解明されました。正常な遺伝情報が解析された結果、遺伝子の欠陥による病気が五〇〇〇種くらいあるとされています。現在様々な病因遺伝子が見つかっています。ハンチントン病については、遺伝子を解析すれば一〇〇％診断できます。この病気は三〇代、四〇代にならないと発症しません。その発症の可能性の診断を一〇代くらいのうちにやってしまう。つまり、二〇年先、三〇年先の病気の診断がついてしまうことになります。これが人の一生にどういう意味をもつのか。

二〇一一年の六月初旬に放映されたNHKの「クローズアップ現代」では、遺伝子診断により二〇年後にハンチントン病になることが分かったときの心構えについて、カウンセリングを確立していくことが必要だというのが結論でした。いくらカウンセリングが確立されたからといって、二〇年後にハンチントン病になると宣告される必要があるのでしょうか。この病気は、いまのところ治療法がない「不治の病」です。「知らぬが仏」と言われますが、「不幸」を前倒しで抱え込む必要はないと私は思います。アメリカでは、遺伝子を調べることが就職や保険加入の際に奨励されています。保険に加入するときに、何らかの病気の遺伝子をもっている人は月々支払う保険料が高くなりますし、遺伝子検査はさまざまな差別を生じさせます。ウィスコンシン州では一九九一年に「遺伝子差別保護法」がつくられましたが、遺伝子による差別を問題にする前に、遺伝子検査自体の是非について議論するべきです。

従来「出生前診断」と言うとエコーや羊水チェックが多く行なわれたのですが、いまでは妊娠一〇週以降の妊婦の血液中に含まれる胎児のDNA検査で、胎児がダウン症かどうか、九九％の確率でわかるようになりました。羊水チェックのような流産の危険性もなく、より安全に「気軽に」実施可能とされています。妊娠の比較的初期であることから、人工妊娠中絶の増加にもつながるでしょう。さらに体外受精下での着床前染色体・遺伝子診断になると、ほぼ一〇〇％受精卵の異常がわかります。将来的には生まれてくる子どもの性格までわかるようになるかもしれません。しかも着床前にわかるわけですから、その段階で受精卵を処分しても罪意識をもつ人はほとんどいないでしょう。

家族性がん遺伝子についても奇妙な方向に影響が及んでいます。イギリスの三姉妹が乳がん遺伝子保有の指摘を受けて、三人とも乳房、子宮、卵巣を切除してしまったのです。がんの遺伝子が発見されたので、がんになりそうな部位やがんの成長を促進しやすい部位をあらかじめ取ってしまえばいい、という実に単純な発想です。がんは全身的な病ですから、部分的に臓器を取り除くことでがんの発症を未然に防ぐことは難しいでしょう。ともかく、遺伝子診断をすることによって、今後このようなことが頻繁に起こってくる可能性があります。

アメリカ大統領生命倫理評議会議長を務めたレオン・カスは、哲学者バートランド・ラッセルの考えを敷衍して、「技術的人道主義はゆっくりと煮立ってゆく風呂のようなもので、いつ悲鳴をあげたらいいのかわからない」〔レオン・R・カス『生命操作は人を幸せにするのか——蝕まれる人間の未来』原著二〇〇二年。堤理華訳、日本教文社、二〇〇五年、一七六頁〕と言っています。これまで述べてきたことはみな、「技術的人道主義」に当てはまります。重度の病気をもっている胎児を中絶したり、将来の病気を予測してあらかじめその部位を切除したりすることは、あなた自身のためだと迫ってきます。少しずつ煮立ってゆく風呂のようなもので「熱い!」という感覚になりにくいというのです。実は日本にも「茹で蛙」という小咄《こばなし》があります。嘘か本当かわかりませんが、蛙を水の状態から少しずつ温めていくと、蛙はいつまでもじーっとしていて、沸騰してもわからないと言います。一方、沸騰したお湯のなかに蛙を入れれば、パッと飛び跳ねます。煮立っていく風呂も、ゆっくり温めていけば、いつの間にか慣らされ騙されてしまう、ということです。

四　先端医療の落とし穴

二〇一〇年七月に新しい臓器移植法が施行されて以来、全国で脳死・臓器移植が急速に増えています。そのうちのほとんどが家族の同意だけで本人の意思表示のないものです。臓器移植が行なわれるのは、それ以外の方法では助からない人がいるからだということになっていますが、あくまでも表向きの口実であり、そこには医薬品メーカーの力が働いていることを見逃してはなりません。

臓器移植を受けたレシピエントは、自分の身体のなかに異物を入れることになります。当然、免疫が機能して拒絶反応を起こしますから、これを免疫抑制剤で治療しなければなりません。つまり、レシピエントは免疫不全症という新しい病気をもつことになるのです。免疫抑制剤には、リウマチなどの膠原病治療用をはじめ、潰瘍性大腸炎など消化器疾患に対するものなど、多くの種類がありますが、これまでなかなかいい薬ができませんでした。臓器移植が行なわれることによって、いま飛躍的に治療薬が増えています。臓器移植の際のレシピエントは一生免疫抑制剤を使いつづけなければなりませんから、医薬品メーカーからすると、その治療薬を使って長期にわたる研究ができることになります。医薬品メーカーの研究・開発の過程に、臓器移植を受けた患者さんたちが巻き込まれてしまっているのです。「困った子どもさんを助けよう」というのは表向きのキャンペーンに過ぎません。

臓器移植は人間の身体を利用するという発想に基づいています。大阪大学名誉教授(救急医学)の杉本侃《つよし》氏が、臓器移植法が制定される以前の段階で、「今まで脳死は結局心臓死となり焼き場で灰にするしかないわけですね。これを人類の将来のために何か役立てることはできないかという考え方が当然できると思います。その一つとして臓器移植があるというふうに私は理解しております。もっともっとほかの使い道があると思いますが、差し当たっては臓器移植というのが一つの有力な手段であるということは間違いのないことだと思います」(杉本侃「脳死および臓器移植について」、『大阪府医師会医学雑誌』二三四号、一九八八年四・五月合併号、二三頁)と大阪府医師会特別講演会の場で話されたのは、この発想を正直に表していると思います。新しい臓器移植法の趣旨は、当面は難病の患者さんに臓器を提供することですが、おそらく今後は、脳死にかぎらず死体の臓器、組織、細胞を再利用し、商品化していくことになるだろうと私は予想しています。そうした「人体リサイクル」という思想が、「人間」に対する考え方にどういう影響を及ぼしていくのかを考えなくてはいけません。人や人体を「モノ」とする考え方が、私たちの生き方、人と人との関係においてどのように影響していくのかということです。人の身体を再利用することに抵抗のない方もいるかもしれませんが、やはりその弊害を考えておかなければいけないと思います。

ＥＳ（胚性幹）細胞やｉＰＳ（人工多能性幹）細胞の問題もあります。ＥＳ細胞については、受精卵が分割していく過程で、胚盤胞という段階があります。この段階の内部細胞塊が人のいろいろな組織や臓器をつくっていくのですが、その内部細胞塊から得られたＥＳ細胞を培養して人為的に組織や臓器をつくろうというのが再生医療の考え方です。ＥＳ細胞による再生医療を可能にするのが「体外受精」です。体外受精は一見不妊治療のためにあると思われがちです。確かにきっかけはそうかもしれませんが、生殖医療の一環としての体外受精は、単に不妊の夫婦を助けるだけではなく、もっと多くの目的をもっています。

一方、ｉＰＳ細胞の方は、人の体細胞に四種類の遺伝子〔その後一種類ががん化に関係していることが判明し、がん化のない類似遺伝子に変更〕、もしくは化合物を入れることで作製されます。受精卵という生命の芽生えを利用することなく、ＥＳ細胞と同様の万能性を持つ細胞とされています。

再生医療によってどこが利益を得るのでしょうか。再生医療は無限大の宝庫です。人の細胞からどんどん新しい細胞をつくり出して、それがいずれ組織、臓器になったら、医療材料として商品化することができる。一つひとつの小さな細胞が莫大なお金を生みます。無限大の「金のなる木」になる可能性が十分あります。そこに企業が目をつけた。いま地球資源が枯渇している状況のなかで、人の身体が新たな資源になりつつあるということです。人の身体を資源化することは、単に「臓器移植の代替治療に利用できる」、「病気の解明に役立つ」といった便益の観点からのみ考えるべきではないでしょう。「人間の尊厳」に対する影響はないのか、考えなくてはいけません。

遺伝子治療、遺伝子操作は、日々生活している人々に対しての一般的治療法としては確立されていません。受精卵の段階で病因遺伝子を排除して健康な遺伝子だけを残すこと、これが現段階での「遺伝子治療」です。先ほどの二分脊椎のケースで紹介したように、女性たちの多くが妊娠、出産の過程で、出生前診断を受けています。従来は本人に選択権があったはずですが、最近は産婦人科で当たり前の検査となっています。なかでも着床前遺伝子診断の場合、何か病的な遺伝子が見つかったら、「あなたの受精卵にはこういう遺伝子がありますよ」と説明され、「どうしますか」と聞かれる。両親はどうするかを選択しなくてはいけない。障害や病気をもっている人たちがどうしても不利な状況に追いやられる社会では、「私は子宮に戻し産んで育てます」と主張するだけの覚悟をもった方はそう多くはいないでしょう。現実には、「それなら諦めます」となる可能性のほうが高い。

そのようにして受精卵の段階で病気をもった遺伝子が淘汰されていき、それが何世代にもわたってつづいていくと、結果的にどういう問題が起こるでしょうか。人間の遺伝子から病因遺伝子が失われてしまう可能性が十分あります。遺伝子の研究者がいま警告しているのは「遺伝子の多様性の消滅」です。

一つ例を挙げると、赤血球が鎌状になって貧血を引き起こす「鎌状赤血球貧血」という熱帯アフリカ起源の生まれつきの病気があります。鎌状赤血球貧血は遺伝病と言われていますが、その遺伝子は実はマラリアに強いという性質ももっています。単純に説明しますと、人類の歴史のなかで、鎌状赤血球の遺伝子をもった人々は、マラリアが襲ってきたとき、それに打ち克って生き延びてきた。その遺伝子を根絶させてしまうと、将来全世界にマラリアが大流行したときに、人類は滅亡してしまうかもしれないということです。

いま全世界でさまざまな感染症が発生しています。これがさらに大規模に起こる可能性もあります。人類が何万年、何十万年という長い苦闘の歴史を歩んできていまに至っているのは、さまざまな遺伝子をもつことによって、病気や感染症を克服してきたからでしょう。その防御システムがいま「遺伝子環境汚染」によって危うくなっています。

温暖化や放射能など地球環境汚染の問題は多々ありますが、加えて遺伝子の多様性が消滅する遺伝子環境汚染が早晩出現するだろうと言われています。これに対して警告している人はいますが、原発の問題と同じで、少数派であり異端者です。多数派にはなかなかなれません。

二〇〇九年に臓器移植法改定案が国会で審議されたとき、私たちは懸命に反対しましたし、これはたいへんな事態だと言いつづけたわけですが、二年、三年経つと、臓器移植が日本の医療のなかで当たり前のごとく行なわれるようになってきました。ドナーが自殺した人であろうと、事件や事故の被害者であろうと、意思表示のない人であろうと、脳死になったら臓器を誰かにあげることが人道的であるかのような社会的風潮が既にできてしまっています。少しでも異議を唱える人の声はかき消されてしまうような状況です。福島原発事故前は、原発について同様な状況だったのではないでしょうか。物事について何も言えなくなった時、私たちの社会に何が起こるのか、歴史から学ばなくてはなりません。

II 医療現場、戦時医学、医学概論——私の履歴書

一 私の医学の原点、医療の原点

医療とはそもそも何なのか。歴史のなかから医療を考えてみようとすると、必ずしも素晴らしい歴史ばかりではありません。医療はだんだん発展して、かつては不治の病と言われた病気が薬一つで治るようになったといったポジティヴな面だけが強調されますが、よくよく考えてみると、医療や医学は人殺しまで含む犯罪行為に手を染めたこともあります。社会との接点を考え医学を突きつめていくと、ネガティヴな面もあると気づかされてしまう。「現代医療を考える会」という市民と専門家が意見を交換する場を立ち上げて二〇年になりますが、一般市民や専門職の方々から話を聞きながら医療や医学について考えてきました。

私は一九七〇年に長崎大学に入学しましたが、七三年に医学専門課程に入ると、戦時中に医師や研究者として細菌戦部隊に属していた人たちが教授として教壇に立っていました。長崎大学には熱帯医学研究所があります〔一九六七年、風土病研究所から改称〕。いまはアフリカや東南アジアを対象にして熱帯地域の病気について研究していますが、戦時中は東亜風土病研究所〔一九四二年創立〕という名前でした。風土病研究所の研究員は大陸に出て行って研究に携わり、

戦後大学に返り咲いた。戦時中に戦争に加担し、細菌戦部隊の一員だった人が大学や研究所に戻って、教授として私たち学生に講義を行なっていました。

動物学、細菌学、生理学などの講義では、端々に戦時中に行なった研究のことが出てきます。研究する側にとって、研究の目的自体は画期的なものであったのかもしれませんが、その方法は強制的な人体実験ではなかったかとの疑問が湧きました。教授室を訪ねて、その点について確かめたこともありましたが、ほとんどごまかされてしまいました。まだ若い学生のときです。純粋に医学を学んでいこう、人助けをしようと考えていた矢先に、戦時中に人体実験に加担していたような教授に「医学とは何ぞや」と語られても素直には受けとれません。医学は、大学に入る前に考えていたものとは違うのではないかと感じ始めました。それが、その後の医学に対する思いの原点になっています。

医者になって四年目の一九八三年春、先ほどの講義への疑問から一〇年経っています。私は脳神経外科医になっていて、関藤有紀ちゃんという九歳の女の子を担当することになりました。お母さんが運転する車で交通事故に遭い、私が勤務する倉敷中央病院に運ばれてきました。お母さんは膝に傷を負っただけで済みましたが、有紀ちゃんは重傷でした。緊急開頭手術を行ないましたが、一〇日めにはいわゆる「脳死」状態になります。

「脳死」状態との診断の段階で、その後の治療方針について検討することになります。これまで通り積極的治療をつづけるのか、状態を維持するのみの治療に切り替えるのか、という選択を迫られるわけです。そこではご家族の気持ちを最大限尊重することになります。お母さんは、娘をこういう状態にしてしまったのは自分のせいだと、打ちひしがれ自らを強く責めておられました。お母さんにはストレートに話ができないので、お父さんとお話ししました。

お父さんは真言宗のお坊さんでした。「脳死」状態になったことを伝え、「これ以上治療しても助かることは難しいと考えられます。ご家族のお気持ちはどうでしょうか」と問いかけました。それに対し、「この一〇日間の有紀の状態を見ていると、助かることは難しいと感じています。でも妻はこの子を傷つけたことを悔やみつづけています」と語られたうえで、釈迦の教えを披露されたのです。教えのなかに「芥子《けし》の実」の話があり、死んだわが子を抱いた母親が釈迦のもとに「この子を助けてほしい」と連れてくるのですが、もうその子は息が絶えてしまっている。わが子の死を受け入れられずに懇願する母親に対して、釈迦は「この子を助けるためには芥子の実がいる。ただし、その芥子の実はまだ一人も死者が出ていない家に実った芥子の実でなければならない」と言う。母親はわが子を助けるために、一生懸命芥子の実を探して回ります。芥子という植物は東南アジア各国や中国各地で栽培されています。阿片やモルヒネの原料としても使われる芥子の実はどこの家にもあるけれども、一人も死者が出ていない家はありません。どこに行っても、おばあさんや子ども、誰かが亡くなっている。各家をめぐり歩いた末に、母親は「死は人間にとって避けられないものだ」と悟る。釈迦のもとに戻ったとき、わが子は助けられなかったけれども、わが子の死を受け入れることができていたという話です(『仏教聖典』仏教伝道協会、一九七三年、九八―九九頁(おしえ四章三節)、参照)。

有紀ちゃんのお父さんは、「これから先生方がなさる治療は、芥子の実の治療なのです。この子を助けられないことは私たちも重々わかっていますが、この子の死を受け入れられない母親がいる。その母親の気持ちをどうにかしていただくことが先生方の仕事だと思います」とおっしゃった。お母さんにこの子の死を受け入れさせるためには、どういう医療・看護をしていけばいいのか、私たちは考え互いに討議しました。「脳死」状態になった一〇日目から二九日間、私だけではなく、同僚の医師、看護師と協力しながら「芥子の実の治療」を模索しました。

おそらく看護師たちの働きが大きかったと思います。まず、集中治療室における家族の面会時間を自由にしました。家族から容態などについて質問があったら、できる限り看護師が答えるようにし、コミュニケーションを密にとるようにしました。有紀ちゃんの体の清拭や体位交換、髪をとかしたりの作業をお母さんにも手伝ってもらいました。直接接してもらうことで、我が子の体の状態をお母さんに肌で感じてもらう。私たち医師も、有紀ちゃんを毎日診察し容態を逐一説明し、治療を行ないながら「いのち」の尊厳を大切にしました。一方、夜の待合室では、お父さんとお母さんが肩を並べて共に般若心経を唱和したり、語り合う様子がみられました。後にお聞きしたところによると、わが子を傷つけてしまったことを後悔する妻に、「他の人によって傷つけられたら一生その人を恨みつづけることになる。そうならなくてよかった」と何度も語りかけられたそうです。また、脳外科病棟には毎日のように重傷の患者さんが運ばれ、お母さん自身、愛する人と別れるご家族を目の当たりにし、言葉を交わすようになりました。そういうなかで、お母さんの気持ちも少しずつ和んでいったのだろうと思います。

お母さんは、三九日目、わが子の死を受け入れ、「ごめんね有紀。でも、最後まで頑張ってくれてありがとう」と言って送り出しました。うなだれていたお母さんが、送り出すときには笑みを見せていたように感じました。そのときのお母さんの心情は推し量りようもありませんが、かろうじて心のどこかで納得されたのだと思います。あれから三〇年を経たいまでも、私たちの「現代医療を考える会」に岡山のほうから参加されています〔山口研一郎・関藤泰子編『有紀ちゃんありがとう――「脳死」を看続けた母と医師の記録』社会評論社、一九九二年、増補改訂版、一九九七年、参照〕。

たしかに最先端医療で多くの人が助けられるとすれば、それに越したことはありませんが、その過程で亡くなる「いのち」もあります。治療する術がなくなったから、亡くなることが避けられないからといって医者の仕事が終わるわけではなく、見送る家族を見守っていくことも一つの医療だと感じさせてくれたのが、このときの貴重な経験であり、その後の臨床における医療の原点になっています。

二　現代医療を考える会

その後、二五年ほど前の一九八七年、大阪に移ったときに、中川米造先生を訪ねました。それまで中川米造先生は医療問題について多角的な見地から発言され、著書も多く出されていました。大阪に行ったらぜひ中川先生にお会いしたいと思っていました。

当時から脳死・臓器移植は話題になっていました。私自身も脳外科医の立場でこの問題に関心をもっていましたので、そこから話し始めました。中川先生宅の最寄駅の待合室にあるベンチで、一時間くらい横並びに座ったまま話し込みました。それがきっかけで、中川先生が当時定期的に開催されていた「医療人類学研究会」のグループにも参加するようになりました。今回の「現代社会史」講義の講師である佐藤純一先生ともこの「会」で初めてお会いしました。しかし、医療人類学は現代医療と必ずしも直結しているわけではありません。さまざまな民族における伝統医療や、医療にかかわる生活や慣習の話題がつづくようになると、私としては現代医療のあり方について考える場を自分たちで立ち上げたいと思うようになりました。そこで一九九二年、脳死・臓器移植に関する講演集会を開催したのをきっかけに「現代医療を考える会」が結成され、これまでずっと活動をつづけています。

結成以来二〇年間取り組んだテーマは「現代医療を考える会」のあゆみ」(表1)の通りです。取り上げたテーマは様々ですが、大きく分けると、次のようになります。

先端医療——臓器移植、生殖医療、遺伝子診断・治療

生命倫理——脳死、安楽死・尊厳死、仏教・文化人類学との関連、人体の利用・商品化(人体リサイクル)

医学史——ナチスの医学、七三一部隊、水俣・三池

医療過誤・事故——薬害エイズ、脳ドック、がん治療

それ以外にも、一九九四年一二月に「七三一部隊展・シンポジウム」を、一九九八年一月に「毒ガス展・シンポジウム」を、高槻市と高槻市教育委員会、大阪府保険医協会(高槻市医師会は依頼するも拒否)の後援を得て、それぞれ一週間にわたって開催し、戦時中に行なわれた医学犯罪の実態を多くの市民に明らかにしました。

二〇〇七年四月、第二七回日本医学会総会が大阪で行なわれることになりました。医学会総会は四年に一度開かれ、全国から約三万人の医師が集まります。かつて中川米造先生が一九九一年の京都における医学会総会の場において、戦時中の医学の問題を掘り下げる試みをなさいました。ドイツ医師会は、ナチスの医学を一九八〇年代後半に取り上げています。それと同じように、日本医学会で「戦争と医学」を検証することができないか、中川先生たちの試みをもう一度私たちの力でやり遂げよう、とずいぶん総会事務局に対し働きかけをしました。結果的にそれは認められず、医学会総会の会場近くの建物を借り、展示会やシンポジウムをするかたちになりました。

1998. 10	第 15 回	いのちの文化人類学	波平恵美子(お茶の水女子大学教授)
1999. 6	第 16 回	労災・福祉の現場よりみた現代の世相	豊田正義(関西労災職業病研究会代表) 辻光文(高槻高齢化社会をよくする会代表)
2000. 1	第 17 回	脳死・臓器移植によって変わる死生観	小松美彦(玉川大学助教授)
2000. 7	第 18 回	身体の利用・商品化を促進する今秋の臓器移植法	福本英子(フリーライター) 近藤孝(脳神経外科医師)
2000. 11	第 19 回	現代医療とナチズム	市野川容孝(東京大学大学院総合文化研究科助教授) 徳永哲也(長野大学産業社会学部助教授)
2001. 5	第 20 回	20 世紀の検証と現代―医師・医学者の戦争責任への認識と克服	鎌田慧(ルポライター)
2001. 11	第 21 回	人体利用と医療倫理―歴史の検証から	小俣和一郎(精神科医師・上野メンタルクリニック)
2004. 10	第 22 回	あなたの脳が危ない―脳の予防的手術から脳死・臓器移植まで	山口研一郎(脳外科医，現代医療を考える会代表) 小松美彦(東京海洋大学海洋科学部教授)
2009. 7	第 23 回	医療の原点とは何か―医の心とは	早川一光(元堀川病院院長，幸・総合人間研究所) 最首悟(和光大学名誉教授，元東大教養学部助手)
2011. 5	第 24 回	改めて生命(いのち)を問う―人体リサイクル時代を迎えて	高史明(コ・サミョン)(作家) 天笠啓祐(市民バイオテクノロジー情報室代表)

その際、「戦争と医学」の問題は、現在医療に従事している人たちだけではなく、これから医療や医学に携わる学生にとっても大切な問題ではないかと考えました。そこで全国の医学部を対象にアンケート調査を行ない、半分くらいの大学から回答がありました。その結果、医学と戦争の問題を授業で扱っている大学はほんの一部でした。比較をするためにドイツの多くの医学校にも調査を試みましたが、ドイツと日本では歴然とした差がありました。

二〇一一年がその四年後の医学会総会の年で、会場は東京でした。三年くらい前から働きかけをしましたが、結果的には大阪以上に反動的で、提案を取り

表1 「現代医療を考える会」のあゆみ

年　月	テーマ		講師　*( )内は当時
1992. 4		“脳死・臓器移植を問う”講演集会	阿部知子(小児科医師)
1992. 7	第 1 回	1982-1992 年における先端医療の歩み	山口研一郎(脳神経外科医師)
1992. 10	第 2 回	“人工(体外)受精”の実態と問題点	北とも子(産婦人科医師)
1993. 1	第 3 回	“遺伝子治療”はどこまで進む	福本英子(フリーライター)
1993. 5	第 4 回	「安楽死」「尊厳死」にかくされたもの	清水昭美(元大阪大学医療短期大学講師)
1993. 10	第 5 回	ナチスドイツの医学への反省	林　功三(元京都大学教授)
1994. 2	第 6 回	731 部隊の「遺産」と戦後医学の責任	芝田進午(元広島大学教授)
1994. 11	第 7 回	遺伝子「治療」の現状と食品における遺伝子組み替え	天笠啓祐(フリージャーナリスト)
1995. 4	第 8 回	仏教の生命観	信楽峻麿(元龍谷大学学長)
1995. 9	第 9 回	水俣・三池に学ぶ	原田正純(元熊本大学医学部助教授)
1996. 4	第 10 回	薬害エイズの元凶は誰か	花井十伍(大阪 HIV 訴訟原告)
1996. 11	第 11 回	癌治療，脳死・臓器移植	近藤誠(慶應義塾大学医学部附属病院・放射線科講師) 寺尾陽子(先天性心臓病患者)
1997. 5	第 12 回	あやつられる生から死へのいとなみ	野田正彰(京都造形芸術大学教授・精神医学)
1997. 10	第 13 回	人体の商品化に道を拓く臓器移植法	粟屋剛(徳山大学教授) 福岡伸一(京都大学助教授)
1998. 4	第 14 回	医療と人権―生活者の視点に立つ医療を求めて	古川哲雄(東京医科歯科大学教授・神経内科)

上げない、場所も貸さない、何の返事もよこさないという態度でした。大阪の場合は、医学会総会側の事務局と話ができましたし、企業展示と同じ有料の扱いながら総会会場の一角に場所だけは借りられました。東京の場合は一切認めないということでした。結果的に、医学会総会が東日本大震災の影響で中止になったので、私たちが予定していた展示会やシンポジウムも中止することになりました。現在は、四年後の二〇一五年の京都における総会に対する準備を始めているところです。

「戦争と医学」は医学の本質に迫る問題だと思いますが、日常診療に携わる医師たちにはほとんど知らされていないし、日本の医学界全体が「戦争と医学」についてきちんと考えようという姿勢がないのです。このまま放置しておくと、再び医学研究や医療技術が軍事に応用され利用される事態になるという危機意識が、これまで医学会総会の場における「戦争と医学」に関する展示会やシンポジウムを準備してきた全国の五〇名に及ぶ医師たちにはあるのです。

三　戦争と医学

「なぜ医学が戦争に利用されたのか」を考えてみます。一見、医学と戦争はまったく逆の社会事象です。医学は人を助ける、戦争は人を殺す。なぜ人を助ける医学が人を殺す戦争に加担するのか。

戦時中のドイツでは、優秀な医師たちの多くがナチスの党員でしたから、ナチスの方針に従わなくてはいけない。ナチスからユダヤ人虐殺の指令が出れば、医者であろうとも従わざるをえない。本来は良いことをすべき医者や医学者が、たまたま戦時中だったために悪いことをしたのだ、と考えられていました。いまは平和な時代だから、医者は悪いことをしないというわけです。そういう考え方を踏襲しているのが日本医師会や医学会です。

日本医師会や医学会はかつての戦時中の医学について、誤っていたと認めていませんし、存在した様々な犯罪行為の事実を認めていません。ましてや、いま日本は平和な時代だから過ちを犯すことはない、と主張しています。

医学犯罪の事実を認めたと仮定して、戦時中は悪いことをしたけれどもいまは平和だから問題はない、とほんとうに言えるでしょうか。「戦争と医学の検証」の企画を進める過程で、私たちはこの疑問について考えてきました。その結果、医学そのもののなかに戦争に加担する要素があるのではないか、という結論に至りました。「医学そのものの宿命」として、人を殺したり医学的な実験材料にしてしまう傾向があり、その宿命が最も尖鋭化したかたちで現れたのが戦争の時代であった、ということです。

一九世紀の医学者クロード・ベルナールが、『実験医学序説』(一八六五年)において、「内科医は病人について毎日治療的実験を行ない、外科医もまた被手術者について毎日生体解剖を実行している」(三浦岱栄訳、岩波文庫、一九七〇年、一六七頁)と言っているように、人体実験は「医の宿命」です。日常的に行なわれる内科治療といえども人体実験の要素を含んでいます。たとえば、医師が患者に風邪薬を処方するとします。医師のほうは何の疑問もなくそうしているわけですが、風邪薬がその患者にとって初めての薬剤だとすれば、薬物実験をしているようなものでしょう。単なる風邪薬といえども、それを飲んだ途端におしっこが止まったり、腸閉塞を起こしてお腹がパンパンに張ったりすることがあります。そうした日常の治療は実験という側面を常にもっています。しかし、そこには自ずから限界や一定のルールがあることも確かです。それに対し、生きた人間に対していかなる医学実験でも何の抵抗もなくできてしまうのが戦時中でした。医学と戦争が容易に結びついてしまうゆえんです。

もう一つの問題としては、日本でもドイツでも、医学が「国家を統制するための手段」として使われていた時代があります。「健国健民政策」あるいは「産めよ増やせよ政策」、「優生政策」には医学が全面的に関与しています。戦時中の一九三八年に厚生省が発足し、一九四〇年に国民体力法や国民優生法、一九四二年に国民医療法ができています。医学は、国民を統制していくための原動力として使われたということです。

また、戦争に有用な生物(細菌)兵器、化学兵器、核兵器などの研究・開発に医学が利用されます。そうした兵器は、味方の兵士にも被害を与える可能性がありますから、生物兵器の場合などそれに対するワクチンも必要になります。

さらに戦時中、日本の占領下にあった「満州」、朝鮮半島、台湾でも医学研究や診療活動が行なわれています。キリスト教が東南アジアやアフリカにおいて伝道活動を通じて植民地主義の先兵としての役割を果たしたのと同様に、「慰撫政策」として、占領地の人たちをうまく手なずけるために医療が仏教と共に利用されたのです。

戦時中に医療・医学がうまく利用され、一方、医学そのものが戦争を利用して進歩するという状況がありました。いま日本は一見平和な社会と言えますが、医学のなかにこういう要素があるかぎり、平時であっても医学の動向には十分に気をつけなければなりません。

これからお話ししたいのは「七三一部隊」の問題です。七三一部隊は、当時「関東軍防疫給水部」と呼ばれていましたが、実際には「細菌戦(「生物戦」)」、「毒ガス戦」のための研究・開発をする部隊です。日本には、当時核兵器を開発するほどの国力や経済力がなかったので、安上がりで有効な戦術として細菌や毒ガスを兵器として使うことに的が絞られました。そのきっかけとなったのは、一九二五年のジュネーヴ議定書で毒ガスや生物兵器の使用が禁じられたことでした。禁じるということは有効な手段だから、と考えたのです。

七三一部隊ができたのは一九三八年頃と言われています。一九三一年の柳条湖事件をきっかけに十五年戦争が始まり、日本は中国大陸やアジアに本格的に侵略していきます。その頃、中国東北地方の一部が「満州」として日本に植民地化されました。「満州」のハルビン近郊平房《ピンファン》に、広大な土地を使って研究所ができたのです。ここに、中国各地から「マルタ」と称された三〇〇〇名余りの人たちが貨車で送り込まれ、一九三八年から一九四五年まで人体実験が行なわれ全員殺されました。絶対的な機密とされたので、証拠湮滅のため敗戦直前に収容施設をはじめすべての建物が爆破されました。かろうじて生き残っていた数百名の「マルタ」たちも、毒ガスで殺され焼却された後ハルビン中心部を流れる松花江《スンガリー》に投げ込まれました。ナチス時代のユダヤ人のなかには、生き延びて手記を書いている人もいますが、七三一部隊に収容された人は一人も残っていません。つまり、被害者の立場で証言できる人が誰一人いないのです。

戦後、タブーを初めて告発したのは、当時推理作家として人気を博していた森村誠一氏でした。一九八一年に『悪魔の飽食――「関東軍細菌戦部隊」恐怖の全貌!』(光文社)というノンフィクションを刊行して、七三一部隊の実態を明るみにしました。この著作はベストセラーになりましたが、紹介された写真の一部に七三一部隊とは異なるものが紛れ込んでいたために、著作全体がデタラメであるかのような激しい反論を受けることになります。日本国民の多くはこの著作で初めて七三一部隊を知りました。ナチスの医学はよく取り沙汰されますが、日本はナチスよりも統率力のとれた目的意識の高い大規模な研究を行なっていたのです。

人体実験の一つが「感染実験」です。ペスト、コレラ、チフス、炭疽、赤痢菌などあらゆる細菌が培養され、「マルタ」を使って細菌感染の経過が調べられました。北野政次という七三一部隊第二代部隊長は、当時「満州」北部のロシアとの国境付近で流行していた「孫呉熱（流行性出血熱）」を研究し、「北満の奇病を征服」とマスコミから英雄扱いされています〔『朝日新聞』一九四三年四月二日、参照〕。ところが実際には、「流行性出血熱」の研究によって兵器に使おうと画策しました。当時は、病原菌としては細菌しか発見できていなかった時代です。「流行性出血熱」を生じるウイルス〔本態は戦後に判明〕を発見したその画期的な研究成果は、戦後アメリカによる生物兵器の開発に利用されます。細菌作戦は中国各地で実践されています。一九三九年のノモンハン作戦、一九四〇年の寧波《ニンポー》作戦、一九四一年の常徳作戦、一九四二年の浙贛《セッカン》作戦が主な細菌作戦で、数多くの中国人民が亡くなり、村の共同体は破壊され、村そのものが消滅した所もあります。七三一部隊で行なった人体実験の成果を、実戦で利用したということです。

また「冷凍・凍傷実験」も行なわれました。私が平房の七三一部隊跡地を訪ねたのは一九九四年三月ですが、そのときも冷凍実験室が残っていました。完全には爆破できなかったのでしょう。「満州」の地は、冬になると零下三〇度から四〇度になります。そういうところで「マルタ」を外に出して実験を行なう。戦後京都府立医科大学学長になった吉村寿人《ひさと》がこの冷凍・凍傷実験の責任者です。実験の結果を戦後英文の論文で発表しています〔吉村寿人「Studies on the Reactivity of Skin Vessels to Extreme Cold（厳寒に対する皮膚血管反応についての研究）, Part1–Part3」『日本生理学会　英文誌』一九五〇—五二年、参照〕。生後三日めの赤ん坊や、一カ月、六カ月の乳児の指に針を刺して氷水につけ体温を測ったことが論文で裏付けられています。

さらに「輸血実験」は、輸血が戦場で不可欠であるために行なわれましたが、その成果としての「成分輸血」が戦後に役立つことになります。現代の医療現場において輸血は、赤血球や血小板などの血球成分とアルブミンやグロブリンなどの血漿成分に分けて血管内に直接注入することが多い。血液（漿）の成分化（分画化）を技術として編み出したのが内藤良一です。彼は七三一部隊の隊員ではなく、東京・新宿にあった七三一部隊の本部にあたる陸軍軍医学校防疫研究室の所長です。彼らは朝鮮戦争が始まった一九五〇年、日本ブラッドバンク〔一九六四年にミドリ十字と改名〕という血液会社をつくって大儲けをした。彼らの戦時中の人体実験による研究が、そのまま戦後の企業活動に利用されたのです。その結果として引き起こされたのが一九八〇年代の「薬害エイズ事件」です。

究極の人体実験は「生体解剖」です。戦時中は何の罪意識もなくこんなことができてしまう。健康な人を開頭したり、頭に銃弾を撃ち込んで銃創を調べたりしています。こうした実態がわかったのは戦後だいぶ経ってからです。一九八九年新宿戸山の陸軍軍医学校跡地で、国立予防衛生研究所〔現在の国立感染症研究所〕建設工事のために土を掘り起こしたところ、人骨が一〇〇体以上出てきた。七三一部隊で人体実験された「マルタ」の屍体は、焼却処分後穴埋めにされたか松花江に投げ込まれたと言われており、実物の証拠がなかった。ところが、その証拠となる人骨らしいものが出てきた。しかも、日本の土地から出てきたというミステリアスな話です。当時、標本が日本にもちこまれたのではないかということです。七三一部隊初代部隊長の石井四郎や北野政次が陸軍軍医学校を訪れて、七三一部隊での研究について標本を見せながら講義をしたという証言があります。そのときの標本がそのまま保存され、敗戦後証拠湮滅のために土のなかに埋められたのでしょう。

その人骨について、日本政府は誰のものかわからないという曖昧な見解のまま焼却処理しようとしましたが、「軍医学校跡地で発見された人骨問題を究明する会」〔代表・常石敬一神奈川大学教授〕が中心になって人骨を残すよう強く主張し鑑定を依頼します。その結果、ほとんどが中国人かモンゴル人の骨であることがわかりました〔常石敬一『骨は告発する――佐倉鑑定を読む』海鳴社、一九九二年、参照〕。しかも、子細に見れば、銃創の跡、開頭手術の跡がはっきりと残っている頭蓋骨も含まれています。

戦前・戦中には脳神経外科という分野はありません。日本で脳を外科的に扱う科ができたのは戦後のことです。その前の時代に、頭を開ける手術をしたり、銃創の状態を調べたりする処置を行なっている。これは人体実験に他なりません。これを戦後応用したのが「ロボトミー」という治療法です。精神障害の人たちに対して、凶暴化を防ぐとの名目で脳葉を切除したり脳を切断したりする手術がなされました。最近、難治性の「テンカン」患者に対して復活している治療法です。

このように七三一部隊では、細菌・ウイルス、毒ガス、凍傷、輸血など、三四種類の人体実験が行なわれたと言われています。細菌兵器の研究・開発において直接役立つのは、細菌・ウイルスの感染実験です。実際に感染させてどういう状態になるか、それが兵器として使えるかどうかを研究しています。使われた細菌は多種多様ですが、ペスト菌や炭疽菌が有効だということが判明しました。

細菌戦は、兵器が使用された土地の人たちの多くを感染症に罹患させることになります。感染を自覚していない段階では、どこにでも出かけるでしょう。その結果細菌を敵味方関係なく飛散させることになります。日本軍における「戦死」の内訳は、十五年戦争の前半はほとんどが戦場死、後半は病死が多かったと言われていますが、七三一部隊の作戦によって感染症に罹患して亡くなった兵士が少なくなかったとみることもできるでしょう。

そこで七三一部隊は「ワクチン」を開発します。戦地に細菌爆弾を落とす前に、そこに入る兵士たちにワクチンを打っておけば感染しなくて済むからです。七三一部隊によるワクチン開発が戦後日本国民の予防接種に貢献したという側面もないとは言えない、七三一部隊のおかげで戦後の日本国民の感染症罹患が少なくて済んでいる、日本国民に恩恵を与えている、と公然と言う人もいるくらいです。

戦場では血液が大切ですが、戦場で生の血液をそのまま使うことは難しいので、「乾燥血液」づくりを試みました。生のタンパク質である血液で乾燥血液製剤ができるのなら、細菌も乾燥化できるのではないかと発想し、実際に細菌の乾燥化にも成功しています。

こういう点で七三一部隊は、ナチスの医学よりも科学技術的に進んでいたのです。乾燥した菌が地上に落ちて水気を帯びた後生命活動を復活させて繁殖するように画策したわけです。対アメリカ戦では「風船爆弾」に凍結乾燥細菌を載せてアメリカに運ぶことも計画されています。直径一〇メートルくらいの巨大な風船で、当時はゴムがなくて和紙でつくられました。その風船に細菌を積んで上昇気流に乗せてアメリカまで飛ばそうという試みです。一九四四年から四五年にかけて、細菌を搭載していない風船爆弾を九〇〇〇個くらい飛ばしています。そのうちアメリカの地に着いたのは三〇〇―四〇〇発と言われています〔吉野興一『風船爆弾――純国産兵器「ふ号」の記録』朝日新聞社、二〇〇〇年、二一九―二五九頁、参照〕。実際にはアメリカの報復を恐れて、細菌攻撃は実施されませんでした。

七三一部隊は、きわめて残虐ながら科学技術的には高度な実験を行ない、それが戦後、ミドリ十字という会社における血液製剤の生産につながっていきます。戦中から戦後へと連綿とつながっているのです。一方、七三一部隊の研究成果はアメリカ軍にも引き継がれていきます。七三一部隊の存在が戦後隠し通されてきたのは、関係者が箝口令を敷いたことも事実ですが、アメリカ軍が大きく影響しています。アメリカ軍は、一九四六年五月から四八年一一月における極東国際軍事法廷(「東京裁判」)で七三一部隊のことも問題にしますが、途中からひっ込めてしまう。そして証言した人たちをアメリカ軍の保護下に置きました。七三一部隊の研究成果をそっくりそのままアメリカ軍が没収したのです。当時アメリカはソ連との「冷たい戦争」に入りかけていましたから、ソ連に情報を渡したくなかった。その代わり七三一部隊の責任は一切問わないとされ、隊員の誰一人として有罪判決を受けていません。

ナチス・ドイツについては、「ニュルンベルク(医師)裁判」で七名の医師が死刑判決を受け、五名が終身刑、四名が懲役刑を受けています。ニュルンベルク裁判と並び称される東京裁判で、日本の医師たちは無罪放免です。彼らは、ほとんど全員が大学に返り咲き、やがて教授、医学部長、学長へと出世していきました。七三一部隊の研究成果を基礎にして、戦後自らの業績を築いていったわけです。国立予防衛生研究所の歴代所長の多くは七三一部隊の隊員ですし、製薬業界にも入り込み、ミドリ十字など多くの薬剤企業をつくっています。

戦時下における医学・医療の問題は、七三一部隊に代表されるような技術的側面だけではありません。戦時体制づくりのために社会医学が果たした役割もまた大きかったと言わなければなりません。

その大きな役割の一つが、健康・出産管理です。戦時中には、健康で体力のある男子をたくさんつくることが医学に課せられた至上命令でした。一九六〇年までに日本の人口を一億人にするという目標が立てられますから、軍部は戦争が延々と継続することを想定していたのでしょう。「産めよ、増やせよ」と謳われ、五人、一〇人と子どもを産んだ家庭には表彰状が渡されました。また感染症対策として、一九三一年にはハンセン病の人たちの隔離、断種を定めた「癩予防法」が、一九二七年には「花柳病予防法」が制定されています。さらに植民地政策遂行のために、一九〇二年に「同仁会」という政財界と医学界が一体となった組織が設立され、植民地において「宣撫医療」が行なわれます。また性病対策のために、軍用「慰安婦」として多くの朝鮮半島出身の少女が動員されました。

もう一つ、国民総動員のための思想統制に医学が大きく貢献しています。一九三〇年に、永井潜東京帝国大学医学部教授を会長として日本民族衛生学会が発足しています。「生命の根本を浄化し培養せん」という民族差別的な選民思想を基盤に据えたものでした。戦時中は、日本でもドイツでも、「優生思想」が国民を統制するための有力な思想になっています。一九四〇年日本はドイツにならって「悪質ナル遺伝性疾患ノ素質ヲ有スル者」の断種などを定めた「国民優生法」を制定しますが、これは「癩予防法」と対になっているものと言ってよいでしょう。こうして日本には軍事体制が敷かれ、「国家総動員法」(一九三八年)で戦争完遂のための社会体制が整うことになります。

「優生思想」がかたちを変えて現在も私たちの身の回りにあるように、現代の医療の問題を考えるうえでも、戦時中の医学・医療の果たした役割をはっきりと認識しておくことが必要と考えます。

四 「医学概論」の役割

私が澤瀉久敬《おもだかひさゆき》『医学概論』全三巻を読むことになったのは、最首悟先生のお薦めによってでした。中川米造先生には身近に接していただいていましたし、中川先生が澤瀉先生の後継者として大阪大学医学部で「医学概論」を講じておられたことは知っていましたが、それまで澤瀉『医学概論』を手にとったことはありませんでした。

最首先生にもご協力いただいて、『生命《いのち》——人体リサイクル時代を迎えて』(山口研一郎編、緑風出版、二〇一〇年)を刊行したのは、現代の医学をとりまく生命倫理の問題に強い危機感を覚えたことがきっかけとなっています。例えば腎不全の医師が、元暴力団員と偽装養子縁組をして腎臓を提供させ逮捕される事件が二〇一一年に起こりましたが、これは現代の世相を表わす事件だと思います。自分が生き延びるためならば他人の臓器を用いてもいいことが法律で認められているのですから、他人の臓器がモノ、医療材料として映り、闇でそれが買えるのならば暴力団を使ってもい い、という発想が生まれたのでしょう。しかも、医師という職業の人がそうやって生き延びようとした。生体腎移植に協力したのは宇和島徳洲会病院の万波誠という医師です。これはおそらく氷山の一角でしょう。臓器売買が暴力団の資金源になっているという記事も出ています。移植目的のための養子縁組も増えているようです。

現在の医学・医療のあり方が一般に与える精神的、倫理的影響について考えるために『生命』という本を出しました。最後のまとめのところで何を書こうか考えていたときに、最首先生からのご助言を思い出し、澤瀉先生の本を読ませていただいたところ、一種のカルチャーショックを受けました。その気持ちをぜひ文章に残したいと思って、「おわりに」は澤瀉先生の本の紹介にかえました。

私の医学生時代、あるいは医者になってからのことを考えても、「医学概論」つまり「医学の哲学」について考える機会はありませんでした。もちろん、「医学とは何か」という課題については、日常の診療活動をとおして絶えず考えているとも言えるわけですが、澤瀉『医学概論』のように、「科学について」、「生命について」、「医学について」という壮大なスケールで総合的に問題を捉える視点は思いつきようもありません。これまで三十数年間医療活動に従事してきましたが、「医学概論」への視点を持つか否か、医学そのものを対象化、相対化する視点を若いうちに形成できたかどうかで、相当な違いが出てくるのではないかという気がします。澤瀉先生も、「医学概論の講義のない医学教育は本末を顚倒している」(澤瀉久敬『医学の哲学』誠信書房、一九六四年、増補オンデマンド版、二〇〇七年、二五頁)と書いています。現代のように医療が高度化、細分化、複雑化している今日、統一的な視点での「医学概論」の試みは難しくなっているとは思いますが、こうした状況だからこそ、なおさら総合的な「医学概論」が必要だと思います。

私が長崎大学医学部に入学したのは一九七〇年ですが、当時はまだ学生が教官に対して積極的にものを言える、学生同士で真剣に討論できる状況でした。「社会医学研究会」があり、九州ですから「水俣病研究会」もあり、社会における医学のあり方について検証する機会が多くありました。ところがいまの学生たちは、医学部に入ったらすぐに専門科目の単位修得が義務付けられ、最初から医学的知識や技術を詰め込まされる。ほとんど時間的余裕のない状況のなかで六年間教育を受けた後、医師国家試験を受けて医師免許証を得る。免許証が与えられれば翌日から病院で「先生」と呼ばれる立場になる。果たしてそれでいいのか、という不安や危うさを感じます。

「戦争と医学」展実行委員会で行なった日独の医学生に対する医療倫理教育比較アンケートの一環として、「医学概論」に担当の専任を置いているか、講座として設置されているかについて訊ねると、日本ではほとんど「ない」という回答でした。一般的な医療の歴史、たとえばヘルシンキ宣言の内容などを教えるだけではなく、戦争時代に医学がどういう役割を果たしたか、とくに七三一部隊について教えているかを問うと、ゼロに近い数字でした。それと比較してドイツでは、ナチスの医学について一〇〇%近く教えていることがわかります〔吉中丈志ほか「戦争と医学に関する医療倫理教育の課題――日本とドイツの医療倫理教育調査を踏まえて」、『医学教育』四一巻一号、二〇一〇年、参照〕。

私自身の日常診療との関連で「医学概論」について考えてみます。私は脳外科医として長らく病院勤務をつづけていましたが、一〇年ほど前にクリニックを開院しました。そこでは外科手術はできませんので、脳に障害を負った患者さんたちの精神症状である「高次脳機能障害」に対する認知リハビリを中心とした医療活動を行なっています。

すでに述べたように、「高次脳機能障害」は、多くの場合社会的要因によって起こります。交通事故・労災事故における被災や暴力行為による被害、自死行為の結果である場合が多く、本人がそのこと自体に精神的なダメージを受けています。そこから出発せざるを得ない。単に病気を治せばいいのではなく、事故や暴力を受けたことに対する恐怖心、恨みなども含めてきちんとフォローしていかなければなりません。自死行為の場合には、自死を決意するに至った精神的過程もフォローする必要があります。ほとんど二〇代、三〇代の若者ばかりです。そういう方々に日常生活や社会生活へ復帰してもらうための診療行為を日々行なっています。

澤瀉先生は、人間を「物体、生物、意識をもった生物、独立者、社会人、自覚的存在者」〔澤瀉久敬『医の倫理——医学講演集』誠信書房、一九七一年、オンデマンド版、二〇〇七年、八頁、参照〕という六つの側面から考えています。高次脳機能障害とは、脳という臓器に物理的な危害が加わって起こる器質的な障害です。脳を損傷したことによって、社会的な立場が悪くなったり、家庭的な問題を起こしたり、日常生活や経済生活が破綻し、存在そのものが危うくなることもあります。そういう人たちを日常的に見ていると、澤瀉先生が考察されるように、いかに多面的に見なければいけないかがよくわかります。

日常診療のなかで、「医療過誤」について相談を受けることもあります。医師が患者さんに行なった医療行為によって不幸な状態に陥る。不可抗力の場合もあるかもしれませんが、なかには医師に明らかな過失が存在する場合もあります。多くの医療過誤裁判の経過において、医師側には医学界から応援の意見書が出て、患者さん側が敗訴するのが常です。私自身は、それではいけないと思って、基本的には患者さん側に立った意見書をまとめてきました。

医者と患者との間には「絶対的な力関係」があるということです。医者は患者の運命まで握っているとも言えます。必要でない検査や薬であっても、医者が主張すれば患者は多くの場合それに従います。揚句の果ては必要のない手術まで受けることもある。そのことによって患者さんが命を落とすこともありえます。一般社会では殺人行為になりますが、医者が行なう行為は「不可抗力」として許されてしまいます。

はたして医療によって人々が健康になっているのか。これも根本的な疑問です。医療によって人々が不健康になったり、精神的に不安定な状態に陥っている側面もあるような気がします。「医者が病人をつくっているのではないか」とも言えるのです。日常的な医者の診療行為が患者さんのためになっているのかも疑問です。一例を挙げると、私のクリニックに八〇代半ばの女性が受診されました。かなり痩せておられたので、「もう少し食べた方がいいですよ」とアドバイスしました。それに対しておばあちゃんは、「前の病院で、あんたには糖尿病がある、糖尿病を治すには食事制限が必要、と先生に言われたんです」と答えました。以来、食事の量をかなり減らしておられるとのことでした。これまで「糖尿病」をもちながらも何とか八〇代まで過ごしてこられた方にとって、今さら「食事制限」という医学的アドバイスが果たして必要でしょうか。疑問に感じざるをえません。しかし、日常診療のなかで、この種の話は数かぎりなくあるのです。「市場主義」という言葉がありますが、医療行為に経済的な観点が入ってくると、医師が処方する薬剤や行なう検査が医薬品企業や医療機器会社のお先棒担ぎの道具にされてしまいます。

澤瀉先生は『医学概論』第一部の序論のなかで、「生、老、病、死に悩む人間の伴侶たることこそ、医者たるものの使命であり矜《ほこり》である」(澤瀉久敬『医学概論　第一部　科学について』創元社、一九四五年、誠信書房、新装版、二〇〇〇年、一四頁)と述べていますが、この言葉は、医者と患者の間の絶対的な力関係や医療の不確実性を前提にして読むと、通り一遍のものではない戒めの言葉であることがわかります。

澤瀉先生が「医学概論」の講義をなさっていた時代よりも、医学・医療は現在深刻な危機に見舞われていると感じます。先端医療においては、個人の臓器・組織・細胞、DNA、遺伝子を対象にしないと治療に結びつかない状況になっています。人々が分断化、個別化されて、これまで培われてきた人と人との関係、地域的なつながりや家庭的なつながりを医学が否定してしまうことにならないか、大きな危惧を感じています。

Ⅲ　国民皆保険制度の崩壊過程

一　国民皆保険制度の成立とその明暗

一九四六年一一月に公布された日本国憲法第二五条によって、「健康で文化的な最低限度の生活を営む権利」が保障されました。それから一五年後、国民皆保険制度の成立によって、「いつでも、どこでも、誰でも」享受できる医療制度が設けられたことは、戦後の日本国民にとって大きな恩恵であったことは間違いないと思います。

一九六一年四月に国民皆保険制度が成立する以前、一九五六年くらいから少しずつ制度が整ってきて、最終的に全国的な規模で達成されたのです。国民皆保険の時代背景として、戦後人々の生活が困窮し、衛生状態も悪く、さまざまな感染症や病気が流行っていました。一九四七年頃の統計で、男性の平均寿命が五〇歳、女性の平均寿命が五四歳です。周産期死亡、小児死亡が多かったことは事実ですが、成人の平均余命も短かったのです。一方、当時の医師はまだまだ権威的であり、日本各地の有力者や金持ちの健康を守るための存在でした。江戸時代には幕府や藩直轄のお抱え医がいましたし、いまでも天皇には侍医がいますが、そんなイメージです。一般民衆にとって医師は遠い存在でした。そうした風潮を払拭したのが国民皆保険制度だったのです。

私自身の経験をお話ししますと、小学校時代はまだ皆保険施行前の一九五〇年代です。父は敗戦三年後の一九四八年に被爆地長崎で「山口醫院」を開設しました。年末の一二月三一日になると、私は父に連れられて朝から患者さん方の家々を渡り歩きました。そこで父はお酒を飲ませてもらったり、ご馳走してもらったり、お土産をもらったりしました。一年に一回患者さんのお宅へあいさつに回っているのかなと思っていたのですが、実はそれが一年に一回、あるいは盆も加えて年二回の診療費の徴収だったのではないでしょうか。一年間の治療費を、お酒代とご馳走代とお土産代で払うという慣習が当時あったわけです。お土産はミカン一袋だったり、酒の一升瓶だったりしました。もちろん診療所の窓口で診察費を支払ってくれる方もいましたし、薬代などはその都度実費を現金で支払っていただいていたと思いますが、それが一九五〇年代の状況でした。

一九四九年九月に書かれた父の手紙の一部に、「開業していると生活の方は少し楽にもなろうが、せがれは医者にするものではないとしみじみ考えさせられる嫌な思いもする」(「弟・河井敏夫への手紙」、『よかろうもん――追悼・父山口邦夫』私家版、一九八五年)という文章がみられます。おそらく、治療費を払えない人たちも多く、徴収に苦労していたのではないかと推察されます。国民皆保険はそうした風景を一変させたわけです。

一九六一年の国民皆保険制度成立についてノンフィクション作家の向井承子さんは、直前の戦火の記憶も生々しい子ども心に「新しい憲法は平和と人権を引き連れて降臨したかのような印象だった」のに対して、「それまでは病気になっても医療は高嶺の花だった私たちにとって、国民皆保険の実現こそが自分と家族にとっての「平和」と「人権」の具体的な保障の幕開けだった」(向井承子「超高齢社会と死の誘惑」、『現代思想』二〇〇八年二月号、一〇五―一〇六頁)と述べています。日本国憲法は条文だけでお飾り的な感じだったのに対して、国民皆保険で各家庭に餅や米が配られたみたいな感じだった、健康が身近な生活の場に入ってきた、と感じられたのではないでしょうか。

国民皆保険の成立過程には、国民的な盛り上がりもありました。実は一九六一年より少し前、岩手県沢内村という雪深い山奥の村では、老人医療費の無料化が先駆的に実践されています。これまで社会に貢献してきて、いま収入の少ないお年寄りに、せめて医療費くらいは提供しようという発想でした。

一九六〇年は「安保闘争」の年でした。私は小学校五、六年生で、その頃はまだテレビがないのでラジオでニュースを聞いていましたが、日米安全保障条約に対する反対運動は全国的な大運動となっていましたし、国民が政府にさまざまな要求を突きつける激動の時代でした。国民の怒りが収まらず革命が勃発して共産主義社会になるかもしれない、と思わせるほど不穏な状況もありました。ですから、国民皆保険は政府が国民を黙らせるために与えた飴玉だという見方もあります。

国民皆保険を推進する流れが一方でありながら、実は根強い反対運動もありました。皆保険は、全国民が成立を呼びかけて時の政府に認めさせたものではありません。皆保険に対する否定的な見解として、一つは、健康や医療を国家の統制下に置いてしまうことへの危惧がありました。戦前・戦中の国家が健康や出産の統制を行なったことへの反省の意味もあり、戦時中の全体主義に戻ることへの恐怖もあったと思います。

もう一つは、「誰のための保険か」という問題です。皆保険となれば、全ての国民が毎月一定の保険料を納めなければなりません。しかし、納めた分だけの医療をはたして国民全員が受けられるのか。「保険あって医療なし」という文言がその当時よく使われたようです。全国津々浦々に医療機関があるわけではないし、当時の経済的に恵まれない人にとっては、医者にかかるという習慣そのものがありませんでした。

地域医療の先駆の一つと言われている長野県佐久病院（現在の佐久総合病院）は、若月俊一先生が一九四五年の赴任以降医療活動を行なってこられたところですが、その地域では、医者にかかるのは亡くなったとき、というのが実情だったようです。お坊さんを呼ぶのと同じです。病気のときには医者は呼ばずに、亡くなったときだけ脈をとってもらうために呼ぶ。「先生様に最期にちゃんと脈をとっていただいた」というのが、当時の地域の人たちにとって最後の希望だったようです。

病気のときに医者にかかる習慣がないのに、毎月保険料だけ取られるのではかなわない、という感覚でしょう。一方、お金のある人たちは日常的に医者にかかっています。ということは、貧乏な人たちが裕福な人たちのために保険料を支払うことになります。

ですから、必ずしも国民の総意で国民皆保険が推進されたわけではありませんが、皆保険ができたことによって、もちろん明るい展望も開けていきました。「いのち」の平等性が実現され、「金の切れ目は命の切れ目」という実態が解消されたことは大きな「明」でしょう。医療機関に行くことが日常的になってきたことで、早期発見・早期治療が可能になりました。よく言われるように、日本が世界に冠たる長寿国になったのも皆保険制度のお蔭でしょう。また、地域格差の解消にも皆保険制度は貢献していると思います。

ところが「暗」の部分もありました。いまでは「暗」の部分が強調されて、だから皆保険制度は廃止したほうがいいと言われる状況にもなっています。

まず、科学技術の進歩に関わる「暗」の部分があります。とくにここ一〇年から二〇年、医療技術の進歩に伴って病院が医療機器を次々と購入するようになりました。機械を導入しないと患者さんが集まってこないという現実もあります。皆さんが実際に病気に罹ったとき、どういう医療機関に行くでしょうか。私がやっているような街の小さなクリニックを訪れるのか、慶應義塾大学病院のような大きな門構えのところに出かけるのか。一般には、建物も設備も立派な大病院に行けばいい医療をしてもらえると思われるのではないでしょうか。聴診器一本で診る医者よりも、「CTを撮りましょう、MRIを撮りましょう」と言う医者のほうが、信用が置けるように思っていませんか。

以前私が勤務していた病院にも、CTやMRIなど一台何億円もする機械がありました。病院はたいていの場合それを業者からリースしていて、月々何百万円か支払っています。ということは、その月々の支払いに見合うだけの検査をしなければなりません。具体的に考えてみましょう。MRIの一回の検査費用は一人二万円程度です。月にリース代が二〇〇万円だとしたら、最低月に一〇〇人を対象にMRIの検査をしなければなりません。それができなければ病院は赤字になってしまいます。現場の医師一人ひとりの判断とは関係なく、病院の事務方が毎月何人MRIを撮るかを決めているのです。各科の各医師に一種のノルマが課せられることになります。そうなると医師のほうは、別にMRIを撮る必要がないと思われる患者さんにまで、いろいろな理由をつけて「MRIを撮っておきましょう」と勧めることになります。算術的な医療になってしまうのです。

日本は世界に冠たる医療機器保有国です。CT(コンピューター断層撮影)、MRI(磁気共鳴映像)、SPECT(単光子放射型断層撮影)、PET(陽電子放射型断層撮影)などの高度医療機器を数多く保有しています。ヨーロッパやアメリカに比べても、人口当たりの医療機器は格段に多い。どの病院も、次から次に検査をしないと経営が成り立ちません。

私のクリニックの患者さんのなかにも、他の病院で検査漬けになっていた人がいます。七〇代後半の高齢の方で、少し物忘れが激しいくらいで、必ずしも脳のMRIを撮る必要もないと思うのですが、年に何回も同じ病院でMRIを撮られていました。その病院だけでは心配なので、他の病院に行ったらまたMRIを撮られたと言います。前の病院で撮った画像をもって行けばいいことでしょう。これが、現代日本の日常的な医療の実態なのです。

脳ドックにおいて、「無症候性脳梗塞」(脳梗塞の所見はあるが、異状な症状がない状態)を指摘された後、毎年のように

〔多い人は年に二回も〕脳のＭＲＩなどの検査を受けている人がいます。私はそのような人に、日常の外来診療の際、ＭＲＩ検査を顔写真に見立てて以下のようにアドバイスしています。「顔写真は二、三年に一度撮っても違いが分かりにくいでしょう。でも、五年に一回の運転免許証の更新の際撮った顔写真は、前回の写真とどことなく違いが分かります。ＭＲＩもそれと同様で、症状に変わりがなければ五年に一度くらいの頻度でかまいません」。

国民皆保険のお蔭で、高度な検査を受けても全額負担にはなりません。患者さん側にとっても医療費が安くて済み、検査を受けることに抵抗がありませんから、病院のほうは医療機器を次々に導入することになります。こうした「検査漬け」は「薬漬け」と同様に皆保険制度の「暗」の部分でしょう。

国民皆保険のおかげで病院にかかりやすくなり、患者さんの数は増えました。増えたために、「三時間待ち三分診療」と言われるように、長い間待合室で待たされて、結局医者に診てもらうのは三分どころか一分にも満たないという状況も生まれています。患者さん方を揶揄した言い方で、「病院のサロン化」や「梯子受診《はしご》」という文言も生まれています。元気な方々が病院の待合室でサロン的に過ごすことについて、一時よく取り沙汰されました。

老人医療についても多くの矛盾が出てきました。とくに終末期医療で問題視されるのが「スパゲッティ症候群」です。点滴をはじめ多くの管が患者さんにつながっている状態をスパゲッティに見立てているのですが、過剰診療に対する批判的な言辞です。これも実は、医療経済の仕組みによるところがあります。亡くなりそうな方に治療や検査を行なうことは病院の経営に旨味があるのです。一般に病院は保険診療を行なっていますが、それに対しては毎月審査があります。治療内容が適切であったかどうかを審査会の担当医師がチェックします。月に何百万円もの治療費をかけている場合には、この検査は不必要ではないかとか、これだけの抗生剤を使っても効果がなかったのではないか、などと指摘されてしまいます。ところが、結果的に亡くなった人の医療費を削除することは、故人に対して非礼だとの意識が働いて、審査が甘くなる傾向があります。以上のような実情から、終末期の患者に必要以上の検査や治療が行なわれることがあるのです。もちろん、すべての病院がそうであるとは言いません。良心的な経営をしている病院も多々あると思います。しかし一方で、いまお話ししたことよりもさらにひどい、お年寄りを食い物にする「悪徳老人病院」が増えたことも、皆保険制度下での事実なのです。

現在の保険制度では、高額医療で自己負担額が月に二〇万円、三〇万円になっても、後で清算されて、月額負担分は七、八万円に抑えられています。立派な制度だと思いますが、これが患者さんのためというよりも、新しい建物を建て、立派な設備を整え、高度な医療機器を揃える病院のために役立っているという側面も否定できません。後でご紹介する早川一光先生もこのことを懸念され警告を発しておられます。制度は使い方によって良くも悪くもなります。国民皆保険制度を大切にしていこうと思ったら、医者の側が正当に使う姿勢を示さなければならないと考えます。さきほどの終末期医療のあり方を見ていると、日本尊厳死協会が尊厳死法を実現させて「スパゲッティ症候群」のような医療をなくそうと言っていることに、説得力が出てきてしまうのです。

二　国民皆保険制度の実質的崩壊

私はいま街中でクリニックを開業していて、国民皆保険制度が崩壊している過程を実感しています。皆保険制度の崩壊はおろか、医療のあり方そのものがずいぶん変わってきていることを感じます。国民皆保険を支えていた「命の尊厳」「国民の権利としての健康」「社会保障としての医療」という三つの理念がことごとく失われ、「命の切り棄て」「自己責任論」「市場原理」へと転換しています。

一つは「命の切り棄て」という問題です。国民皆保険の基本的な立場は、「人の命は地球より重い」ということです。人の命は何よりも大切だし、そのためには最低限の生活水準が保障されるべきだという発想がいま変わってきています。二〇〇八年四月の「後期高齢者医療制度」の施行以来、「生きていくことがつらい、空しい」というお年寄りが増えています。最近、垣谷美雨『七十歳死亡法案、可決』(幻冬舎、二〇一二年)という本が出版されましたが、こうした題名の本が出ざるをえない時代状況になっているということです。

次に「自己責任論」です。国民皆保険は日本国憲法第二五条が基本になっています。第二五条「すべて国民は、健康で文化的な最低限度の生活を営む権利を有する」は、誰でも健康に生きる権利がある、健康は国民の権利である、という考え方です。健康や病気の問題は、個人の問題であると同時に社会的な問題でもあるということです。この社会的な観点が消失して、健康は「個人の責任」と言われるようになりました。健康を「権利」と捉えるか「自己責任」と捉えるかでは、一八〇度考え方が異なります。「自己責任論」に転化する直接の契機になったのは二〇〇二年の「健康増進法」です。第二条には「国民は、……生涯にわたって、自らの健康状態を自覚するとともに、健康の増進に努めなければならない」と国民の「責務」が規定されています。自分の健康は自分で責任をもてということです。

さらに「市場原理」があります。国民皆保険は国民の健康な暮らしのために社会保障制度を整えなければならないという考え方を基本にしています。ところがいま、医療を「社会保障」ではなく「市場原理」で捉えようとする立場が大きく台頭してきています。医療を経済活動の一環とみなして、医療そのものを経済的視点で捉えることにより、医療による日本経済全体の活性化まで考えています。「社会保障から市場原理へ」という転換が大きな流れになりつつあります。本来、医療は利潤の追求を目的にするものではありません。日本医師会は「医の倫理綱領」を二〇〇〇年四月に採択していますが、その六番めに「医師は医業にあたって営利を目的としない」(日本医師会『医師の職業倫理指針　改訂版』二〇〇八年六月)と書かれています。当たり前のことなのですが、わざわざこう書かなければならないほど、医療が営利にまみれているということでしょう。

以上、「命の切り棄て」「自己責任論」「市場原理」の三つの要素によって、国民皆保険制度が崩壊に向かう時代が来ています。現実にそれが崩壊してしまったとき、国民の健康や病気の問題はどうなるのか。私が子どもの頃のように、医者が年に一度患者さんのお宅に行って現物で医療費を徴収するような時代に逆戻りするわけにはいかないでしょう。

まず、「命の尊厳」に対する「命の切り棄て」、表現を変えれば「安楽死、尊厳死への地ならし」について詳しく説明していきます。これまで繰り返されてきた政治家による「問題発言」は、うっかり口が滑ってしまったというよりも、実は周到に用意された発言であり、一定の方向への「地ならし」の役割を果たしていることが多いと見るべきでしょう。有名な「問題発言」として、一九八二年渡辺美智雄・大蔵大臣(当時)の、「老人に金をかけるのは、枯れ木に水をやるようなもの」という発言があります。一〇年後の一九九二年には綿貫民輔・自民党幹事長(当時)が、「人工透析をやらないだけでもお国のためになる」と発言しています。最近では石原伸晃・自民党幹事長(当時)が、東京の浴風会病院でお年寄りの医療の実態を見学した印象を、「意識が全くない人に〔胃ろうの〕管入れて、生かしている。……人間に寄生している、エイリアンが人間を食べて生きているみたい」と発言しています。お年寄りを「人間を食って生きている異星人」＝「エイリアン」と表現したわけです。

胃ろうとは腹壁を通して胃に直接チューブを挿入する処置です。障害や高齢のために口からの嚥下《えんげ》が難しい場合に、胃ろうを設置することが最近多くなっています。高齢者や食事のできにくい嚥下障害のある人が生活していくためには最低限必要な命綱です。その命綱を必要ではないというキャンペーンがこの間繰り広げられているのです。今回の尊厳死法案でも胃ろうを含む「人工栄養の補給」について触れられています。そうした背景があって、患者さんに人工的にチューブを入れて食事をとらせることが「人間の尊厳を軽んじる行為」と石原氏は発言しているわけです。

天田城介氏がこの石原発言を詳細に分析していますが〔「胃ろうの一〇年――ガイドライン体制のもとグレーゾーンで処理する尊厳死システム」、『現代思想』二〇一二年六月号、参照〕、そのなかで、石原氏は胃ろうの本来の目的を知らないのではないか、という疑問が呈されています。胃ろうは医療行為です。食事をとれない患者さんの場合には、点滴で栄養補給するだけでは間に合いません。鼻から胃にチューブを入れる方法もありますが、本人にとって苦痛が大きくなり長くは使えません。そういうことで、お腹に孔を開けて胃に短い管を通す胃ろうが使われてきたのです。患者さんが回復して食事をとれるようになれば、もちろん胃ろうを外せますし、そのままにしておいても構わない場合もあります。石原氏は、食事のできない人には一律に胃ろうをつけて食事を注入している印象をもったのでしょう。

ただ天田氏が石原発言のうちで最大の問題とするのは、「エイリアン発言」を通してこの一〇年間で形成されてきた尊厳死システムを露呈させ、結果的に高齢者や障害者の人権が粗末にされる風潮を後押しする意味があったのではないか、という点です。私は、石原氏の発言は、時期を考えても、「エイリアン」という象徴的な言葉で「終末期医療のおぞましさ」を表現し、国会で審議されようとしている「尊厳死法案」の道筋をつける意味があったのではないかと考えます。最近「安楽死」や「尊厳死」にかわる「自然死」や「平穏死」といった耳障りのいい題名の本が出回り評判になっている事実は、著者らの意図は別にして、同様な風潮をつくりだすことに役立っているようです。

尊厳死法案が提出されるまでには実は長い道のりがありました。一九七六年に「日本安楽死協会」が設立されました。代表は一九七三年に『安楽死のすすめ』(三一書房)を著した太田典礼医師です。一九八三年に現在の「日本尊厳死協会」に名称変更しています。一九七九年には「末期医療特別措置法案」が提出されます。一九八五年に厚生省は「生命と倫理に関する懇談会」を設置し、尊厳死問題について議論をはじめます。一九九一年に東海大学附属病院で「安楽死事件」が起こると、翌九二年に日本医師会は「生命倫理懇談会」を設置して、本格的に尊厳死問題に取り組むことになります。また一九九四年には日本学術会議が「尊厳死について」の最終報告案を提出しています。二一世紀に入ってから動きは急になってきました。二〇〇五年に国会に超党派議員による「尊厳死法制化を考える議員連盟」が発足し、翌年富山の「射水《いみず》市民病院事件」(同病院の医師二人が患者の人工呼吸器を取り外し七人が死亡した事件。医師は書類送検されたが不起訴になる)が起こると、厚生労働省は二〇〇七年に入り「終末期医療の決定プロセスのあり方に関する検討会」を開催し、その結果、「終末期医療の決定プロセスに関する指針(ガイドライン)」を公表しました。同年日本救急医学会が「終末期医療に関する延命中止の指針案」を発表し、日本尊厳死協会は「延命中止の条件」を明示します。このような経過を経て、二〇一二年に入り「尊厳死法制化を考える議員連盟」による「尊厳死法案」が国会審議にかけられようとしています。二〇〇九年七月の「臓器移植法」改定のときも通常国会の終わる寸前のところで突如決まりましたから、今回も「尊厳死法」が終盤国会で十分な審議もないまま可決されるかもしれません(結果的には、通常国会の期限切れで一旦廃案〕。

「尊厳死法制化を考える議員連盟」は二〇一一年暮れから「尊厳死法案」の上程に向けて本格的に動き出しました。当初は「終末期」の人に「延命措置」をしない〔「延命措置の不開始」〕ための法律をつくろうということでしたが〔『朝日新聞』二〇一二年三月二三日、参照〕、既に治療を開始している人に対しても「延命措置」の中止を可能にするところまで踏み込んでいます〔『朝日新聞』二〇一二年六月七日、参照〕。「高齢者はお荷物」という社会的な雰囲気と国会での政治的な流れが同調してきているように思われます。

「尊厳死法案」の正式名称は、「終末期の医療における患者の意思の尊重に関する法律案」とされます。同法案における「終末期」とは、「患者が、傷病について行ない得る全ての適切な治療を受けた場合であっても回復の可能性がなく、かつ、死期が間近であると判定された状態である期間」とされています。また「延命措置」とは、「終末期にある患者の傷病の治癒又は疼痛等の緩和ではなく、単に当該患者の生存期間の延長を目的とする医療上の措置(栄養又は水分の補給のための措置を含む)」とされます。その上で、「不開始」や「中止」を医師が行なっても、「民事上、刑事上及び行政上の責任を問われないものとする」と定められています。

問題は「終末期」をどう考えるかです。「いずれ近いうちに死ぬ人たち」と定義したら、がん末期や超高齢者全員が終末期になってしまいます。しかし、がん末期の患者でも治療次第で一年、二年生きている人はいるし、私が診ている認知症や寝たきりの高齢者のなかにも五年、一〇年生きている人がいます。一概に「終末期」とは定義できません。「終末期」の判定のために法律案では、「これを的確に行なうために必要な知識及び経験を有する二人以上の医師の一般に認められている医学的知見に基づき行なう判断の一致によって、行なわれるものとする」とされていますが、実際の医療現場においては、医師たちの独断で決められてしまう可能性が十分にあります。「延命措置」についても、法律案では人工呼吸器の装着や、鼻腔チューブや胃ろうからの栄養や水分の補給が対象になっているようですが、酸素の補給、人工透析、さらには点滴治療や気管内挿管など、ありとあらゆる医療行為へと拡がるおそれがあります。

尊厳死法制化を全面的に推し進めているのが日本尊厳死協会で、全国で一二万人の会員がいる〔二〇〇七年五月現在〕と言われています。前理事長の井形昭弘先生は、鹿児島大学学長などを歴任され、現在、名古屋学芸大学学長を務めている神経内科の医師ですが、自分たちはお年寄りや障害者の治療を切り捨てようと言っているわけではない、と釈明しています。今回の「尊厳死法案」に関して、井形先生と全国遷延性意識障害者・家族の会代表の桑山雄次さんが対談していますが〔「尊厳死法制化をめぐる係争点」、『現代思想』二〇一二年六月号、参照〕、井形先生は桑山さんに対し、遷延性意識障害〔いわゆる「植物状態」〕やＡＬＳ（筋萎縮性側索硬化症）の人たちを対象にしているわけではない、と言明しています。ある程度の年になったら命は惜しくない、認知症や寝たきり状態になったら生き長らえる必要はない、早く息を引き取らせてほしい、そう願う人たちに対して治療や処置を中止することは許されるのではないか、自力呼吸できない人が付けている人工呼吸器を本人の意思に従って外した場合に、外した医師が罪に問われないようにするのが「法案」の趣旨だと主張しています。尊厳死協会は生きている人の息の根を止めるような乱暴なことをするつもりはないと強調していますが、「尊厳死法案」を細かく見ていくと、井形先生の考えとは裏腹に、対象とされる病態は限りなく拡がるのではないでしょうか。尊厳死協会に入会する人々の、「他人に迷惑をかけてまで生き延びたくはない」、「人生の最後まで自分のことは自分でやり遂げたい」といった「素朴」な思いは、国の政策に巧妙に利用されていく危険性があるのです。

次に、二〇〇二年に成立した「健康増進法」は、憲法第二五条の「権利としての健康」から「自己責任としての健康」へと大きく転換させるものでした。

この法律制定に前後し、各自治体では「健康日本21」の促進、「生活習慣病」概念の普及が行なわれました。二〇〇八年四月には、政府が「メタボリックシンドローム（内臓脂肪症候群）」キャンペーンを大々的に打ち出します。厚労省、医師会、自治体、保健所が一体となって「メタボ検診」、「保健指導」実施が推進されます。同じ時期に「後期高齢者医療制度」も開始されています。保険制度の年代別分断ということで大きな批判を浴びました。メタボリックシンドローム・キャンペーンと後期高齢者医療制度は、一見何の関係もないように思われますが、「自己責任論」という観点から見れば表裏一体の政策と言えます。メタボ・キャンペーンは、比較的若い人たちに向かって、将来病気をしないように自分で責任をもちなさいということが趣旨です。後期高齢者医療制度は、年を取ったら自分の体のことは自分で責任をとりなさい、若い人たちの保険料ではなくて、あなたたち自身が保険料を払って賄いなさいということです。二つの世代に対するメッセージは同じなのです。その証拠に、メタボの検診率が低い広域連合では「後期高齢者医療制度」への保険料負担率を高くするという、高齢者と若い人との連帯責任をはかっています。

二〇〇八年当時の首相だった麻生太郎さんの、「たらたら飲んで、食べて、何もしない人の分の金(医療費)を何で私が払うんだ」という発言が新聞に載りました(『読売新聞』二〇〇八年一一月二七日、参照)。麻生さんは酒好きで有名な方ですから、自分のことを自嘲気味に語っているようにも思えますが、首相としての発言であり軽視できません。健康の義務を怠っている人を非難しつつ、国民皆保険制度を揶揄しているのです。

さらに「市場原理」に関しては、先端医療の成果や夢が華々しく報道されるなかで、見落としてならないのが、人の身体が医療材料化されているという現実です。人体から取り出されたさまざまな組織や臓器を使った医療製品の開発が、アメリカではかなり以前から行なわれ、今後人の身体の一部からつくるES細胞、iPS細胞の利用も予測されています。人の身体が、製薬企業やバイオ系のベンチャー企業にとって「金のなる木」になっているのです。

いまでもなお、地球上の自然を破壊し利用することによってさまざまな製品がつくられ売られていることは確かですが、利用すべき自然の枯渇が指摘され、自然保護、環境保護が叫ばれるようになりました。人間の外側にある自然の利用に一定の歯止めがかけられると、それに代わるものとして人間の内側にある自然、つまり身体が新たな対象にされたのです。人の身体の利用・製品化は、いまや企業戦略のみならず一国の経済戦略の一つになっています。

二〇〇七年一一月に、京都大学の山中伸弥先生たちがヒトiPS細胞作成技術の開発に成功したことが報道されると、すぐさま日本政府(文部科学省)は五年間で約一〇〇億円の研究費のための予算を決定しました(『朝日新聞』二〇〇七年一二月二三日、参照〕。iPS細胞開発のために国が莫大な予算を注ぎ込むのは、その開発によって国家への見返りがあるからでしょう。その後iPS細胞研究や応用は一大学、一研究所のものではなくなり、全国の企業がバックアップすることになります。その結果、研究成果の「知的財産権」が問題となり、「特許」獲得競争が熾烈になってきます。このことだけでも、医療の名の下に人の身体が市場原理のなかに巻き込まれていく過程がおわかりだと思います。

人体利用と共に、医療を手段とした利潤追求の例として「メディカルツーリズム」を挙げておきたいと思います。日本の高度な先進的医療を全世界の人々に提供することを謳い文句にしていますが、内実は、とくに中東諸国や中国の富裕層を対象にして、日本国内の観光旅行の後に入院のうえ各種の検査や治療などをするということです。「医療観光」とも言われています。外国人は保険を使えませんから、実施医療機関に高額な医療費が現金で入ってくることになります。神戸のポートアイランドにはメディカルツーリズムのための大病院「神戸国際フロンティアメディカルセンター」が二〇一三年春にできる予定ですが、アラブ首長国連邦から一〇〇億円の投資を受けると言われています〔『朝日新聞』二〇〇八年六月一四日、参照〕。

これまで、日本国民全体、とくに生活に困窮した人のために医療を普及させることが国民皆保険の一つの理念であったはずですが、そうした医療の社会保障的な側面はもう見向きもされず、ひたすら医療による利潤の追求のみに目が向けられています。

以上、国民皆保険制度の実質的崩壊過程を、「命の尊厳」「国民の権利としての健康」「社会保障としての医療」という三つの理念の変質という側面から考えてきましたが、同時に、近年の医療費抑制政策について検証しておくことが必要でしょう。

一九七三年、田中角栄内閣のときに「福祉元年」という言葉が使われました。全国で老人医療費が無料になった時代です。ところがそれも束の間、同じ一九七三年に石油ショックに見舞われたために福祉路線は見直され始めます。

一九七七年には厚生省が「老人を国保から切り離して別建てに」と提案しています。二〇〇八年に「後期高齢者医療制度」ができて、七五歳以上の「後期高齢者」が国民健康保険から切り離されましたが、その布石になっているのが七七年の厚生省提案なのです。当時与党に対し隠然たる圧力団体としてあった日本医師会(武見太郎会長)が「老人姥《うば》捨山《すてやま》構想」と批判したために、この提案は頓挫しますが、既に一九七〇年代後半からいまの流れができていることに注目しておいてください。

一九八〇年に老人医療費は二兆円となり、医療費全体の二割を占めるようになります。一九七三年には全体の一割でしたから、急激に老人医療費が国民健康保険を圧迫してきたことがわかります。翌一九八一年には診療報酬改定が行なわれ、国民医療費の総枠が抑制されます。そして一九八三年には、吉村仁厚生省保険局長が「医療費亡国論」を打ち出して物議を醸します。保険局長自ら、医療費が日本をつぶすと言い出したわけです。この年に「老人保健法」が施行され、老人医療費無料化が廃止されました。

一九八四年には、健保本人の医療費について、それまで窓口での支払いが必要なかったのですが、収入に応じて一—三割の負担が必要になりました。また一九八七年に、長期入院の是正のため入院期間が長くなると入院管理料が漸減する制度が導入されました(その結果、医療機関は入院日数を減らし、ベッド使用の回転率を増やそうと努力します)。こうして、一般の人たちの医療費を抑制する手段を講じたのです。さらに社会問題になりつつあった保険料の滞納に対する対策として、資格証明書(窓口で一〇割負担し、滞納金を支払えば九割を返還)の大量発行がなされたのもこの年です。

一方高齢者に関する医療については、一九八九年の「高齢者保健福祉推進一〇カ年戦略(ゴールドプラン)」、一九九〇年の「老人医療福祉計画」、一九九四年の「高齢者保健福祉推進一〇カ年戦略の見直し(新ゴールドプラン)」と、ホームヘルプサービス、デイサービス、ショートステイなどの在宅福祉の推進により医療の部分を福祉が肩代わりする(そのことによって高齢者医療費を減らす)方策へ変わってきました。その集大成(具体的実践)が二〇〇〇年に開始された介護保険制度です。「妻や娘の献身で成り立ってきた家庭介護を社会が(公的に)担う」とのキャッチフレーズでしたが、高齢者の身体的・精神的状況、生活状況の多様性を「自立」や「支援」、「介護」といった区分で一元化するなど、問題点は様々存在しました。

二〇〇一年に小泉純一郎首相が就任すると、医療改革「三方一両損」が一気に進められ、総医療費が毎年二二〇〇億円削減されます。そのためにサラリーマン本人の窓口負担が二割から三割に引き上げられました(一九八四年無料から一割、一九九七年一割から二割、二〇〇三年二割から三割、と段階的に引き上げ)。現役世代への負担増は「高齢者にも相応の負担」を求める呼び水となり、二〇〇八年には七五歳以上の「後期高齢者」のための保険と七五歳未満の人々のための保険を分断する「後期高齢者医療制度」が発足しました。国民皆保険によって「老いも若きも、弱き者も強き者も」平等に分かち合い支え合ってきた保険制度を年代別(今回は七五歳以上)に別建てとするものでした。七五歳以上の人々に要した医療費に対し、後期高齢者が一割、現役世代が四割、国や地方の税金から五割負担することになったのです。その結果、後期高齢者の保険料が引き上げられ、医療費がそのまま保険料にはね返るため(七四歳までの国民健康保険通知書には「後期高齢者支援金」の額を明示)、おのずと受診を抑えるように仕組まれているのです。

このように、「イデオロギー上の問題」と「経済的な政策」の二つの要素によって国民皆保険制度が実質的に崩壊してしまっているのが現状です。いま辛うじて患者さんたちの窓口負担は一割から三割で済んでいますが、実際には二〇〇六年から始まった「リハビリ日数制限」によって綻《ほころ》びができてしまっています。高齢者に限らず脳卒中などで手足に麻痺を生じた方々はたくさんいます。それまでは、急性期の療法は当然のことながら、その状態を維持していくための慢性期の「維持療法」もリハビリの一環として認められていました。「最低限度の生活」をするために必要だからこそ認められていたわけです。それが二〇〇六年から実質的にできなくなりました。困った人たちが私のクリニックにたくさん相談に来られていますが、診療内容に見合う保険点数を得るためには様々な手続きが必要です。こうした状況では、病院側は重度で入院期間が長くなりそうな患者さんを退院させようとしますし、自宅にも受け入れる態勢が整っていないとなると、多くの人々がどこに行ったらよいかわからず「医療難民化」することになります。

これから先、問題はますます深刻化していくだろうと思われます。「認知症」や「寝たきり」の高齢者は、今後全国で七〇〇万人を越えると予想されています。日本が、そうした方々を医療と福祉で支えることは難しいでしょう。これまでお話ししてきたように、医療制度は「手のかかる」人たちを支えない方向に動いています。では、「寝たきり」や「認知症」になった人たちをどうするのか。島流しにするわけにもいきませんから、あまり長生きしないでもらいたいと国の政策が方向付けられていきます。これには法律的裏付けが必要になります。早く亡くなってもらうためには各病院でそのための処置を実行する必要が出てきますが、そういう処置をしても医師が責任を問われないように法を整備しなければなりません。これが「尊厳死法案」の軸になっていると私は考えています。

高齢者問題は今後決して避けては通れません。私たちがこれから真剣に考えていかないとたいへんなことになります。安易に問題を解決しようと考えれば、「死んでもらったらいい」という方向に社会は進んでしまうのです。

Ⅳ 地域医療と高齢者問題——早川一光を中心に

一 地域医療の理念と現実

高齢者問題や尊厳死問題を考える道筋として「地域医療」の実践例は参考になると思います。地域医療は戦後の医療活動の流れの一つのように思われていますが、実は戦前からその流れはありました。生物学者で労働農民党の代議士だった山本宣治が一九二九年に右翼によって暗殺されると、「山宣」の遺志を継ぐべく無産者診療所設立の運動が全国的に展開されます。代表的なものでは、一九三〇年に東京で大崎診療所が、一九三一年に大阪で大阪無産者診療所が、一九三四年に新潟で葛塚《かつづか》診療所が設立されています。戦前ですから、貧しい人々にとって医療とは天上のもののようなイメージだったはずですが、そうした天上のものを自分たちの手にということで、なけなしの金銭を集め同調してくれる医師を呼び寄せて診療所を開いていったのです。

戦後になると、一九四五年に若月俊一先生が長野県佐久病院に赴任して独特の地域医療を展開しています。一九五〇年には京都・西陣で早川一光《かずてる》先生が住民出資の白峯診療所をつくられました。また一九六三年には岩手県沢内村に増田進先生が赴任されて地域医療が始まっています。この三人に、長野県諏訪中央病院院長(当時)の鎌田實先生がインタビューした本が出ています〔鎌田實著、若月俊一、早川一光、増田進対談『命があぶない　医療があぶない』医歯薬出版、二〇〇一年〕。若月先生は既に亡くなられ、早川先生がいま八〇代、増田先生が七〇代です。全国各地でいろいろな地域医療がありますが、代表の一つとして京都・西陣の早川一光先生を取り上げます。地域医療はどちらかといえば農村部が多いのですが、京都の街中で行なわれた地域医療です。

地域医療がめざしたのは「医療の主人公は住民自身である」ことの実現でした。医療は医者や病院の経営者のためにあるのではない、住民自身のものとして医療を実現していくこと、それが地域医療の実践です。地域医療の考え方の根本にあるのは、健康の基本は「生活」のなかにあるということです。生活そのものを改めないと健康を保つことはできない、病気になったら病院に行けば治るなんていうことはない、という発想です。

澤瀉久敬先生は「健康とは何か」という問いに対して、「身体的、環境的、社会的、精神的」に総合的に考えることを主張しています〔澤瀉久敬『医学概論　第三部　医学について』東京創元社、一九五九年、誠信書房、オンデマンド版、二〇〇七年、二〇一四四頁、参照〕。澤瀉先生自身は地域医療のような現実的運動とはとくに関係をもたず、思索を深めるなかで「健康」の多元性にたどり着いたのだと思いますが、そうした澤瀉先生の考え方を体現するものとして地域医療が実践されていった側面もあるだろうと思っています。

健康が「生活」のなかにあるとしたら、その土地土地で「生活」に根づいている「民間療法」を無視することはできません。佐久病院の若月先生はそうした民間療法を医療のなかに積極的に取り入れました。当時農村だった佐久におけるユニークな実践例の一つとして「農村劇」があります。健康に関する劇を演じて、「こういうときにはこうしたらいい」といったメッセージを日常生活のなかにすり込み、村人の知識が自然に形成されていったのです。医者が健康教室を開いて一方的にレクチャーをしたところで、農村の人たちには理解が難しいだろうし、当時若い人たちは働くのに精一杯でした。農村劇を見にくるのはお年寄りです。農村では、若いお母さんたちはみな畑に出かけますから、子どもの面倒をみるのはお年寄りの役目でした。お年寄りに子どもたちや自分たちの健康について知ってもらうために、娯楽性のある劇を定期的に開催したのです。

住民自身が医療の主人公であるなら、自分たちでお金も出す必要があるのではないか。病気になったから解熱剤や抗生剤をくれというのでは、決して主人公にはなれない。早川先生は「五ダース(出す)運動」を提唱しています。「口出す、手出す、力出す、お金出す、知恵出す」の「五出す運動」が地域医療の基本だと言うのです。よく講演のなかで、「身銭《みぜに》を切りましょう」とおっしゃいます。自分の懐からお金を出すことによって住民本位の医療が成り立つのであって、病院に任せてしまえばいつでも金儲けに走ってしまうと説くのです。

早川先生の医療活動は若月先生の農村劇とは違って、一種の漫談、一人芝居と言えます。皆さんの前でおもしろおかしく健康や医療を語り、地域を語り、高齢者の問題、死の問題を語る。笑いが絶えない講演会です。『みんな、元気ぃ？　早川一光講話集』(ユーキャン)がCD・カセット全一二巻で売り出されていますが、たいへんな人気のようです。早川先生の漫談に影響を受けたと思われるのが綾小路きみまろさんです。初期の頃に出されたCDを聞き比べてみましたが、スタイルはよく似ています。ただ、綾小路さんの漫談はおもしろいのですが、患者さん方には聞かせられませんでした。障害をもった人やお年寄りが笑いの対象にされていて、対象にされたほうは決して笑えないと感じたのです。一方早川先生の漫談は、若い人や健康な人たちに対して、お年寄りや障害をもった人たちへの理解を促すものです。お年寄りや障害者の方が聞いても共感をもてるし、若い方たちにとっても大きな教訓になります。

早川先生が尽力してつくられた白峯診療所は、一九五八年に堀川病院へと発展しますが、堀川病院では独自の「理事会」が組織されました。一般に病院の理事会は、経営者、病院長、看護師長など、病院側の人たちだけで構成されます。その会合で、今月はいくら儲けるか、今月は何十人MRIを撮るか、といった話も出てくるわけです。それに対して堀川病院の理事会は、一五名の理事のうち、病院側が七名、地域住民が八名で構成されていました。地域住民の理事を一人多くすることによって、多数決で病院側の理不尽な主張は一切通らないことになります。これは画期的なことだと思います。他の病院ではまず絶対に真似できないことです。堀川病院の歴史をみると、「混乱期」や「第一次危機の時期」に、この理事会構成によって病院の存続の危機を脱したことがわかります。

医療情報を医療者と患者さんが共有することも、地域医療の大切な条件です。健康教室を開いたり、インフォームド・コンセントを徹底したり、検査結果や診療録(カルテ)の開示が行なわれます。住民自身による健康活動も行なわれ、花見や運動会などの年中行事、地域医療交流会の開催、あるいは日常的な相互の訪問、サポート活動が挙げられます。近年多くの病院が「当病院は地域医療を実践しています」と宣伝することがありますが、実際には「地域医療」という用語を使っているだけの場合がほとんどだと思います。本来の地域医療とは似て非なるものと言えます。

地域医療は、医師の権威主義、パターナリズムを断ち切りました。医師―患者の関係は一般には上下関係です。医者のなかには権威的に患者さんと接して、つい「私の言うことを聞くのは当たり前だ」、「私の言うことを聞けないのなら、どこか他の病院に行きなさい」といった態度をとる人たちも少なくありません。それを、つねに対等な立場にあるものとして捉え直したのです。

しかし、そういう関係性を築き上げたとしても、時として医療過誤や事故は起こります。私が一時診療を担当した高槻市の富田町病院についてお話しします。堀川病院より随分後の一九八二年にできた病院ですが、患者さん、地域の人たち自身が病院をつくるための設立資金を集めました。もう三〇年も前のことですから、住民出資で集まった一億三〇〇〇万円はかなりの額だと思います。一〇年くらいをめどにして、病院の収支が軌道に乗れば、集めたお金は出資した人たちに戻されます。ですから、この一億三〇〇〇万円は寄付ではなく債券です。一時的に自分のお金を病院に預けるわけです。なかには、二〇〇万円、三〇〇万円を提供する人もいました。このような仕組みですから、病院が無理な医療に走ることにはならないはずですし、医療内容についても常にオープンを心掛けていたはずでした。

ところがそういう病院でも医療過誤がありました。『健太郎君へ』(富田町病院、一九九〇年)という冊子もできているのですが、一歳になったばかりの子どもさんがこの病院で「ライ症候群(急性脳症)」によって亡くなりました。医師の診断、治療、処置の誤りの結果起こったものであり、これは医療ミスではないかと家族から告発されたのです。家族の参加は当然ながら、患者さん側の弁護士も含めて、一年近く、健太郎君に対する医療行為のどこが間違っていたのか、病院内で討論会がつづきました。そのたびに外来待合室に貼り紙をして、討論会の内容はできる限りガラス張りにしました。医療過誤を隠したり、ごまかしたり、責任回避したりすることなく、正面から向き合おうとしました。地域の人たちに対し、起こった出来事をすべて明らかにしていくことで、病院は存続することができたのです。

以上ご紹介したような地域医療の実践のなかから、「おまかせ医療から病気と主体的にかかわる医療へ」、「病気と闘うのではなく病との共存へ」、「孤立するのではなく地域のつながりを大切に、医療機関はそのための要」、といった新たな医療観が確立されていったように思います。標語として見れば、いまでは当たり前のことばかりかもしれませんが、実践のなかでそれが培われていくためには、多くの人たちの長年の努力、苦労を要しています。

しかし、地域医療もやがて壁にぶつかります。その壁は国民皆保険制度がぶつかった壁でもありました。一つは、医療の高度化、専門化、機械化という問題です。地域の病院といえどもいつまでもカバンと聴診器だけというわけにもいかず、やがて機器を購入して医療設備を整える必要に迫られます。地域医療のいちばんの悩みは、診療内容や診察や診断の方法を高度化しないと若い医師が来てくれなくなることです。医学生は年々高度化、専門化される医療を学生時代に学んでいますから、最先端の機器の使用法や検査方法が頭に叩き込まれています。それに対して地域医療の病院は、農家の人たちの民間療法を大切にしましょう、町衆の家を一軒一軒訪ねましょう、という医療をやっている。そんなところに若い医師は自ら進んで赴任しようとはしません。そうなると、「地域医療」を称していた病院も多くの高額な医療機器を購入せざるをえなくなり、いままでのやり方は成り立ちにくくなります。病院は医師がいないことには機能しないのです。

次に、厚労省によるベッド規制という政策的な問題もあります。国が地域ごとに基本となる病床数を定めていて、勝手にベッド数を増やすことはできない仕組みになっています。地域医療の病院は、病床を二〇〇床も三〇〇床ももっているわけではありません。例外はありますが、一般に一〇〇床前後が限度です。その程度の規模ですから、さらにベッド規制がかかると経営が成り立ちにくくなるという現状があります。

しかし、何よりも地域のコミュニティーが崩れてきたことが、地域医療に大きな打撃となりました。地域医療をかたちづくっていた、地域のさまざまなつながりが維持できなくなっています。佐久病院でもそうですし、京都・西陣にある堀川病院も、以前のコミュニティーとは様相を異にしている。岩手県沢内村でさえもかつての地域のあり方が変わってしまったことに増田先生は戸惑いながら、定年退職を契機に三陸海岸の町立病院に移ることになります。このように、地域医療がいま大きな壁にぶつかっていることは事実です。

二　早川一光の医療実践

早川先生がどういう地域医療を実践してこられたのかをこれから具体的に紹介します。

先生は一九二四年、愛知県に在住する小児科医の三人兄弟の末っ子として生を受けました。長い人生のなかで先生にとって忘れ難いのは、戦時中医学生だったために兵隊として召集されなかったことです。戦争に行った友人たちがほとんど亡くなってしまい、彼らに対して申し訳ないという気持ちを戦後もずっともちつづけることになります。二二歳で敗戦を迎えますが、戦後になった途端にアメリカ型の民主主義が導入され、価値観の転換を迫られます。自治会活動に参加し、最後には大学を追い出されるようなかたちで一九四八年に卒業しています。卒業後、一年間のインターンの後、外科に入局しました。一九五〇年に朝鮮戦争が始まりますが、日本の共産主義化を恐れたＧＨＱはレッド・パージを敢行します。「アカ」がかった人たちは職場から追い出されていきます。そういうときに、京都・西陣の町衆約八〇〇人が三万八〇〇〇円の資金を集めて、地域に診療所をつくる計画を立てました。そこに、医局を追われ一時的に仁和診療所に身を置いていた早川先生が赴くことになります。

早川先生の医療観は、お父さんの考え方が基本になっているようです。農村医のお父さんは、「自然が治す、医療は支える(Natura sanat, Medicus curat)」というヒポクラテス由来の言葉をいつも引き合いに出していました。病気は、人体をこねくりまわしたり、薬で病原菌を痛めつけたりして治すものではない、本人の自然な治癒力が病気を治す、医療はあくまでその支えに過ぎないという考え方です。抗がん剤を大量に投与して、その人の命まで奪ってしまうようなことが日常診療のなかでありますが、それは「愚の骨頂」ということになります。

「病と付き合う」という考え方を、早川先生は「三日月も月なんです」と独自の比喩で説明します。「見えないけど、あるんです。光っているところを見て「きれいな三日月」と思う考え方こそ、ものの見方、病気の見方のように思います」(『みんな、元気ぃ? 早川一光講話集・解説書』、七二―七三頁)。人間も同じで、病気のところ、悪いところがあっても、その人全体を見るようにしよう、という発想です。「「大丈夫なところ、すごいところがあるじゃないの」と残ったところの素晴らしさをお教えすることが、医者の仕事のように思います」(同書、七三頁)と結んでいます。たいていの医者は、悪いところを指摘して脅すことを仕事にしているように見えます。それで無事治癒すれば、「助けていただいて、ありがとうございました」と患者さんから感謝されます。ますます得意になり、さらなる脅しにかかるわけです。その逆で、「いいところを探す」のが医者の役目だと言います。このような考え方を基にして、一九六八年に「半歩でもの会」がつくられました。脳卒中の後遺症で手足の不自由な人たちの会です。「半歩でもちゃんと歩ける」ことを肯定し前向きに生きていこうと、この名前がつけられたそうです。

国民皆保険は素晴らしい制度である反面、落とし穴があることも早川先生は強調されています。「みなさんに訴えたいのは、いつでも、だれでも医療にかかれる素晴らしい制度そのものが、大きな落とし穴を作っていくということです。一つは医療費の増大です。医療費がかかってかなわんようになっていき、国が耐えられなくなるときが必ず来る。国民皆保険は制度としては残っているけれど、中身がくずれていきました。国は再び一部負担をかける、治療制限をする。入院も、短期入院になる。そのあたりが今、大きな矛盾になっているように思います」〔同書、九九頁〕。
早川先生の「地域医療」についての考え方を知ってもらうために、先生の十八番の「あめふり」をご紹介します。

昔は違う。おふくろに「昼から雨が降るからな。傘、持ってき」と言われても、こうもり傘なんかなくて番傘しかなかったから「あんな重いもん、いらん」って、走って学校に行った。昼過ぎると、おふくろの言った通り雨が降ってきて、「しまったー」。雨が小降りになるのをじーっと待っててもね、ますます激しく降ってくる。「だれか、迎えに来てくれへんかなあ」と校門を見ていると、蛇の目傘をさしたおふくろが傘と長靴を持って来てくれた。来てほしいというときに来てくれた、嬉しいやんか。そうなると、それまで「やんでくれ」と思っていたのに、今度は「今、やんでくれたらかなわん。雨、雨、降れ、降れ」。……

「あめふり」〔北原白秋作詞、中山晋平作曲〕

♪あめあめ　ふれふれ　かあさんが
じゃのめで　おむかい　うれしいな
ピッチピッチ　チャップチャップ
ランランラン
〔中略〕

おふくろに「ありがとう」って言うたら、「だから持ってけって言うたでしょう」。「ごめん」と言うて、一緒に帰る。ほっと見たら、どしゃぶりの中で友達がびっしょり濡れて泣いている。そのとき、みなさんのお子さんは、思わず「お母さん、せっかく持って来てくれた傘だけど、あの子に貸していいか」って聞きますやんか。

♪あらあら　あのこは　ずぶぬれだ
やなぎの　ねかたで　ないている
（くり返し）
♪かあさん　ぼくのを　かしましょか
きみきみ　このかさ　さしたまえ
（くり返し）

「傘を貸してあげなさい。それが人の道だ」ということを、昔はきちっと小さいときに親が厳しく教えた。今は、子供が「母さん、僕の傘貸しましょか」と言うたら、「アホなことやめときなはれ」となる。お前が濡れたらかなわん、風邪ひいたらかなわんと思えばこそ、忙しいのに持って来た傘を、他人に貸すアホがあるか。濡れて泣いているのは、傘を持って来ないあの子のお母さんの責任。……

だから、お母さんにくれぐれも言うて帰る。子供を育てるのなら、人の病気は自分の病気、人の悩みは自分の悩みに思えるような人になりなさい、と育ててくれ。お前さえ成績がよければ、お前さえいい学校に行って、いいところに就職したら、それでいいと教育したら、とんでもないことになる。人の苦しみを見ても、蹴倒すような子になるぞ。人よりも一点でも成績がよいようにという教育の中で育ったら、人を蹴落とすことが上手なやつが優秀と言われる。みなさん、そんな子供に育ててごらん。大変な日本になるぞ。

♪ぼくなら　いいんだ　かあさんの　おおきな　じゃのめに　はいってく。傘は雨よけの道具ではないんです。お母さんと同じ傘に入るというのは、お母さんと同じ心の中で、肩を寄せ合っていくっていうことですよ。相合傘は、心が一緒だよっていう証拠。

この歌を歌いながら、僕は大きくなった。だから、僕は医者になった。親と、この歌を教えてくれた学校が、患者さんの心の中に入れ、患者さんの心と一緒になって歩きなさいと、僕を育ててくれた。〔同書、二六―二八頁〕

長い引用になりましたが、早川先生の講話の雰囲気を感じていただければと思います。このような人間観を基礎にして、先生は地域医療を展開されてきたのです。私は、次の箇所こそ、先生の地域医療観の真髄だと思っています。「医療ってものは、施しではありませんね。医療は、患者さんと医者との心のつながり。「任したぞ」、「預かったよ」という心のつながりが、本来の医療なんでしょうね。……技術ではなく、医療というものを通じて人間と人間との心のつながりができあがっていくことが、本来の医療の目的ではないでしょうか」（同書、八一頁）。医療は、病気の人を治療して職場や地域に帰すことではない、とはっきりと表明されているのです。地域医療を通して、人と人とのつながりをつくっていくこと、地域そのものをつくり直していくことが早川先生のめざしてきたことだったのです。

早川先生は高齢者の在宅医療に尽力されました。その高齢者観も独自のものです。高齢者は誰でも長く生きてきたのだから、「いっぱい故障がありながらも、しゃにむに生きてきた、いや走り続けてきた、素晴らしい車」（一九八八年七月二三日の早川一光講演、山口・関藤編『有紀ちゃんありがとう』、一二六頁）と表現しています。「満身創痍」は当たり前のことだから、検査をすれば、いろいろと悪いところが出てくるに決まっている。検査をして「ここが悪い、ここも悪い」と言い出したら、元気もなくなるし、生きる希望も湧いてこない。それよりも、「どこぞいいとこは残ってへんか」と傷んでいないところを探す、「ここは大丈夫だよ」、「ここはよく働いているよ」と言ってあげることが高齢者医療だと唱えています。高齢者に対するポジティヴな視点を見習いたいと思っています。

厚労省が現在推進していることはこれとまったく逆のことです。高齢者には年に一回の健診を義務づけています。これを受けないと、その地域がペナルティを科せられて保険料が高くなる仕組みです。各医療機関に配られる冊子には、検査項目がずらりと並んでいます。検査値が基準値から外れている場合には、医師は患者に注意を与えるよう厚労省から指導されています。

最後に早川先生の死生観を見てみましょう。先生の考え方の基本は、死は個人のものではない、ということです。

私にとって印象が深かったのは、先生がかつて講演のなかで、お父さんの死について語った言葉です。

「父は、皆の集まった部屋の空気を残らず吸い込んで亡くなった。」

お父さんが、その部屋の空気を全部吸い込んで亡くなったということは、そこで見守っている子どもたち、親戚の人たちのまなざしや息づかいを全てご本人が受けとめた、ということでしょう。一人の死のなかにみんなの心が詰まっているということだと思います。

「安楽死」しようと思ったら一〇〇歳まで生きなさい、と早川先生は一生懸命説いてまわります。三途《さんず》の川は、若い人たちにとっては川幅が広いが、お年寄りになればなるほど川幅は狭くなる、一〇〇歳くらいになったら一歩で渡れると言うのです。「一〇〇歳を超えた方は、ほんまにコロッと逝きます。一一〇歳を超えたおばあさんの脈が切れて呼吸が止まった。「今、息を引き取りました」って僕が言うでしょう。ご家族の方が「お世話になりました」。僕が「いえいえ」といった途端、おばあさんが、ハアーッ。死んだと思ったら生きてる、生きてると思ったら死んでる。まさに生と死は紙一重」(『みんな、元気ぃ?』、四八頁)。年をとればとるほど三途の川を渡るのは楽になるから、安楽死したいのだったら長生きしましょうと言うのです。

このような医療観、人生観、高齢者観、死生観をもつ早川先生が、青春時代から心血を注いで医療活動を行なった場が堀川病院でした。ところが、年表「京都堀川病院の設立・運営と社会の動き」(表2)を見ていただくと、一九九九年の欄に、「早川氏、「自分の子供の死亡診断書を書いているような気持ちで」顧問を辞任」とあります。堀川病院は早川先生にとって自分の子どものような存在でしたが、その堀川病院と設立後四〇年余りで決別を宣言されたのです。

堀川病院の歴史は、四つの大きな時期に区分されると思います。まず、一九五〇年に白峯診療所が開設され、一九五八年にそれが堀川病院となるまでの「創成期」です。

次に、一九六四年を中心に「混乱期」がやってきます。病院運営が軌道に乗ってくると入院患者数も多くなり、病

1974	70 歳以上の入院，3 割に．この頃，労働組合ストライキ	この頃，地域理事一斉辞表	
1975	「居宅療養患者家族の会」結成	3 億 9000 万円の助成金	NHK で助成会活動放映
1976	病院増改築(最新医療機器の導入)．平均在院日数が 27 日に短縮(71 年は 54 日)	喘息患者の会「こまくさ会」結成	
1977	早期入院，退院，訪問看護の実践	ひとり暮らし老人友の会「とこしえの会」結成	京都新聞「高齢者なんでも相談」
1978		「老人問題に関する京都国際シンポジウム」にて助成会理事が，「老人に対する公的支持と家族，近隣支持との統合」に関して発表	
1980	院内ショートステイ開始	「呆け老人をかかえる家族の会」結成(現在会員数，全国 21 万人)	
1982			早川氏の往診活動を描いた NHK ドラマ「とおりゃんせ」放映
1983			老人保健法施行(老人医療費無料化廃止)
1984	早川氏，院長・理事長を退任し，顧問に		
1985		「呆け老人と家族への援助をすすめる全国研究集会」開催(京都)	
1987			老人保健法改正(老人保健施設の創設)
1988	早川氏，幸・総合人間研究所所長に		
1989			ゴールドプラン制定
1994	住民からの出資金返金		新ゴールドプラン制定
1996	早川氏，京都府美山町の地域医療に尽力(1998 年，美山診療所所長)		
1998	「院外処方」を一方的に通知		
1999	早川氏，「自分の子供の死亡診断書を書いているような気持ちで」顧問を辞任		
2000			介護保険制度開始

表2　京都堀川病院の設立・運営と社会の動き

年	堀川病院	西陣地区	社会史
1947			日本国憲法施行，労働基準法公布
1948		「生活を守る会」(1949年に4500人)	
1950	800人の住民出資(38000円)により白峯診療所開設(早川一光所長)	1953年までに5つの「健康を守る会」発足	生活保護法制定．1978年までの7期，蜷川(にながわ)虎三京都府政．朝鮮戦争，レッド・パージ
1957		早川氏，京都市議会議員に	
1958	住民出資300万円，借入1200万円で，堀川病院設立(竹澤徳敬院長，早川副院長)，正親診療所開設	「助成会」発足(1975年には4000人)．理事会—8人の地域理事，7人の院内理事(早川理事長)	国民健康保険法制定
1959	出町診療所開設		
1960		「長寿会」(脳卒中予防の会)結成—1970年には1000人	岩手県沢内村，65歳以上医療費無料化
1961	京都民医連を脱退	小児麻痺生ワクチン獲得	国民皆保険制度開始
1963	保健婦採用		老人福祉法制定(65歳以上の健診無料)
1964	北野診療所開設．病院医師より「往診廃止」の主張	理事会にて，「病院からの往診続行」の決定	
1966	堀川病院北分院開設	「がんをなくする会」結成	
1967		糖尿病友の会「つづれ会」結成	
1968		脳卒中後遺症をもつ人の会「半歩でもの会」結成	
1969			美濃部亮吉都政，65歳以上医療費無料化
1970		「地域医療研究会」	
1971			京都市，65歳以上医療費無料化
1972	「老人問題研究会」発足	「脳卒中家族の会」結成．事例研究①長寿会の強化／②居宅療養体制，訪問看護の必要性／③間歇入院制度システムの導入／④デイケア，訪問看護ステーションの設立	
1973	居宅療養部設置		全国，70歳以上医療費無料化

院の医師たちが、外来と入院患者さんの治療に専念したいので往診をやめたいと言い出します。しかし、この申し出は一五人の理事会にかけられ、過半数を占める地域理事の反対にあって否決されました。「病院からの往診続行」の決定がなされたのです。一般の病院であれば、医師たちにやめられてしまったら病院が成り立ちませんから、医師の申し出をこのように拒否することはできないでしょう。地域住民たちが往診の重要性を医師たちに再認識させたのは、画期的なことだと思います。

一九六九年には美濃部亮吉知事の東京都が六五歳以上の医療費無料化を決め、一九七一年には京都市が同じように六五歳以上の医療費無料化を決めます。一九七三年には全国で七〇歳以上の医療費無料化が実施されます。こうした政策の結果、堀川病院にはお年寄りが次々に入院してくることになりました。西陣は住宅事情も悪く、経済的にもそう豊かな地域ではありません。西陣織の豪華さから、それを織る職人まで裕福に見えるかもしれませんが、決してそうではありません。もともとお年寄りの面倒を家で見ることが難しいところに、老人医療費無料化が実施されたものですから、一九七四年には入院患者のうち七〇歳以上が三割に達してしまいます。この事態に対して従業員が「ストライキ闘争」を行ない、地域理事も一斉に辞表を提出しています。「第一次危機の時期」と言える事態です。しかし、この危機を堀川病院は乗り切った。そこに堀川病院の底力を見る思いがします。高齢者問題を地域の人たちと徹底的に話し合い、在宅医療の充実を図ることで、この問題を解決していくのです。

その後、堀川病院にも一般病院と同じような波が押し寄せました。最新医療機器が導入され設備も拡充されました。平均在院日数の短縮化も図られました。一九九〇年代に厚生省の政策で、病院における「院外処方」が進められます。医薬分業の方針が打ち出され、病院は処方箋だけを発行し、薬は薬局で買うことになります。当時私が勤務していた病院でも連日討論をしましたが、結局は院外処方に移行していくことになりました。

ところが早川先生にとっては、薬は薬局でもらってきて飲めばいいというものではない。「あめふり」の講話で「傘は心だ」とおっしゃっていましたが、「薬も心」なのです。医師が懇切丁寧に効能を説明してこそ薬は効く、心のこもっていない薬が効くはずがないと考えるのです。結局、早川先生の意に反して、堀川病院は院外処方を始めます。しかも、本来の堀川病院であれば、このような重大な変更は理事会にかけて慎重に討議すべきことですが、待合室に貼り紙一枚で「来月から院外処方箋になります」と通知されただけでした。

一方、一九九四年、税制上の問題もあり、それまで積み立てられた住民からの出資金が全額返金されることになりました。出資によって住民自ら経営に参加することで医療を担う一員となる道が絶たれてしまったのです。一連の病院における医療姿勢、病院側と住民側との関係の変遷の中で、早川先生は、自分がつくった堀川病院とは違うと、一九九九年三月、決別宣言をされたのです。「第二次危機の時期」と言えるでしょう。先生は数年前に開催された創立五〇周年記念の会合は出席を辞退され、記念誌に「原点に帰る、町衆のなかに、町衆とともに」の寄稿文のみ寄せられ、現在堀川病院とは交流しておられないようです。ここにも、地域医療の難しさを見ることができます。

三　高齢者問題の実態

今後の日本は未曽有の高齢社会になることが確実視されています。高齢者問題は、医療のみならず福祉や経済の分野で重要な課題になっています。この問題について明確なビジョンを描くべきときが来ているように思われます。具体的な数値を見ていきましょう。

二〇〇五年の我が国の人口統計では、一四歳以下が一七五九万人、就労人口と言われる一五—六四歳が八四四二万人、六五歳以上の高齢者が二五七六万人、合わせて総人口一億二七七七万人です。それに対して二〇三〇年の推計は、一四歳以下一一一五万人、就労人口六七四〇万人、高齢者三六六七万人、総人口一億一五二二万人です。二五年の間に約一二〇〇万人が減り、なかでも一四歳以下が大幅に減っています。就労人口も一七〇〇万人減り、高齢者が一〇〇〇万人増えています。二〇三〇年には既に高齢者の割合が三〇%を越えており、二〇六〇年には約四〇%になると推計されています〔二〇〇五年は総務省統計局「国勢調査」、二〇三〇年は国立社会保障・人口問題研究所「日本の将来推計人口

（二〇〇六年一二月推計）、参照〕。今後圧倒的に高齢化率〔六五歳以上の人口全体に占める割合〕が高くなるのは厳然たる事実と言ってよいでしょう。

いまから五〇年前、私が小学生の頃は、日本の人口構成は「ピラミッド型」で若年層が多く、将来の発展が見込まれていました。それに対して、当時イギリスは「釣り鐘型」で少子化が進んでいると言われ、老大国のイメージで捉えられていました。一九六〇年頃の日本は、高齢者一人を就労人口一一・二人が支えており「胴上げ型」と言えます。それに対し二〇一〇年の日本は、かつてのイギリス同様「釣り鐘型」が多く、それより上と下は先すぼみという感じです。高齢者一人に対して就労人口二・八人、ほぼ三人で一人を支えていて「騎馬戦型」と言われます。五〇年後の二〇六〇年になると人口構成は「花瓶型」となっていて、八〇代半ばがいちばん多く、年齢が下になるに従って先すぼみになっていきます。このときの高齢者を支える率は一・三人に一人、「肩車型」と言われます〔二〇一〇年は「国勢調査」、二〇六〇年は「日本の将来推計人口」、参照〕。

社会保障の立場から見ても、高齢者を支えていくために若い人たちの数が足りない、高齢者が一定の生活を維持していくために、若い人たちがかなり生活を切りつめる、質素な生活に甘んじないといけない、という状況になります。具体的な数字を示すと、一九五〇年に五％であった高齢化率は、現在の二〇一〇年には二三％、二〇五〇年には三六％に達します（ちなみに英国はそれぞれ一一％、一七％、二四％、中国は五％、八％、二六％）〔国立社会保障・人口問題研究所「日本の世帯数の将来推計（二〇〇八年三月推計）」、参照〕。日本は短期間の内に、比較的若い人が多い時代から高齢者の多い時代に移行します。参考にすべき前例がないので、私たち自身が高齢社会にどう対処するかを模索することになります。

日本は世界に冠たる高齢社会であると同時に、高齢化率が世界に例がないほどのスピードで高くなっています。高齢化の問題は高齢者の人数ではありません。高齢者が全員元気で手がかからないということであれば、それほど大きな問題にはならないかもしれません。

どうしても避けて通れない問題としての「認知症高齢者」については、介護保険制度の要介護認定で使われる「日常生活自立度」判定基準があり、第一段階は「ほぼ自立している」状態、第五段階は「専門医療を必要とする全介助に近い」状態です。第二段階以上が、多少なりとも人の手助けがないと生活できない場合を示し、一応「認知症」と診断されます。二〇二五年、いわゆる団塊の世代が全員後期高齢者になる時期ですが、人口約一億二〇〇〇万人中、認知症高齢者で人の手助けがないと生活できない人が四七〇万人(六五歳以上人口の約一三%)に達すると予測されています〔厚労省推計―二〇一〇年の認知症高齢者実数二八〇万人を参考に推計〕。これに「寝たきり高齢者」の予測数二三〇万人を加えると、七〇〇万人余りになります。

全国で七〇〇万人と言われてもピンと来ないので、私の住んでいる高槻市に当てはめて計算してみました。高槻市の人口は現在三七万人、国内で中間的な人口規模の都市です。二〇二五年には若干減って三五万人と想定します。人口比率で単純計算しますと、高槻市には「人の手助けがないと生活できない」高齢者が約二万人になります。市内には二〇九町あるので、各町で大方一〇〇人の寝たきりまたは認知症高齢者が生活することになります。ちょっと歩けばそういう方がいる、かなりたいへんな状況と想像できます。

介護の必要な高齢者は施設で生活していると考えがちですが、参考になる統計として、二〇〇三年に認知症高齢者のうちほぼ半分の人たちが居宅で生活したことがわかっています〔高齢者介護研究会報告書『二〇一五年の高齢者介護――高齢者の介護を支えるケアの確立について』、二〇〇三年、参照〕。同じ居宅でも、子どもや孫が同居し入れ代わり立ち代わり世話をしてくれればそう問題はないかもしれません。実は、二〇二五年における六五歳以上の世帯数一九〇一万世帯中、一般の高齢者単独の世帯が六七三万世帯、夫婦のみの世帯が五九四万世帯、合わせて一二六七万世帯、実に六六・六%が単独か夫婦のみとなります。つまり、自立できない高齢者の場合も同様に、その約半数が居宅で、そのうちの三分の二が、一人または夫婦のみで住むことが予想されるのです〔国立社会保障・人口問題研究所「日本の世帯数の将来推計」、参照〕。私が現在実施している在宅診療では、認知症高齢者の一人住まい、夫婦ともに認知症の方の世帯を診ていますが、定期的な介護ヘルパーの訪問や配食サービスなどの利用によっても深刻な実情は変わりません。それが一般化することが今後の確実な情勢です。

こういった将来予測のなかで、花園大学の八木先生も論文で指摘しておられるように〔八木晃介「〈老い〉の可能性とエイジズム――「社会問題としての高齢化社会」論批判」、『人権教育研究』一九号、二〇一一年三月、参照〕、最近、山野車輪『「若者奴隷」時代――〝若肉老食《パラサイトシルバー》〟社会の到来』(晋遊舎、二〇一〇年)という漫画が世に出ました。とくに若い世代の一つの人生観、社会観が吐露されていると思われ、危機意識を感じています。たとえば、「高齢者に年金を支給したり税金まで投入して介護するのはハッキリ言って枯れ木に水をやるようなものだ」〔一八九頁〕という、一九八二年当時の大蔵大臣渡辺美智雄氏の言葉が、そのまま漫画のなかで登場人物によるセリフに取り入れられています。「お前たち高齢者は…何も生産せず若者や将来世代を苦しめたあげく日本を滅亡に追い込む寄生虫なんだよ!!……今すぐ姨捨《うば》て山に行って死ね!」〔二二〇頁〕という、いかにも政府の役人が言いたいけれども口が裂けても言えそうもないことが書き連ねてあります。

まず全体として、作者の分身としての若者たちは一見かっこよくさわやかな印象に描かれているのに対し、「高齢者」群はひと癖もふた癖もありそうな意地の悪い顔つきに描かれています。これは作者に影響を与えているとされる漫画家の小林よしのり氏と同様の手法であり、書き手による善悪の判断をそのまま登場人物の表情に反映させるものです。読み手に対し一目で善人悪人を区別させる極めて危険なやり口とも言えます。

第一話から第五話は、現代社会における若者の雇用(派遣、非正規、失業)や貧困の実態が官庁の統計も紹介しながら詳細に描かれています。その上で、第六話「モンスター・シルバーの出現」、第七話「パラサイト・シルバーの時代」など第一〇話まで、これでもかこれでもかと高齢者に対する医療、年金、介護面の優遇政策、それを支持するマスメディア、それによる若者へのしわ寄せがこと細かに描かれ、最後の第一一話で、「高齢者特権を許さない市民の会」という若者たちの団体が登場し、世の中を変革するために市民運動に立ち上がるという粗筋になっています。

「あとがき」には、「高齢者優遇・若者冷遇をし続けてきた結果、どうなったでしょうか？　若者は経済的に追いつめられてしまい、結婚できず、生涯未婚率が急上昇して、「少子化」が深刻な社会問題となっています。若者は、家庭を持つという人並みの幸せさえも享受できない時代となってしまいました。それでも若者は、高齢者に富や労働を搾取され続けているのです」と作者の感想が書かれています。作者の山野車輪氏は、実は「在日特権を許さない市民の会」のメンバーでもあって『嫌韓流』(晋遊舎)という漫画も書いています。「朝鮮学校への補助金の打ち切り」を主張し、「朝鮮学校が市の土地を利用している」と執拗に抗議している団体です。結局、これまでの彼の韓国、朝鮮に対する敵意が、今度は高齢者に向かっているということでしょう。

話は逸れますが、原爆問題では、被爆者が戦争による被害者としての立場で運動を行なっていた時期が戦後つづきましたが、一九七〇―八〇年代になると、本島等長崎市長(一九七九―九五年)の加害発言も含めて、原爆が落とされた原因は何かを問う時期がやってきます。自分たちが受けた被害とともに自分たちが与えた加害を見直すことによって、特にアジア諸国との新しい国際関係をつくっていこうとする姿勢です。他国とつきあうのに、自己が受けた不利益だけを主張してもうまくいくはずがないと私は思います。お互いに相手の言い分を理解しあい、認めるべき非を認めることが必要だと思います。他国を敵視するのと同様に、高齢者を敵視する姿勢が気になります。

世界に例がないほどの高齢化率に対して、ではどのような対策がとられているかと言えば、民主党も自民党も、社会保障の整備を真剣に考えているとは思えません。民主党政権は口先では「社会保障」を言っていますが、相変わらず整備新幹線、高速道路をつくるための予算を新たに立てています。私は郷里が長崎ですが、いま博多から長崎まで特急で二時間ちょっとです。それを三〇分程度短縮するために、五〇〇〇億円もかけて九州新幹線・長崎(西九州)ルートをつくろうとしているのです(二〇一二年八月起工式)。いま走っている特急かもめ号は、車内が板張りで和的なムードの快適な電車ですが、それがなくなってしまう可能性もあるわけです。さらに、多くの在来線が廃線になるかもしれません。その結果、地域に住んでいる人々にとってはますます日常生活に不便をもたらします。しかも、博多から長崎までノンストップの便もできるはずで、通過するだけの佐賀県も整備新幹線のために一定額のお金を出さなくてはいけない。そんなわけで、地元の人たちの多くは反対しています。「社会保障と税の一体改革」を唱えていても、今後の高齢社会に真剣に向き合おうという姿勢を現在の政治には感じることができないのです。

四　高齢者問題へのビジョン

早川先生は、高齢者の方々が今後生き生きと暮らせる社会をつくることが、世界に対して指し示すべき日本の任務ではないかと話されています。科学や医学の世界で最先端の技術を競うよりも、未曽有の高齢社会に日本がどう対処するのかを世界に示していくことのほうが重要だろうと思います。実は現在、国連で「高齢者」と呼ばれる六〇歳以上の方が全人口の三割を占めるのは世界で日本だけとされていますが、二〇五〇年には六四カ国になるそうです。「社会の高齢化」は我が国だけの問題ではないのです。ここで早川先生が一つのヒントとして紹介しているのは、かつての西陣で実践されてきた「お付き合い」です。

「いきいき」というのは、行ったり来たりすることを言う。……。行ったり来たりするお付き合いを重ねておられる人間関係が、実は「いきいき」なんです。お隣との間の塀が低くて、ちょっと顔を見合わせてすぐ会話ができるのが、「いきいき」。物が足らんかったら借りに行けるお付き合い。鍵を預け、「よろしくお願いします」と言えるお付き合い。これは、常日頃の人間関係がないとできないと思いますね。〔『みんな、元気ぃ？』、一一三頁〕

この「お付き合い」の精神が、高齢者を孤立させずに地域で一緒に暮らしていくための一つのやり方でした。

早川先生が長く院長を務めた堀川病院には、病院を支える地域の人たちの集まりとして「助成会」がありました。一九七八年八月二八日に京都国際会館で開催された「老人問題に関する京都国際シンポジウム」で取り上げられた「老人に対する公的支持と家族、近隣支持との統合」と題するテーマに関して、「助成会」の理事の方が次のように語っています。「老人に対する施策は、サービス内容だけでなく、家庭や近隣が中心になって、老人が一人の人格者として、社会に接触して生活していけるような環境にならなければ、老人に対する公的な支持が機能を発揮しないことに多くの人びとが気がついた」（『助成会だより　ほりかわ』一四三号、一九七八年）。一般に、高齢者は弱々しい存在だから守ってあげなくてはいけない、手厚い医療や福祉を提供しなくてはいけないという考え方が強いのですが、高齢者も一人の人格として認め対等の関係でつき合っていかなければ、せっかくの「手厚い」公的支援も高齢者を守るだけの立場に止めてしまい、かえってその主体性を奪うことになってしまう、と主張されているのです。これは、現在の高齢者問題に関しての一つの重要な問題提起ではないかと考えます。堀川病院が西陣という地で実践してきた地域医療を敷衍化して、今日の日本全国に活かしていくことが展望できればと思います。

高齢社会のあり方について、もっと過去に遡って考えてみましょう。

江戸時代、一七八九（寛政元）年に老中の松平定信が各藩に命じて、当時の高齢者介護の全国実態調査が行なわれています。その内容が一八〇一（享和元）年に『官刻孝義録』として刊行されています。花園大学非常勤講師の根本治子さんが論文のなかでこれを紹介しています（根本治子「わが国における老いと認知症に関する認識――『官刻孝義録』から見た江戸期の高齢者介護」、『人権教育研究』一九号、二〇一一年三月、参照）。

江戸時代にも認知症や寝たきりの高齢者は当然いました。人数は少ないのですが、介護における当時の人々の創意工夫を窺うことができます。介護者が仕事をしながら高齢者の世話をしているケースが多いことには驚きました。現代の社会では、認知症や寝たきり高齢者がいる場合、介護する家族の一人か二人はほとんど仕事ができないのが実情です。仕事を一時的にでもやめざるをえない場合が多いと思います。なぜ江戸時代には介護しながら仕事ができたのかというと、「近隣の協力が得られる」からだと根本さんは分析しています。「現代と江戸期が大きく違っている点は、近隣との関係である。江戸期においては、介護の社会化、外部化が成立していた」と述べています。つまり、「介護生活を支えたのは地域力」であるということになります。これ以上家族で支えていくのは無理だと周りが判断したときは、役所に届け出る制度もありました。もちろん時代状況が違いますから、親子関係、家族制度は現在とは異なりますし、高齢者の数も圧倒的に少ないはずですが、科学文明が現在ほど発達していない時代に、高齢者を支える仕組みを社会がもっていたことは考慮に入れておいてもいいでしょう。

現在に目を移すと、NPO法人「地域再生機構」の平野彰秀さんが、岐阜県の石徹白《いとしろ》という過疎地で地域再生に取り組んでいます。インタビューのなかで、「経済成長を前提にした社会モデルに固執するのはやめて、次の社会モデルを準備した方がいい。日本が次にめざすべきは「足るを知る」社会」であると語っています。「自分たちの手で、自分たちの暮らしをつくっていくという自治の精神」が必要で、「経済成長しなくても豊かに暮らせる社会をどうつくるか」を考え、「信頼できるコミュニティー、人と人のつながりがあって、お金に頼りすぎずに生きられる」、「隣近所で融通しあったりする「おすそ分け」の経済」を提唱しています(『朝日新聞』二〇一二年五月二九日)。早川先生の行ったり来たりの「いきいき」と相通じるものがあります。お互いが「足るを知って」地域で手を携えて暮らしていくことが今後の日本に必要だという発想が、三〇代の若い世代から出てきたことは一つの希望だと感じました。

千葉大学法経学部教授(社会保障論)の広井良典氏は、「問い直されるコミュニティー」を書いています(『朝日新聞』二〇〇八年七月一二日)。「現代における貧困は、絶対的な窮乏というよりは、むしろコミュニティーからの疎外あるいは排除として立ち現れることが多い。特に日本の場合、それぞれのコミュニティー(家族、会社などを含む)が「閉じた小集団」となりやすいので、その外に置かれた人々は強い孤立状態に陥ってしまう」として、「新しいコミュニティーあるいは関係性の構築ということが問われてくる」、「コミュニティーや公共性のあり方を問いなおす」と展望を語っています。これは高齢者問題に限って書かれた文章ではありませんが、これからの社会にとって必要なのは、高齢者にとっても若い世代にとってもコミュニティーづくりであると述べているのは重要だと思います。

広井氏は、その後執筆された『コミュニティを問い直す――つながり・都市・日本社会の未来』(ちくま新書、二〇〇九年、第九回大佛次郎論壇賞受賞作)において、経済協力開発機構(OECD)の報告書によれば、現代日本は先進諸国の中でもっとも「社会的孤立」度の高い国であることを示しています。その上で、「現代の病」は様々な慢性疾患と共に精神疾患や社会的なものが主体になっており、高齢社会においてその傾向は増すと指摘しています。

だからこそ、戦後から高度成長期を経て最近まで一貫して進んできた「地域」との関わりの希薄化に対し、現在は関わりをもう一度取り戻すその入り口の時期であると結論付けています。人間にとってのコミュニケーション、コミュニティーといった包括的ケアの観点を科学や医学のなかに取り入れるべきことが強調されているのです。

私自身、現在の医療現場は行き詰まっていると感じています。感染症の人や強い痛みのある人には薬を出してよくなることはありますが、それ以外の複雑な病気についてはほとんど無力です。とくにいま増えている精神疾患に対してはほんとうに無力です。薬はどんどん出すけれども、果たしてその薬が効いているのか、余計に悪くしているのかわからない状態です。社会的なストレスや環境的な問題について、医療は世の中の矛盾を隠しているだけではないかと思うことさえあります。しかし、なぜ病院に毎日たくさんの患者さんが来ているのかと言えば、みんな不安を抱えているからでしょう。不安を抱えて、行き場がないから病院に来て、一生懸命訴えるのです。しかし、若い医者たちがお年寄りの不安を聞いても、「おばあちゃん、まあ気にしないで」とか、「思い過ごしでしょう」と適当にごまかして帰すだけで、何の解決にもなりません。

いま何が足りないのかと言えば、「地域性」だと思います。昔は、お年寄りは何か困ったことがあったら、近隣の人や町の民生委員に相談し助け合って生きていたのではないでしょうか。別に医療機関に行かなくても解決できることはいくらでもあるはずです。いま行き先が医療機関に集中してしまっていることが問題なのです。ですから、「コミュニティーづくり」が今後の最重要の課題と考えますし、私自身も医療を通してコミュニティーづくりに挑戦していきたいと思っています。江戸時代の例を見ても、戦後の西陣を見ても、確かに「地域力」はあったのです。あったものがいつの間にか崩れてしまった。だからそれをもう一度取り戻すことは必要だし、可能だと思っています。

当面、厚労省が認知症高齢者対策として立てている三本の柱は以下の通りです〔二〇一二年六月現在〕。まず、在宅生活をすすめるために各地の地域包括支援センター約四二〇〇カ所に「認知症初期集中支援チーム」を設置し、看護師・保健師・作業療法士などによる助言を行なっていくこと。また、かかりつけ医らと連携するための「身近型認知症疾患医療センター」を全国三〇〇カ所に整備すること。さらに、認知症治療薬の使用を適切に行なうことです。その後、より具体的な地域支援策として「認知症施策推進五カ年計画（オレンジプラン）」が立てられましたが、認知症高齢者問題を医療・看護問題としてのみ収束させていこうとする姿勢に変わりはなく、これでは解決にはならないでしょう。それがわかっているから、一方では尊厳死法制化をめざし、治療削減する方向も画策されているのです。

なぜ医療・看護のみで解決できないかは、現在の認知症の方の増加をみれば一目瞭然です。二〇〇三年における厚労省の予測では二〇二五年に三二〇万人とされていたのが、二〇一〇年の段階では二五年に四七〇万人と変更されているのです。これでは穴の開いたバケツに水をどんどん注ぐようなもので、至る所から水は漏れてしまいます。まずは注ぐ水を少なくすること、すなわち認知症発症者を減らすことが肝要です。この間認知症の原因として神経病理学的な観点から語られることが多いのですが、原因はそれだけでしょうか。孤立や孤独、現実逃避や人間関係のストレス、一言で表せば「関係障害」から発症する認知症も多いのではないでしょうか。従って、認知症の問題は医療や看護のみならず社会の有り様の問題であり、その点からもコミュニティーのあり方が問われてくるのです。

確かに「コミュニティーづくり」と言っても、空文句にしかならないという現実もあります。しかし、具体的に問題を地域で解決していくモデルケースは、少しずつ現れています。私が住んでいる地域での試みを紹介しましょう。

一九八七年以来、二五年間に及ぶ私の医療・診療活動において、共に地域福祉を担ってこられた教育者であり宗教者である辻光文さんという方がおられます。辻さんは常々、生涯の師と仰ぐ京都・南禅寺元管長の柴山全慶老師（禅宗）の詩「花語らず」を紹介してきました。

花は黙って咲き、黙って散っていく／そうして再び枝に帰らない
けれどもその一時一処《ひとときひとところ》に／この世のすべてを托してる
一輪の花の声であり一枝の花の真《まこと》である
永遠にほろびぬ生命《いのち》の歓びが／悔いなくそこに輝いている

辻さんはこの詩をもとに、歌いやすく三小節に分けて曲をつけ、「花のいのち」という歌にしました。自宅「えにし庵」において近隣のお年寄りを対象に手作りのデイサービスを開き、共に歌ってこられたのです〔辻光文『いのちのかけら――生きているだけではいけませんか』私家版、一九九八年〕。かけがえのない一人ひとりの「いのち」を通じての「地域コミュニティー」づくりです。

こうした試行錯誤を繰り返しながら、全体を展望することが最も確実な道程と思われます。これから二〇年、三〇年先の日本社会が暗澹たるものにならないように、若い方々が知恵を出し合っていただきたいと思います。

「いのち」から医学・医療を考える

最首　悟

I　科学・医学・生物学・「いのち」学

はじめに

科学・医学・生物学・「いのち」学と並べてみると、医学が「学」になるかどうかが問題になりますし、「いのち」学となるとさらに「学」には馴染まない。「いのち」論にしかならないかもしれません。「いのち」学は私が唱えているだけかもしれません。「学」とは何かという問いをそのままひきずる「学」を私は「いのち」と平仮名で書く「問学」というのですが、「学」にしろ「問学」にしろ、「いのち」、「生きていること」に行き着きます。「いのち」、「生きていること」と格闘したり、「いのち」を「生きるしかない」ことに追い込まれたりする。そのありようが「いのち」学かもしれないという気はするのです。

「いのち」論にとっては男と女、雄と雌が大事ですが、男と女は違うのか、同じなのか。やはり同じではないのではないか、そういう言い方でこんがらがり始めるわけです。「学」は、このこんがらがり具合を性急に一つのものにまとめようとします。分類して、階層立てを行なって、体系化、システム化を目指しますが、「哲学」ではその体系化は、一八世紀である頂点に達していきます。そのあとは、むしろシステム化から遠ざかっていく歴史になります。二〇世紀前半には、改めて体系立てて論理化しようという「論理実証主義」がありましたが、それがまたうまくいかない。

澤瀉久敬《おもだかひさゆき》は、一九四一年から大阪帝国大学医学部で「医学概論」を講じています。ご本人は京都帝国大学哲学科出身の哲学研究者ですから、大阪帝国大学医学部に呼ばれて「医学概論」を講じるというのは驚天動地でしょう。呼ぶほうも常識外れです。つまりそれほど「哲学」と「医学」「医療」は結びつかない。「医学概論」と言うと厳めしく聞こえますが、医者の立場で書かれたのか、患者の立場で書かれたのか、という点だけでも大問題になります。一九四〇年代に「社会的行為としての医療」にたどり着く医療を考え始めていたところに、澤瀉久敬の真髄があると思っています。いまでは埋もれてしまっていますが、大きな功績のある人物です。

私がもっとも感心したのは、医療行為を市場原理と切り離したところで「医療の社会化」を考えていた点です。患者については、「医療の商品化が治療の平等を破るのは、その商品化自体に由来するのではなく、医療費の支払いが個人負担となっているからである。ここに医療費全額国庫負担ということが問題となるのである」〔澤瀉久敬『医学概論　第三部　医学について』東京創元社、一九五九年、誠信書房、オンデマンド版、二〇〇七年、三〇一頁〕と言い、医者については「我々は医師の生活を守らねばならぬ。或いは更に具体的に言えば、妻子を養っている医師の生活を守らねばならぬ。医師に厳しい道徳を強いる前に、医師の生活をいかに保障し、いかに擁護するかを考えるべきである」〔同書、二九九頁〕と言っています。

後者の問題は、実はいまだに解決されていません。医者、とくに開業医のいちばんの心配事は、自分の息子、娘を医者にすることでしょう。子どもを私立大学医学部に行かせるとなれば、一般にべらぼうな金がかかります。それゆえ国公立しかないという選択になるのですが、医者という職業に就くにあたって、普通のサラリーマン家庭では授業料が払えないというのは、相当おかしなバイアスではないでしょうか。

アメリカほど医療費にべらぼうな金がかかるところはありませんが、医学部進学にあたっては「出世払い」が利きます。自分が医者になることを担保にして、学費分を借りるわけです。同時に、長期の夏休みは猛烈にアルバイトで働くというスタイルをつくります。日本では、親が貧乏でも独力で医者になれるところまでは行っていません。

そうした医師養成プロセスのことまでおそらくは念頭において、澤瀉久敬は提言したのだと思います。私が予備校で、医学部進学志願者のための小論文指導をしていることもあって、澤瀉の提言とは早くから出会うことになりました。

一　関わりのある医師たち――私の医師観

私は、病弱であったこともあって、多くの医師とこれまで関わってきました。そうした人々について素描しながら、私の医師観の前提についてお話ししたいと思います。

最初に、「外科の神様」と言われた東京帝国大学医学部外科学第二講座教授、都築《つづき》正男について触れておきます。一九四九年、私がまだ小学生の頃（と言っても一三歳ですから、小学校に滞留していることになりますが）、父の左肺下葉切除手術を都築正男が担当したと聞いています。実際に都築が執刀したのかどうかはわかりません。世田谷・仙川にある至誠会第二病院で手術を受けます。東京女子医科大学の前身をつくった吉岡彌生《やよい》が開設した病院です。手術は失敗としか言いようがなく、父は膿胸を起こして死にます。四三歳でした。

この手術の日のことを、夫・三木武夫を叱咤激励しつづけた三木睦子がエッセイのなかに書いているので紹介しておきます。睦子は、森コンツェルンの創設者・森矗昶《のぶてる》の次女に当たる人です。「私の父の会社に勤めておいでだった人のご夫妻のことを思い出す。……戦後の苦しい時期に結核にかかられたご主人は、その当時の最高の治療であった肺葉切除の手術を受けることになった。その当日、医師団は麻酔をかける前にご家族に逢わせたいと待っておられた由。待ちに待ってもなかなか現われない奥様、看護婦さんたちもうろうろしはじめ、もう待たずに麻酔をかけようかという時に、やっと奥様が駆けつけてこられた。見れば今、美容院から出て来たばかりと思われるきれいな髪、美しい着物姿、白衣につつまれて待ちに待っていた病院側もアッという装いだったそうだ。万に一つ手術が成功しなかった場合を考えて、夫の最後の瞳に愛妻のいちばん美しい姿を焼き残しておきたかった由」（三木睦子『心に残る人びと』岩波書店、一九九七年、五七―五八頁）。このエピソードには、私の両親のものの見方の一端が出ていて、父親は死ぬ時も私たち子ども六人に死に顔を見せたくないと言って母親が一人で遺体を焼いて、遺骨を抱いて帰ってきました。母親は父親に付きっきりでしたから、我が家は中三の姉が取り仕切って、本来は中一のはずの長男の私が留守番をするという状態で、末っ子は四歳でした。なお、旧財閥に対する新興コンツェルンの一つであった野口遵《したがう》創設の日本窒素肥料(チッソ)が水俣病を引き起こし、同じ新興コンツェルンの森コンツェルン系列の昭和電工が新潟水俣病を引き起こしたことは、記憶に留めておいていただきたい事実です。

都築正男は、実は海軍軍医少将でした。軍医の最高の階級は中将です。石井四郎という七三一部隊隊長については、もうこの一連の講義で名前が何度も出てきたと思いますが、彼は陸軍軍医中将でした。軍医は大将になれないことに不満をもっていたとも言われています。都築も海軍軍医少将である以上は、七三一部隊に関係がないとは言えません。ただし都築正男は「原爆症研究の父」とも言われて、姫路市の名誉市民にもなっています。一九四六年に公職追放になっていますから、もし父を手術したとすれば、公職追放中のことになります。

橋田邦彦は、軍医ではありませんが、日本の電気生理学の始祖で、東京帝国大学医学部教授から近衛内閣、東條内閣の文部大臣になります。電気生理学はその後、慶應義塾大学に引き継がれ、慶應大が拠点となっていきます。橋田は、一九四五年九月一四日に服毒自殺します。私の九歳の誕生日だったので記憶に残っています。私は国民学校三年生で、橋田邦彦文部大臣のもとに、兵隊となるべく少国民教育を受けてきたわけです。その前日、九月一三日には、陸軍軍医中将から近衛内閣、東條内閣の厚生大臣となった小泉親彦が割腹自殺しています。

ナチス医学を見ても七三一部隊医学を見ても、戦争によって医学は大幅に進歩します。とくに重要なのは頭の怪我をした人たちで、大いに研究が進みます。「人類の進歩のため」という大義名分もあります。しかし、戦後の世界医師会は軍医学に対する反省のもとに出発して、「ヘルシンキ宣言」(一九六四年)をはじめ、いくつかの宣言を出していきます。新薬テストについても、他に証明された方法がない限り、プラシーボ対照実験は禁止という枷《かせ》をはめます〔二〇〇〇年、二〇〇二年緩和〕。

日本は、七三一部隊の関係者たちが免罪されて、戦後の出発が軍医学の反省という契機をもっていません。七三一部隊の公表された資料については、近藤昭二編『CD-ROM版　七三一部隊・細菌戦資料集成』(柏書房、二〇〇三年)がありますが、二〇〇七年アメリカは機密文書一〇万ページ公開という記事が報じられます。しかし埋もれている資料、公表されない資料はどのくらいなのか、現在もわからないという状態です。

軍医学は、いまでも防衛医大の軍医たちが担っているわけですが、それは自ずと普通の医学とは違うはずです。人ではなく、国家が中心の医学です。国を癒す医師としての自負もあるでしょうし、国のためによき兵隊、健康な兵隊をつくるべく研究することはあるでしょう。しかし、敵国の兵隊は格好の人体実験材料として映ってしまう。その国家中心性を戦後日本の医学は払拭できていないのではないか、という疑念が一九六〇年代の医学部学生叛乱の底流にあるように思います。

肺葉切除は、当時成功率二割と言われていて、父は人体実験覚悟で引き受けたようです。日本で肺葉切除は、千葉大学の河合直次教授のもとで一一例行なわれたという報告が一九四八年の第一回日本胸部外科学会でありました(鈴木千賀志『肺結核に於ける肺切除療法』杏林書院、一九五二年、四頁、参照)。一九六八年に行なわれた和田心臓移植は人体実験に等しく、しかも必要のない手術だったのではないかという二重の疑いがかけられていますが、一九四八、四九年当時の肺葉切除はたぶんそんな段階だったのだろうと思います。

都築正男は、一九五四年の『日本医事新報』一五五六号に「慢性原子爆弾症について」という論考を著しています。

　原子爆弾の爆撃を受けた人々が、何年かを経過した後に訴える特徴のない諸症状を一括してひとまず「慢性原子爆弾症」と呼びたい。……従つてこれらの人々の訴える慢性原子爆弾症としての症状は、初老期或は更年期の症状と甚だしく酷似しており又、数年前我が国民の大部分の人々が終戦後の生活環境が不良であつた時に訴えたものともよく似ている。殊に慢性原子爆弾症としての訴えが、中年以後の人々の間に多く、且つ強いことはこの問題の検討上甚だしく複雑性を増す所以でもある。

ここで注意していただきたいのは、「初老期或は更年期の症状」です。要するに「不定愁訴」のことです。水俣病は一〇年後調査という有名な検診で、不定愁訴を外す決定をしています。水俣病の訴えの特徴は不定愁訴と言ってもよく、日替わりメニュー的に症状が変わり、更年期障害的な症状を示すのです。これを水俣病から外したことで、最初のベースが大幅に削られています。不定愁訴を水俣病と認めないうえに、これを「ぶらぶら病」と称して差別の対象にしてしまった。「働きたくない怠惰な人たち」、「働きたくないためにお金を要求する人たち」というイメージがつくり出されたのです。この「ぶらぶら病」のもとは慢性原子爆弾症から始まっています。医学的な検査にはかかってこない不定愁訴を線引きして外すことは、この時点から行なわれていたのです。

一九四九年に父が死んだ頃、父の結核は私たち子ども六人のうち四人にうつっていました。私は喘息、結核、そして肺尖という肺の尖端が破れて左肺上葉が縮んでしまう自然気胸を抱えて、いちばん苦しいときでした。小学校も長期に休んでいます。喘息の発作が起こると、自分でエフェドリンやアドレナリンを注射します。アドレナリンは静脈に入ると死ぬ危険があり、このアドレナリン注射でずいぶん多くの人が死んでいます。自分で針を消毒し、ささらのごとくなってしまった針をヤスリで削りながら注射するので、筋肉がやられてしまいます。筋肉の陥没はいまだに治っていません。自分の手の届くところに自分で注射するので、そこらへんがみな陥没してしまいます。そういうことを小学校四年から自分でやっていました。

ただ、月に一度、東大病院物療内科に行き、藤岡先生に診てもらいました。もう下の名前もわかりません。若手のシャイな先生でした。そこは、うす汚くて、暗い、物の怪がいるようなところでしたが、その先生に会うと、途端に治ったような気がする、体が軽くなるのです。先生と一緒にいるだけで安心できました。その先生が日本橋に診療所を構えたあとも、月一回くらい通います。先生の顔を見るだけで元気が出るのですが、先生から薬をもらった覚えもないし、治療を受けた覚えもありません。忘れがたい先生です。

東大医学部で起こったインターン闘争が東大闘争のはじまりとなりますが、その中心メンバーとはその後もつきあいがつづきます。一九六七年、青医連(青年医師連合)東大支部長として活躍した山田真《まこと》は、無期停学処分を受けますが、その後小児科医となり、私の四番めの子ども、三女の星子《せいこ》の主治医になってもらいます。星子については後でお話ししますが、重度のダウン症で生まれていま三〇歳代になっています。自分では食事をすることさえできません。主治医とは言っても、ホームドクターとして日頃診察してもらったり薬をもらったりすることはなく、証明書をもらうとき、検査のときの先生です。

同じ青医連で活躍した長田博昭は、当時結婚していて子どももいました。インターン闘争で研修取り消し処分を受けた一人ですが、その大量処分を受けたなかに、そのとき現場にいなかった学生が含まれていたことがやがてはっきりしてきます。長田博昭は、直談判しようとして大河内一男総長に会いに行きます。私も一九六二年に茅誠司総長に会おうとして押しかけたところ停学処分になってしまいましたが、総長に直談判するのはとんでもないことでした。長田博昭は、大河内総長に対して「先日の処分の中に、もしも誤認被処分者が含まれていると仮定した場合、あくまで仮定ですが、総長は無実処分の責任を負うことになりましょうか？」と問うたら、大河内総長は頷いたという。そこに屈強な体格の事務員が割って入って、総長は逃げてしまう〔長田博昭『これでいいのか卒後医師研修——医学部紛争と北米研修から』医学出版社、二〇〇八年、一五四頁、参照〕。この誤認処分を大学当局が認めなかったことで、途端に闘争は全学規模のものに発展していきます。

父の手術からちょうど五〇年後の一九九九年、この長田医師のもとで私は肺がんのため、父と同じ肺葉切除手術を受けることになります。六時間半の大手術が無輸血で行なわれました。しかも手術の間、私は二回喘息の発作を起こしたそうで、それを止めるのがたいへんだったと、後で若い麻酔医が話してくれました。

その頃、死を覚悟した柳澤桂子が、明るい炎に包まれて昇ってゆく超絶体験をしたとテレビで話すのを聞きました〔NHK教育テレビ「こころの時代」一九九九年一月一〇日〕。彼女は、分子生物学者ですが、医者にはわからない病気になった。医者に認められない病いは、あとで腸癲痛《てんかん》とも言われるものすごい身体的苦痛とともに筆舌にしがたい精神的苦痛を受けることを、彼女自身が書いています〔柳澤桂子『認められぬ病——現代医療への根源的問い』山手書房新社、一九九二年、参照〕。女だてらに分子生物学などやるからこういう目にあうのだ、という強烈な差別意識が医師の診断の背後に歴然としてある。原爆症や水俣病の不定愁訴と同じで、「おまえが悪い」ということになる。これはいちばん患者にとってはこたえます。

私は、喘息、結核、肺がんと病歴を重ねてきて、長田医師のおかげで助かったという思いをもっています。父の手術から五〇年、半世紀の間、日本の医療のどこがよくなって、どこが悪くなってしまったのか、と考えます。そのときに、医療技術の進歩に還元されない柳澤桂子の問題も出てくるわけです。

二　科学について

さて、科学について考えるとき、私の原点はと言えば、『動く実験室』(一九四六―五〇年)という少年文化社から出ていた雑誌かもしれませんが、科学が及ぼす問題、科学に内在する問題に目が行くという点では、横光利一の『旅愁』(一九三七年―未完)(上下、講談社文芸文庫、一九九八年)かもしれません。『旅愁　全』(改造社、一九五〇年)は佐野繁次郎の装幀と言い、チロルの風景と言い、日本の家に帰って玄関の戸を開けたときのひそかな厠の匂いと言い、もろもろ惹き付けられるのですが、主舞台は一九三六年のパリです。私が生まれた年でもあり、「二・二六事件」が起こった年です。

日本人の二人の若い男と一人の若い女が延々と議論をするという筋立てです。私は、二〇〇三年に和光大学教授に就任して、七〇歳定年まで四年間勤めましたが、学生に薦める「一冊の本」として、この著作を取り上げました。和光大学附属梅根記念図書・情報館のこの企画にかかわった津野海太郎から、「なんと『旅愁』ですか」と言われたのが印象に残ります。

一九二〇年代から三〇年代のヨーロッパの激動を、私たちはなかなか実感できません。少なくともその一端がここにヴィヴィッドに描かれています。当時、ヨーロッパはもう科学にはうんざりしていて、その背景のなかからナチスが出てくる。日本はヨーロッパの一回り前のところで「科学を」と叫びながら、非合理的な全体主義に突っ込んでしまう。結果としては、同じようなものになっていますが、日本の全体主義とナチスの全体主義とは似て非なるものであることがわかります。

ヨーロッパが「なぜ科学にうんざりしているか」は、一八世紀、一九世紀の二世紀で築き上げた実証的な科学、役に立つ科学に対する揺り返しです。ヘミングウェイらの「ロスト・ジェネレーション」もそのコンテクストから出てくるわけです。そして諸科学の危機です。

一九三〇年代に、日本は国際政治的には国際連盟脱退等の激動期を迎えることになりますが、「科学にうんざりしている」状況とはまったく無縁です。日本の科学技術振興は一九六〇年代に本格化すると言ってもいい。そして高度経済成長であっという間に公害列島化して、いまその延長上にあります。しかし、原発事故が起こった現在でさえ、「科学にうんざりした」という雰囲気は醸成されているのか。実利的な発想で原発に反対する人たちはいるでしょうが、「もう科学はごめんだ、もう原発はごめんだ」というところまではなかなか行かない。「科学はごめんだ」という雰囲気のもとで、ナチスが台頭し、核兵器を生み出していくヨーロッパ、アメリカと日本を比べるときに、どこが同じでどこが違うのか、考えてみる価値はあります。

フッサール『ヨーロッパ諸学の危機と超越論的現象学』(原著一九三七年。細谷恒夫、木田元訳、中公文庫、一九九五年)やホワイトヘッド『科学と近代世界』(原著一九二五年。上田泰治、村上至孝訳、松籟社、一九八一年)および『過程と実在』(原著一九二九年。山本誠作訳、上下、松籟社、一九八四―八五年)が提起した問題を踏まえて、一九七〇年代にはヨーロッパではポストモダンの哲学が出てきます。しかしそれはあいかわらずヨーロッパ中心的な視点なのではないか。一九二〇年代、三〇年代のアメリカ、ヨーロッパを基点として押さえておかないと、私たちの立ち位置は決まらないのです。フッサールはエンテレキーから始め、原幾何学を念頭に置くという点では重要ですが、そのヨーロッパ中華思想となると認めることはできない。批判的に多く引用されている箇所は次の通りです。

ヨーロッパ的人間性が、絶対的な理念を内に担っており、たとえば「シナ」だとか「インド」だとかいった単なる経験的な人類学的類型ではない、ということも決定されるであろう。さらにまた、あらゆる他の人間性のヨーロッパ化という現象が、それ自体において絶対的意味の支配を告げており、それこそが世界の意味であり、世界が偶然そうなったという歴史的無意味《ナンセンス》ではないのだ、ということも決定されるであろう。〔フッサール、前掲書、三八頁〕

ホワイトヘッドも同じです。たとえばちょっと長いですが、次のようです。

ヨーロッパの思想が帯びているこの色調を、外部の影響を受けなかった他の諸文明の思惟態度と比較してみれば、それの起源となるものは唯一つしかないようである。それは、エホバの人格的力とギリシア哲学者の合理的精神とを併せ持つものと考えられた〈神〉の合理性を、中世の人びとがあくまで強調したことに由来するものにほかならない。いかなる些事も神が照覧し秩序づけている。自然探求の行きつくところ、合理性に対する信仰の弁護になるほかはない。……

アジアにおいて人びとの考えていた神は、極めて専断的であるか、あるいは非人格的なものであったから、右に述べたような観念は精神の本能的な習慣にあまり影響を与えなかった。どの一つの事件も、非合理的な専制主の命令に基づくものかもしれず、あるいは非人格的な探知し難い根源から発しているかもしれない。……だがわたくしは、ヨーロッパ人の持っていた自然の可知性に対する確信が、ヨーロッパ自身の神学によってさえも論理的に正当づけられる、と論じているわけではない。わたくしの主眼はただ、それがどのようにして生じてきたか、を理解することである。そしてわたくしは、近代科学の発達以前に生まれた、科学の可能性に対する信仰が中世神学から無意識のうちに出てきたものである、と説明しているのである。〔ホワイトヘッド『科学と近代世界』、一七―一八頁〕

最近、吉本隆明について書くために、高群逸枝《たかむれいつえ》の『女性の歴史』(上下、講談社文庫、一九七二年)を読み返しました。

高群のこの著作を読むとユーラシアの先進と太平洋の原始が、日本でごちゃごちゃになって渦巻いていることを感じますが、それは太平洋諸島的原始性が「わが日本列島にも、強く深くしんとうしており」〔同書、上、一六頁〕、高群が中国の儒教を退け、「それに代る西洋の思想も、「近代」と「個人主義」ゆえに……容認しえなかった」〔鹿野政直「第Ⅰ部解説」、鹿野政直・堀場清子編『高群逸枝語録』岩波現代文庫、二〇〇一年、一〇頁〕ほどに、ユーラシアの影響が入り込んでいるからです。この場合、ユーラシアとは鈴木孝夫が言うように、地続きでつながっている朝鮮半島、中国から中近東、ヨーロッパまでを指しています〔鈴木孝夫『日本人はなぜ日本を愛せないのか』新潮選書、二〇〇六年、参照〕。日本は、「先進」と「原始」の斑模様、「雑炊状況」になっている。それは、日本文化を「雑」の文化と規定する加藤周一の立場にも通じます〔加藤周一『雑種文化――日本の小さな希望』講談社、一九五六年、講談社文庫、一九七四年、参照〕。

「そのなかでこそ」と言うべきか、「それにもかかわらず」と言うべきか、日本の全体主義は「純」を求めていきます。「純」への希求は、戦時中の京都学派の姿勢に典型的に表れています。澤瀉久敬もまた、京都学派とくに田辺元《はじめ》に師事しているわけですから、『医学概論』にもその志向性は表れていますが、しかし、「純」になりきれない「雑」であることへの自覚もまたあるのです。ともかく、「雑」が「純」を求めるところに日本の全体主義(totalitarianism)の特徴を見いだすことができます。

ヨーロッパでは「雑」と「純」が対立したり、錯綜したりするものとしては意識されていません。ヨーロッパの場合には「純」の理解とその方法に問題が絞られていきます。それが、「ホーリズム(holism)」、個ないし要素に還元されない「全体」の問題として一九二〇年代に提起されます〔⇒本書、三〇〇―三〇二頁、三〇九―三一三頁〕。

「科学」の特徴は、まずは「体系的」ということですが、同時に「正則的」でなければなりません。つまり、ある秩序立った領域を囲い込むことです。そこに「正統的」であることが付加されます。きちんと専門の先生について「師事する」ことが「正統的」であることの証ですから、「私に先生はいません」という人は大学にはいられません。

「正則的」は、「多数的」と言い換えられます。教会の弾圧に対して闘いつづけた信念はどうなるのか、という反論がすぐに出てきそうですが、「科学」は「多数」を背景にしているし、「正しさ」は結局「多数」であることです。「科学」は、「多数派は正しい」という価値観のもとに成り立っている営為なのです。それが民主主義にも反映されて、きちんと市民としての教育を受けた者は必ず多数派になるという発想法を生み出しています。多数派が間違っているか、間違っていないかを問うこと自体に意味がないわけです。「多数派は正しい」が、科学の存在規定に乗っかるかたちで、近代市民社会の理念になっています。それに対して、当然のことながら科学の真髄は「変則」にあるという見方も出てきます。「多数派は正しい」というとすぐにエリートに対抗するポピュリズム(populism)が出てきますが、体制権力としては、都合が悪いときは「大衆迎合、衆愚」として退け、魂胆があれば言論統制・宣伝に努めて多数意見をつくり出す。したがって正しいという判断はどこから来るのか、それはわかったという思いとどうつながり、わかったという思いはどう生起するのか、という問題になります。このあたりになると言語とその使用そのものが問題になり、知られざる前言語的な領域が登場してきます。たとえばマイケル・ポラニーの「暗黙知」がそうです〔マイケル・ポラニー『暗黙知の次元』原著一九六六年。佐藤敬三訳、紀伊國屋書店、一九八〇年、高橋勇夫訳、ちくま学芸文庫、二〇〇三年、参照〕。私の言う「いのち」はこのような領域を含んでいます。正しさのよって来る源がおぼろにかすんでいる状態で、科学は多大の「わかったこと」を生み出してゆくのですが、たとえば「わかること」の総量ということで言えば、どのくらいわかったと言えるのだろうか。

マイケル・ブルックスは、量子物理学でPh. D.を取った科学ジャーナリストですが、その著書に『まだ科学で解けない13の謎』(原著二〇〇九年。楡井浩一訳、草思社、二〇一〇年)があります。二〇一二年に出た*Free Radicals: The Secret Anarchy of Science* (The Overlook Press)はまだ訳されていません。「13の謎」を一覧すると、どのくらいわかったのだろうという思いとは逆に、いったい何がわかったのか、という疑問が湧いてきます。たとえば、一九八〇年代から暗黒エネルギー、暗黒物質が問題にされますが、両者を合わせると全宇宙空間の九六%を占めると言います。私たちが何となくわかっていると思っているエネルギーは、宇宙全体の四%程度しかないことになります。

その一覧のなかに、「プラシーボ効果」と「ホメオパシー」が出てきます。ドイツでどのくらいホメオパシーが流行っているか、私たちの想像を絶するほどです。「プラシーボ効果」とは、ふつう無害な乳糖などを特効薬だと言って飲んでもらうと劇的に効くという偽薬療法のことを指しますが、ハワード・ブローディは偽薬を使わず言葉だけで効く、あるいはそばに居ることだけで効く効果をプラシーボ反応と呼びたいと言っています（ハワード・ブローディ『プラシーボの治癒力――心がつくる体内万能薬』原著二〇〇〇年。伊藤はるみ訳、日本教文社、二〇〇四年、参照）。私が子どもの頃、東大病院で藤岡先生に会うと途端に症状が軽くなる、息がつけたというのは、プラシーボ反応そのものです。ただブローディはあくまで物にこだわり、知られざる体内製薬工場があって心がそこに働いて、個別の薬の基《もと》になるような万能薬を生み出すという説を立てます。プラシーボ効果の逆をノーシーボ効果と言いますが、「病いは気から」という場合、実際に病気を起こす物質が体内で生産されてしまうというわけです。学校へ行こうとすると頭痛がしたりお腹が痛くなったりするのも心が物質を介して生理反応を起こしているということになります。

W・H・ソープは、鳥の鳴き声の権威で、動物行動学、エソロジーの大御所です。生き物、「いのち」の存在を偶然として済ませることはできないし、かといってキリスト教、ユダヤ教、イスラム教の系譜のなかに入れることもできない。そこで、ソープは「自然神学」という概念をもちだします。これは、フランスの無神論者で『偶然と必然――現代生物学の思想的な問いかけ』（原著一九七〇年。渡辺格、村上光彦訳、みすず書房、一九七二年）の著者であるジャック・モノーに対抗して、イギリスの穏健派の立場から提出されたものでしょう。しかし、「神学」と名づけてしまうと、そこにこびりついている垢を抜くのは難しい。いちばんの問題は「救う、救われる」の問題をどう処理するかでしょう。私はソープの「自然神学」を「いのち」と言い換えています。「いのち」である以上は、「救う、救われる」の問題は出てこないし、「いのち」の言葉をご託宣する代弁者や預言者が出る余地がないからです。

阿満利麿による宗教の仕分けも紹介しておきます。自然宗教と創唱宗教があって、前者は日常的に暮らしの平穏無事を祈り、後者は超越的に救う救われるを問題にしてそこに向かおうとする、日本人は前者に留まるというのです

〔阿満利麿『日本人はなぜ無宗教なのか』ちくま新書、一九九六年、参照〕。自然とは、人間が管理したりそこから労働によって価値を引き出したりする対象ではなく、自然治癒と言うような場合の「ひとりでに」です。ほんとうのところわけがわからないものを意味しています。

湯浅欽史《よしちか》にふれたいと思います。一九六〇年代の大学闘争のとき、首都大学東京の前身、東京都立大学工学部助教授でしたが、「都立大造反四人衆」の一人として授業拒否を行なっています。四人衆のなかには、ドイツ文学者で詩人の菅谷規矩雄、脱原発運動の高木仁三郎がいます。ドイツ文学関係の造反は、松下昇さんをはじめ何人もいましたが、工学系はほんの少数でした。

日本語で「科学する」という表現がありますが、「科学」は得られた結果だけではなく、行為そのものを含んでいます。二〇世紀に入りますと、その「行為」をめぐって観測者問題が顕在化してきます。対象と自分を切り離したつもりでいても、観測者と対象の間の関係は切れず、観測するという行為自体が対象に影響を与えてしまうという問題です。科学における「主観」の問題となって、それまでの古典物理学的な体系を揺るがすものでした。

さて、観測者が対象に影響を与えることは、医学の世界では当たり前のことです。医師が患者に影響を与えないで患者が治ることはない。これは一つの鉄則です。「医者は修理工でいい、機械であってもいい」という認識が広まっても、「やはり医者の人格は大切だ」に戻ってくるのは、観測者問題がそこにあるからです。

この「科学する」という言葉をつくったのは橋田邦彦ですが、湯浅欽史の『自分史のなかの反技術――「組織」論への試み』（れんが書房新社、一九八三年）では、「思想する」という言葉が出てきます。「思想」は一つの「運動」であり、しかし「運動」のなかにはそれを支える「思想」がある。そう考えると「思想」と「運動」の間で円環が起こり、「思想する運動する思想」といった訳のわからないことになってしまいます。ただ、この問題意識が一九六〇年代後半には現れざるをえなかったのです。

次に、「わかった」あるいは「わからない」とはどういう意味なのか。古典物理学の時代、物理帝国主義の時代は、

「不可知」が禁句でした。「わからない」とは言えずに、「それは問題です」と言わなければいけない。つまり、いまは「問う」ところで止まっているけれども、いずれ必ずわかるはずだという「世界の理解可能性」を根拠にして科学が成り立っている。なぜかと言えば、神の似姿としてつくられた人間の使命としか言いようがない。世界を理解する可能性を与えられ、それに応える。「召命(calling)」に応えて「告白する(confess)」するのが〈profess〉であり、〈professor〉は、理解可能性のもとに成り立っている権威ある職業なのです。もちろん「プロフェッション」は世俗化していって、「専門家」しか意味しなくなりますが、元来「プロフェッション」は神聖なる「ミッション」を内に含んでいて、それを体現しているのが大学の「プロフェッサー」です。自然に働きかけて価値を生み出す行為が人間の本質としての「労働」と言われますが、プロフェッサーは、もっと大きく世界の理解に応えるべき職業ということになります。

この「世界の理解可能性」について、ヨーロッパのなかから疑問が湧いてくるのが一九世紀末から二〇世紀にかけてです。まずホーリスティック(holistic)な捉え方、つまり全体は部分の集合ではないという考えが提示されました。わかりやすい例を挙げると、ジグソーパズルを隙間なく埋めて完成したときに、それはピースがごちゃごちゃしていたときとはまったく別物になったと考えるのか、それとも、ごちゃごちゃしていたピースを隙間なく並べるというルールに則って並べかえただけだと考えるのか、で意見が分かれるでしょう。次に、仮想のジグソーパズルを考えます。一つ一つのピースが動く。他から「おしくらまんじゅう」的に動かされて動くのか、自分から合わせるように動くのか、二つの場合があります。ともかく、隙間があってはならない、相手とピッタリしていなければいけない。このジグソーパズルを三次元に拡張しましょう。三次元では、ピースは一つの立体的な形でうごめくわけです。自らの動きとはまったく別物になったと考えるのか、それとも、隙間なくぴったりと張りついている。これはごくごく簡単なモデルですが、それを連立微分方程式で表現しようとしてもお手上げです。
その動き全体の大本の意思は何なのか。主体―客体問題はどうなっているのか。私が動くときに相手はそれに従うのか、反逆するのか。服従と反逆の間の関係性が局面によって変わっていくことをファジー性として捉えます。デジタルに0か1か、反逆か服従かではなくて、反逆と服従の間をスライドしている。自分も絶えず揺れ動き、相手も揺れ動き、そして調和を保つ。このようなシステムを考えてみます。

私たちは平面のジグソーパズルを始めるとき、最初に四つの角を選びます。ジグソーパズルはふつう長方形なので、角は直角型になっているからです。しかし、そういう枠がないジグソーパズルをどこから始めたらいいのか。

ごくごく常識的な立場が改めて尊重されなければならないと思いますが、すべてが円環をなしている、つまり鶏が先か卵が先かはわからないということは、実は誰もがわかっていることです。わかりながら暮らしている。逆に言えば、暮らしていれば、わからないということがわかっているのです。

一九六〇年代、大学助教授や教授という承認された人たちが、「世界の理解可能性」という看板の裏側にある「わからなさ」に直面して、自分の身をもて余してしまうことになった。湯浅はその代表です。彼は、「バオバブ保育園」をつくります。私の長男も行きましたし、山田真が医者として加わっています。湯浅欽史「まだ科学を信じているきみへ――近代科学技術への視点」（『BOUNDARY』一四巻六号、一九九八年）という講演録を紹介してみたいと思います。

彼は「科学信仰が人類滅亡を準備する」と言っていますが、巨大科学技術のツケが国民一人一人の責任として廻ってきてしまうことを問題にしています。あなたは一票を投じている、投じていないことも含めて投票行為だから、投票を行なった国民の一人として、あなたには「自己責任」がある、と言われてしまう。巨大科学技術は誰も全体を見渡せないし、その欠陥がどこにあり、不利益の原因がどこにあるのかはわからない。それを推進する責任は、国民一人一人がもつという構造にする他はない、とも言えます。

原発は専制的な王様一人のもとではできない。みんなが責任を分散して、それぞれの持ち場で全力を尽くし、能力や技術や資金を出すというかたちでできるのです。王様が「つくれ」と命令してできるものではない。湯浅の言っている意味は「何が何だかわけがわからないうちに、自分の首を絞めて死ぬ」ということです。

「わけがわからない」のは、ミッションにかられて「わかる」つもりでやってきた結果です。その過程において、「わからない」ことは禁句になってきた。歴史的に言えば、一四世紀イギリスに『不可知の雲』(奥田平八郎訳、現代思潮社、一九六九年)という作者不詳の異端の書があります。神のことは「不可知の雲」のなかに入ってみなければわからない。しかし、入ったら最後、ミイラ取りがミイラになるようにそこで終わりかもしれない。そうした一四世紀の懐疑を抜け出て、「世界の理解可能性」へと突き進んでいったのが、ヨーロッパの歴史ですが、その特殊ヨーロッパ的発想はやがて地球上を巻き込んでいくことになります。

湯浅は、何が何だかわけがわからない、わかっている確かなものは何一つないという状況のなかで、しかし何かをしなくてはいけないと、差し当たり一〇人、二〇人規模の共同体あるいは組織体を運営することになるのです。いま、NPO法人が抱えている問題の一つは、利益を出さないで共同で働くことを理念としたときに、どのような組織体が可能か、ということです。私たちも小さい障害者作業所で、ときに角を突き合わせながら、「利益を出さない」という枠のなかで試行錯誤を繰り返しています。湯浅は、まだNPO法人の前の段階でしたが、「たまごの会」や「食と農をむすぶ会」をつくり、そこで苦闘していました。こうした活動には三里塚問題も深く関わっています。彼は、成田空港へのパイプライン建設計画反対運動に土木技術者、土木科学者として参加して、ついにこの計画を廃止に追い込みました。

ただ、「それで、どうする」という問いに、私たちは答えられない。異議があるのなら対案、代案を出せと言われると、そう簡単ではない。そういう状態が組織ならざる組織の全共闘を生むのですが、湯浅は、その問いを受け止めながら、絶えず流動し、ぶよぶよする組織が可能なのか、という問いを投げかけました。組織論に関しては、それまでの左翼も新左翼も実に単純明快で、権力機構には手をつけない。必ず何らかの意味での権力者がいて、そのもとへの帰依で組織が成り立っていたのです。その権力機構を抜いてしまったら、つまりアナーキーであり、混沌であるという状態を起点にしたら、どんな組織化が可能なのか。そう簡単に解けない。解けないことを自覚するところに、

「運動する思想」と「思想する運動」の円環が置かれるのです。

実はその具体的な、しかも巨大で切実な問題が、この「医療」のなかに現れてきます。医療をどうしたらよいかという問題は八方塞がりです。途方もない国家の借金、数字を言うのさえ嫌になってしまう借金を、いったいどうするのかという問題と同じでしょう。救世主は決して現れない。誰かが解決してくれることはありえない。誰かに期待するのは世の常ですから、「救世主」が新党で政権をとってその三年間を見守るという歴史を踏むことになるのかもしれません。いずれにせよ、答えはない。答えがないこと、わからないことをどう組織化するのか。その問題を六〇年代末の大学闘争は提出し、自ら引き受けることになったのです。

三　生物学、バイオロジー、ライフサイエンス

「生物学」は、物理学、化学、数学の体系を借りてこないことには体系化できません。もともと「生物学」は「看板に偽りあり」で、これは「死物学」と言ったほうが正確です。医学は、その「死物学」に乗っかって成り立っているのです。「死物学」の分析方法は、物理学、化学、数学を用います。けれどもそれは絶えず自分と相手の問題をきれいに捨象した古典的段階の科学です。それがいま変わるべきエポックを迎えつつある。それを先取りして「生命のわからなさ」を書いた福岡伸一の著書『生物と無生物のあいだ』(講談社現代新書、二〇〇七年)がベストセラーになるわけです。

「生物学」、「バイオロジー」、「ライフサイエンス」と呼び方が変わることによって、少しずつ中身も変わります。「ライフサイエンス」と言うときには、物理学や化学の自然科学だけではないものを入れ込んできます。しかし「生命」を実体として扱っていることに変わりはありません。私たちが「いのち」と言うとき、具体的な実体であり、かつ抽象的なわけのわからないものとして幅広く捉えています。自分もまた「いのち」であることを含んでいます。だから「いのち」を学問化する道は開けてこないし、「ライフサイエンス」は死物学にとどまるしかないわけです。

それに対するいろいろな立場が出てきます。ヴィクトール・フォン・ヴァイツゼッカー『ゲシュタルトクライス——知覚と運動の人間学』（原著一九五〇年。木村敏、濱中淑彦訳、みすず書房、新装版、一九九五年）の「クライス」は「円環」を意味します。

> 生物学の経験するのは、生きものがその中に身を置いている規定の根拠それ自体は対象となりえないということである。このことを生物学における「根拠関係」と呼ぼうと思う。生物学を支配している根拠関係とは実は客観化不可能な根拠への関り合いであって、因果論に見られるような原因と結果のごとき認識可能な事物の間の関係ではない。（同書、二九八頁）

生きている「根拠」を基にして生物学の研究は行なわれるはずですが、この「根拠」の客観的な解明は不可能です。木村敏の言い方を借りれば、「生きている」ことと、「生きていることを考える」ことはまったく違う。「なにかが「生きている」ことを確認している人がやはり「生きている」こと——この二つの「生きている」のあいだには天地の懸隔がある。知の対象としての「生きている」と、行為の源泉としての「生きている」のあいだの違いだと言ってもよい」（木村敏『生命のかたち／かたちの生命』青土社、一九九二年、一三頁）というわけです。「生きている」ことを考え始めた途端に、「生きている」ことはわからなくなってしまう。にもかかわらず、現に「生きている」。これをヴァイツゼッカーは「根拠」と言うのです。その「根拠」とこの私との関係は、「科学する心の科学の……」という「円環」になってしまうわけです。

考えるとかわかるとはどういうことか途方に暮れながら、こうやって考えている、その仕組みのなかに脳がなくてはならないだろうことはわかる。その脳といえばこれまた不可思議な世界で、例えばV・S・ラマチャンドラン、サンドラ・ブレイクスリー『脳のなかの幽霊』（原著一九九八年。山下篤子訳、角川書店、一九九九年）などを読むと眩暈がしそうになります。

いきなりだが、私たちはそもそも一日中なにをしているのだろうか。突きつめて言えば、私たちは世界を読み解いている。とくに自分が出くわした人間のことを、と言ってもいい。……同僚が笑みを浮かべながら近づいてきたときも、それが他意のないにこやかな笑顔なのか、あるいは含みのあるにやついた笑顔なのか——その差が紙一重で、顔の筋肉の動かし方にわずかに違いが現れているだけだとしても——見れば自動的に、ほぼ瞬時に判別がつく。

これは、マルコ・イアコボーニの『ミラーニューロンの発見——「物まね細胞」が明かす驚きの脳科学』(原著二〇〇八年。塩原通緒訳、ハヤカワ新書、二〇〇九年)の出だしの文です(一一—一二頁)。『脳のなかの幽霊』にはブラインドサイト(blindsight)の話が出てきます。目の機能は普通なのですが、後頭部の視覚野が損なわれたために目の見えない人がいます。もちろん見えてはいないのですが、にもかかわらず物をつかんだり、好ましい顔かそうでないか写真を判別できたりします。ブラインドサイトは盲目(blindness)ではなくて盲目なのに見えて判断できる盲視を指します。さきほどのイアコボーニの書き出しの場合、普通に見ることとブラインドサイトが重なって働いているのかもしれません。

「ミラーニューロン(Mirror Neuron)」の話を少ししますと、それはイアコボーニと親交があるというイタリア・パルマ大学のジャコーモ・リッツォラッティとそのグループによって一九九六年にサルから発見されました。これは一九五三年のワトソン、クリックのＤＮＡ構造の提示に匹敵するくらい重大な発見です。ミラーニューロンは「脳のなかの鏡」と言われますが、人間にもこの神経細胞群あるいは神経ネットワークがあるというのです。他人が手を動かす、そのときその人の脳領域で活性化する部分がある、それを見ている私の脳の同じ部位が活性化するというのです。他人が痛がっているときも、何か行動を起こそうとするときも、そのそれぞれと同じ部位の神経の興奮が起こる。「他者理解に対する物的証拠」と言われるゆえんです。ミーム(習慣や技能、物語、総じて文化の、人から人へコピーされる情報)とか言語の発生にかかわる、場における共通の励起《れいき》というふうに言えますが、それがパセーマ(共に苦しむ)からパトス(苦を引き受ける)になり、「シンパシー(sympathy)」や「エンパシー(empathy)」になっていきます。ミラーニューロンの領域がそれとして限定されるということは、その抑制抑圧の機作の研究へと向かうことを意味します。物質(神経薬)によって思いやりのない人間をつくり出すことができる、いやすでにそのような生体でつくられる分泌物質が作動しているのではないかなどという議論がなされる可能性があります。

抑制といえば、医療や医師の心得として「エンパシー」が登場します。日野原重明の信奉するウィリアム・オスラーは「平静の心」を説きます(『平静の心――オスラー博士講演集』日野原重明、仁木久恵訳、医学書院、一九八三年、参照)。オスラーの医学生に対する人生訓の第一は「超然の術」で、どんな環境におかれても、それに煩わされることなく、それから逃れられるように自己を抑制する習慣を養うのです。具体的には顔の筋肉をみだりに動かしてはならない。あけすけに言うと医者は同情(シンパシー)していたら身がもたないということです。それで、一見冷たいプロの態度に対して、「先生にとっては毎日の死でございましょうけれども、私にとっては息子を失うというのはたった一回の死でございます」という母親の切なる言葉が吐かれるのです。「エンパシー」は「思いやり」、思いを相手に馳せる、投げかける、あるいは相手からもらうことを指します。患者や患者の家族にとっては一回限りのことが、医者にとっては繰り返しの日常茶飯事になる。その日常茶飯事のなかで築かれる理性を含んだ患者や家族への「思いやり」を理想的には「エンパシー」と言うのです。「同情」をしていたら手が震えてメスは握れない。涙が枯れてしまう。医者は身内を診ることができない、そのあたりが「エンパシー」の限界です。ミラーニューロンの問題で言えば、その活性化を直接抑えるのでなく、そこからどのようなケアの心情を引き出してくるかということで、それは決して客観的な冷静な態度ということではありません。

ついでに一言言っておくと、オランダで安楽死を実行するのは子どもの頃からのかかりつけの家庭医です。厳密な刑法上の規定があり、煩雑なステップを踏んで、最終的に睡眠剤を射ち、ついで筋弛緩剤を射って安楽死させなければいけない。それを一年に三回やったら身がもたないと言います。医者は患者に寄り添うこともちろん気苦労の一つですが、周りが気遣ってくれて一人にされてしまう、酒の席にもパーティーにも呼ばれなくなってしまう。まったくの孤独になって、なおかつ患者や患者の家族に寄り添わなければいけない。エンパシーの極限ですが、そのような職務を医者に負わせていいのだろうか。日本でも遠からず起こってくることです。

四　医学、メディシン

ヨーロッパは一六世紀に一つの画期を迎えます。コペルニクスの天体に関する研究が発表されたのが一五四三年です。日本には、同じ一五四三年に種子島に鉄砲が伝来し、一五四九年にザビエルが訪れます。この時期、イエズス会の青年神父たちは、自分たちのカソリックのあり方に対する激しい焦燥感をもっていたものと思われます。

一五四三年には、ヴェサリウスの解剖書『ファブリカ』が刊行されています。当時の大学は、ガレノスの教えをそのままラテン語で講じる訓詁学に堕していた。ヴェサリウスは屍体を使って解剖をして、医聖ガレノスの誤りを二〇〇個くらい見つけてしまいます。許されざることでした。近代外科の父と呼ばれるアンブロワーズ・パレの『火縄銃その他の創傷の治療法』が出たのが一五四五年です。パレは子どものときから動物のけがの手当てなどをして、床屋医者の手伝いをすることになるのですが、傷口に煮えたぎった油を注ぐ療法に卒倒しそうになる。傷口が焼ける匂いに耐えられなくて、それがのちに戦場で煮えたぎった油の代わりに卵黄とテレビン油とバラ油を練り合わせた軟膏を塗る療法を生み出します。もっともパレの臆病さに加えそのとき油が切れてしまう緊急事態にあったことが新療法を生み出したといいます(カルボニエ『床屋医者パレ』原著一九六五年。藤川正信訳、福武文庫、一九九一年、八六頁、参照)。のちの『外科大全』(一五八二年)もそうですが、最初の治療書がラテン語でなくフランス語で書かれたことは、ルターが『聖書』をドイツ語に訳したのと同じように画期的で、民衆の野蛮な言葉を使うのは神聖な医学に対する冒瀆であると見なされました。ヴェサリウスと同じようにいのちまで狙われながら、実績によって王侯に認められその庇護を受けて外科医をつづけられた事情は、森岡恭彦編著『近代外科の父・パレ——日本の外科のルーツを探る』(NHKブックス、一九九〇年)に描かれています。パレはルネッサンス期の権威の伝承から、この目で確かめる経験医療への分岐点に立つ医師です。

分岐点と言えば、先にちょっと触れた、ウィリアム・オスラーが、一九世紀から二〇世紀初めにかけてのアメリカ医学にはいます。イギリスの伝統を踏まえ、ドイツにも学びつつ、アメリカは独自の医学をつくったと誇ります。学生を入学させるとすぐに病棟に送り込むという姿勢にその独自性が現れています。ドイツでは、教室で学び、髭を蓄え眼鏡を掛け白衣を着て、患者の前に出ていかなければいけないのです。オスラーが自分で定めた墓碑銘は「学生を病棟へ誘った者ここに眠る」です。厳父型の近代医療から患者中心のパートナー型医療への曙、分岐点です。もっとも厳父型もプラシーボ反応という点では意味なしとは言えないところが医療・人間の複雑さです。

よく言われることに隋唐の医師、許胤宗《きょいんそう》の「医は意なり」があります。医は言葉では伝えられないという意味ですが、江戸時代これをもじって「医は衣なり威なり異なり夷なり稲荷」と言った。痛烈ですがこれが治療の内実じゃないかとも受け取れます。「医は衣なり」──医は白衣で人を圧倒し、聖なるものを含んで並みの人とは違う特別な存在でなければいけない。「医は威なり」──これぞ厳父でカイゼル髭を生やし苦虫を嚙みつぶしたような顔をして、下手に質問したりしたら怒鳴られそうな雰囲気をつくる。「医は異なり」──異はわからない言葉、専門用語、業界用語、隠語、符丁です。日本ではドイツ語のカルテがドイツから学んでいることの表れであると同時に、患者にとって有難い言葉だった。「医は夷なり」──これはもう批判です。医は治すと称して傷つけているだけで、治ったのは自然治癒じゃないかということです。そして「医は稲荷」──「よく尾を出さず人をたぶらかす」ということで、これは微妙というか、医は化かし方しだい化かされ方しだい、ずばりプラシーボ反応を示しています。呪術魔術型、僧侶神父型、科学者博士厳父型、技術者型、パートナー型の変遷のなかで、プラシーボ反応を無視し退けたのは技術者型だけです。そして二一世紀型と言われる患者中心・伴走者型でも、ともすれば患者の主体性とか自立とか自己責任という言説によってプラシーボ反応が軽視されそうな気配が漂います。

私は満身創痍ですからよく病院に行きますが、「最首様」なんて恭しく言われると、かえって病気が治らないような感じがする。やっぱりお客様じゃないし歓迎されては困る。治る雰囲気が大事です。

医学は最高の学問、科学であると信じている人は多いでしょうが、英語で「メディィシン(medicine)」と言われると大したことがないように思えてきます。「医学博士」も英語では「ドクターオブメディィシン(Doctor of Medicine)」、M. D. です、Ph. D. とは違う。でも私たちは医学博士は理学博士より偉いと思ってきた。それも雰囲気としては大事だったと思います。しかし医者の数が多くなって医療事故も増えてくると、博士のメッキが剝げてきて、そして逆に腕が心配になってくる。日本ではいったん確かな腕をもつ技術者という確認が必要だったのです。澤瀉久敬の後継として大阪大学医学部の「医学概論」講義を担当した中川米造は、次のように言っています。

日本では、医学は科学であるという観方がかなり一般化している。日本の十進図書分類表を見てみると、医学は自然科学(40)の列の最後に(49)として位置づけられている。しかし、国際的に通用している国際図書十進分類表によると、自然科学(50)のところには載せられていなくて、その次の技術学または応用科学(60)という分類の筆頭に位置づけられている。なんでも外国の模倣をする日本が、医学の位置をわざわざ変えたということは、何がなんでも、医学を自然科学の系列に位置づけようという強い要求が、とくに医学者の委員から提出されたためであろうと思われる。〔中川米造『医療のクリニック——〈癒しの医療〉のために』新曜社、一九九四年、四〇頁〕

このような要求は、日本的な技術軽視ということから、技術学としての医学の位置に我慢できなくなったためではないかと中川は言い、そのことは、日本の医学には非実践的な研究が多いことに表れていると述べます。私は理学部出身ですから、理学部の工学・農学・薬学に対する軽視はわかります。ところが医学部に対してはねじれている。ねじれというのは職人に対する態度で、たとえば理工系の学部には助手の下に技官がいて、この人たちの職人芸、名人芸なしには研究は進まないのに、下っ端として軽んじているのに似ています。そして研究者、学者と言いながら自分たちも職人根性をもっていて、学と職人を統合したのが医学部だろうと思っているわけです。ところが医学部としては太鼓持ち的御典医から脱却できないからよけい「科学」を振りかざしたくなるということだったのかもしれません。

患者としては、腕の立つ職人としての医師を望むのですが、いかんせん治療の内実が伴わない。それでプラシーボ反応にかかわって威圧する雰囲気をもつ職人を求めたり、否が応でも「神の手」をもつカリスマに仕立て上げなくては気がすまない。「手」は多義的で、私は東大で二七年間助手をやりましたが、「助手」は「すけて」と読めます。私は「すけてやらないよ」と頑張った。ともかく、「手」は医療には大事です。国家を憂い国家に資する医師を「国手」と言ったりします。「国手」は言うに及ばず、日本人の医師のなかには、「神の手」に相応しい医師はたくさんいます。そしてそれは、「手術は成功したが患者は死んだ」ということに無関係ではないのです。

生物学が科学と称するには物理化学の還元的手法を取り入れねばならなかった。医学も同じです。しかし、生物学との決定的な違いは、対象が同じ人間だということです。それゆえ「医学は科学である」とは、「人間を人間扱いしない」ということなのです。

日本では一九七〇年代、医師八〇〇〇人体制の整備が行なわれ始めます。一学年の定員一〇〇人×八〇で八〇〇〇人ですから、国公立、私立を含めて八〇学部をつくる動きになります。このときに入試改革も行なわれました。それまでは医学部入試は数学、物理、化学、英語ができればよかった。それでいいのかということになって、面接や小論文が取り入れられるようになりました。

そして改めて一九六〇年代末の「医師養成システム」の問題がぶり返されるのです。ここで基礎医学と臨床医学の問題が出てきます。一九九三年の「医師　いま何が求められているか」というNHKの番組で、某国立大学医学部の教授が口をすべらせて、「ほんとうのところ患者なんかどうでもいい。新しいことを一つ見つけたら夢中になる。悪いけれど私の念頭に患者はない」と言ってしまう。チーム全員で分担、協力して一つの現象に攻め込んでいく、こんな素晴らしいゲームはない。患者のことなんか考えていたら基礎医学の研究は進まない。そういう本音の発言に対して、基礎医学は別格なのか、臨床医学だけが人間を相手にするのか、という疑問がもちあがってきます。

しかし、基礎医学のうえに医療が成り立っているとしたら、臨床もまた「非人間性」を引きずっていることになります。むしろ、「非人間性」は医療の中心部分にあるのかもしれません。それは、「科学に飽き飽きしている」と表現される一九二〇年代、三〇年代のヨーロッパで問われたことでした。そうした土壌のなかから、医学の分野では「ホーリスティック・メディシン（Holistic Medicine）」が登場するのです。そして「医学は客観科学ではない」と宣言する人たちが現れて、そこに主観が入っていることが確認されます。それは、古典物理学から量子力学へ、ミクロ物理学へと進むときの観測者問題とちょうど一致する。医学における医師―患者関係が、観測者問題として普遍的に語られることになります。

医療の原理にかかわる確かな効き目ということで言えば、まず、外科手術に卓効のあることは否定できません。腐ったところを切除し、折れたところを接合することには、間違いなく卓効があります。折れた骨は自分では引っ張れないので、ピンと伸ばしてやって接着剤かボルトで固定しておけば元通りになる。腐っているところを取ってしまえば、病原菌の数は格段に減る。こうした物理的な治療には文句をつけられません。あとは万事「いのち」が引き受けてくれるのです。

私は肺がんで左肺下葉を全部取りましたが、その傷口が横隔膜の上から背中に回って四六センチもあって、ホチキスで止められていました。術後の私の自覚症状は、肋骨の痛みであり、神経を切られたためか汗をかかないことであり、皮膚の縫合部分に違和感があることでした。ところが、執刀医の長田医師にとってそんなことはまったく興味の対象外です。「どうですか、傷口は痛みますか」なんて聞かれたことは一度もありません。医師が肺を切除した後のことは、「いのち」がやってくれるのです。

物理的な外科療法は、後始末を「いのち」の働きに任せることと併せて、有効だと言えますが、しかし化学療法となると何とも言えません。薬が働く部位、作用、反応がわかったとしても、その後どんな影響が出るかはなかなかフォローできません。薬効と副作用とをわかる範囲内で天秤にかけて、辛うじて薬物療法が成立しているように思えます。

「緊急避難」という行為もまた医療のなかに現れてきます。これは、身体生命が危険に晒されたときに、その危険を回避するための行為で、免責されることになっています。たとえば、一本のザイルに二人がぶら下がっている状態で、下の人を切り離せば上の人は助かる場合、上の人はザイルを切っていいとされます。もちろん下の人が自分でザイルを切ってくれればいちばんいいわけですが、下の人が「おれも助かりたい」と言ったとしても、共倒れになると見なされる場合、上の人がザイルを切って自分だけ助かることは、刑法上罪には問われません。

医療はこの「緊急避難」の連続です。「生命倫理」は、こうした特異な状況の例を集めて解答を出していきます。医学部の入試でも、そこを特徴的に突く問題が一九七〇年代以降、一九九〇年代をピークにいろいろ出されました。そんなことを一八歳、一九歳の若者が答えられるはずがないのです。私は「まずは、わからないと書け」と指導しています。「しかし、」とその後でどう書くかが勝負だと言っています。特異な状況はいくらでも設定することができます。たとえば、筏に五人乗って漂流している。食料は二週間分しかない。五人のなかに赤ん坊と医者がいたとすると、誰がどのくらい食べればいいのか。医者が乗っているところがミソです。自己保身的な医者は食べなくてはいけないようです。

自動車で病院に向かっている医者がいる。待ったなしの手術が予定として組み込まれている。ところが交通事故に遭遇してしまって、目の前に瀕死の重傷者がいる。救急車はやって来ない。「お医者さんはいませんか」と言われる。一般的には、何か事故が起こったときに「お医者さんはいませんか」と言われて名乗り出なかった場合は医師法違反に問われます。しかし、自分には手術が待っている。さて、どうするか。研修医は車を降りて名乗り出なければいけないと思う。医者になって年数の浅い人は、疚《やま》しく思いながらその場を去る。ベテランの医師は何も考えずに通り過ぎる。これは常套の笑えないジョークですが、医師はそのくらい冷血漢でなければいけないということです。

どちらを助けるか、自分が助かるかを判断する場合の倫理は、神に与えられた一回かぎりの「いのち」という考え方に収斂しないかぎり解けません。そうした「いのち」に基づかないかぎり、緊急避難の思想はそう簡単には成り立ちません。医学は生物学のアナロジーとして成立するとき、客観科学としての制約を受け、同時に、一回かぎりの神に与えられた「いのち」を扱う学問として、人間の尊厳という倫理を引き継ぐ。客観科学と人間の尊厳の二つが相乗するとき、緊急避難の思想が現れるのです。

臓器移植の問題で、いちばん利いているのはこの緊急避難の考え方です。未来のない「脳死」者と未来溢れるレシピエントを比べると「助かるべき者は誰か」が自ずと決まってくるので、倫理的な疚しさをもたずに事を進めていくことができるのです。しかし、「安楽死」問題はその発想では解けません。

結局、誰が死ぬべきかは局面の問題で、しかも局面は絶えず動いています。その動いているなかでの判断の「正当性」は、悪く言えば「運任せ」、よく言えば「みんながつながっている」ことが根拠になります。

日本では、臓器移植は、生は一回かぎりであり、なおかつ相手の体のなかで生き抜くという折衷的な発想で受容されています。アメリカでも、移植を受けた人が「提供してくれた人と共生しています」という同じ発想の例があるという報告がありますが、この心臓は一人の人格であり、私は二人で生きていると考えることは、もちろんキリスト教的にも医学的にもまったくありえません。臓器に人格があると考えたら、臓器移植どころか医学そのものが成り立たなくなってしまいます。「二人で生きる」という合意のなかで臓器移植が進行している現実は、実に奇妙であると言わなければなりません〔⇒本書、三五五―三五六頁〕。

II　医学は「いのち」を救えるか

一　「いのち」という言葉で表わそうとしていること

生物のことを考えていくと、結局は言葉や記号によってしか表現できないし、言葉は言葉を規定できないという袋小路に陥ってしまいます。だから、何か一つ約束事として、これぞという言葉を言わなくてはいけない。それを「真《しん》言《ごん》」と言うのだと思います。私はそれを平仮名で「いのち」と表現したい。ただ、ローカルな表現で、外国語には訳しにくい。もともと外国語である漢字の「生命」は、雑多な意味が付与されてしまいます。平仮名は漢字を変形したものとはいえ、女性によって使われ、鍛え上げられたことは意味をもっていると思います。

「いのち」からさらに「いのちはいのち」と言うと、トートロジー、同語反復と言われますが、結局「いのち」は「いのち」のなかでのことであって、外側がない。私たちは外側があると思っていますが、生き物を考えていくと外側が崩れていくのです。ヨーロッパは外部があることを証明し、そしてその外部を内部に取り込もうとして悪戦苦闘します。先に挙げたマイケル・ポラニーの「暗黙知」もその一里塚ですが、場所に内在する力に改めて注目しようとするルネ・デュボスも欠かすことができません。デュボスはおそらくはヨーロッパ中世の「ゲニウス・ロキ」(土地の守護霊)を経て、古典ギリシアに遡り、「内なる神(entheos)」を取り上げます。〈entheos〉は〈enthusiasm〉の語源であり、人間が目を見張るような行為を行なうに至る、その動機付けの力なのですが、デュボスはそれを「場所の精神」と言い換え、〈nature〉の意味と関連付けて、次のように言います。

ある特定の地方とか町の際だった特性を表現するために、何々精神とか何々魂とかいうことばが広く使われてきたという事実は、その景観、あるいはそこに住む人びとの独自性は、その場所のもつ一群の属性によって決定されているのだということを、人びとが暗黙のうちに了解していることを意味している。"nature" ということばも、ひとつの場所とか個人に適用される場合、何々精神とか何々魂と同じように、曖昧でかつ複雑な含蓄に富んでいる。辞書によれば、nature のひとつの意味として、〈物の基本的特性あるいは構成〉とか〈人や事物の内因的特性または素質〉とある。このように定義づけられた nature ということばは、昔の人が何々精神とか何々魂と呼んだものは何かということを実際に説明している。つまり nature が示すものは、地理的、社会的、あるいは人間的な現象ばかりではなく、わけても、実在の表面下にかくれたすべての「力」なのである。〔ルネ・デュボス『内なる神——人間・風土・文化』原著一九七二年。長野敬、新村朋美訳、蒼樹書房、一九七四年、三—四頁〕

デュボスの「場所」を「場」に、「力」を「いのち」としようとするのが私の立場です。ひるがえって「場所」をもって、ヨーロッパにおける外部の内部への取り込みに向き合い、格闘したのが西田幾多郎ですが、その収斂としての「絶対矛盾的自己同一」から次のような関係が出てきます。

場所的につつみ・つつまれるとは、つつむものがつつまれるものを自らの中に映し、また反対に、つつまれるものの中につつむものが映されるという関係に於いて、相互にその内へ滲透し、かくてその映す関係が相互にひるがえる。つつむものがつつまれるものになり、つつまれるものがつつむものとなる。〔務台理作『場所の論理学』こぶし書房、一九九六年、一一頁〕

深遠ですが、包むもの包まれるものを「いのち」と読み替え、この私も「いのち」とするといろいろと感じるところがあります。そういうことを踏まえて、「医学は「いのち」を救えるか」となると、それは救えません。救うのは「いのち」であって、「いのち」が「いのち」を救うしかないのです。哲学では、「現象学」や「構造主義」を突き詰めていくと「無根拠」が出てきてしまう。池田清彦という、養老孟司、奥本大三郎と並ぶ「虫マニア御三家」の一人は、いま早稲田大学で教えていますが、「構造主義生物学」を唱えて、すべては錯覚だと言う。「臓器移植」も恣意的だと言います。勝手気ままに生きようよという主張に行き着きますが、そう簡単には済まされません。

ヨーロッパでは、最後の言葉として「世界」や「神」が出てくることになります。「いのち」は、どうも最後の真言にならない。「世界」や「神」を前提として「生命」の出現を考えるのが一般的ですが、私は順序が逆であるか、あるいは前後の区別をつける必要はないと考えています。そうなると、「世界」や「神」や「秩序」に平仮名で「いのち」とルビを振るのがしっくりくる。これが私の「どんぶり哲学」みたいな「究極の一元論」です。

まず、「医学」とはなんであるのかという問いは成り立ちます。「医学」と言いながら「医療」のことを言っているのではないか。では、「医療」は何かというと、「技術」や「科学」が絡んできて、一括すると「文明」になります。「文化」と「文明」を一応分けて考えると、「医療」は文明ではなくて、文化です。「文明」は、近代文明でも現代文明でも、その特徴はクリアカット(clear-cut)なことです。だから、仕分け、分類ができる。分類されたものが重なって層をなしていくイメージです。「医療は医学で文明だ」と言うと、病気は整然としたなかに切り刻まれ押し込まれて、「治る」ではなく、「治す」「治せる」ことになります。科学も「治す」と同様に、「理解可能性」「可知可能性」を前方に置かないと意欲が出て来ない。

それに対して「文化」は曖昧です。「カルチャー」は「耕す」ですから、「いのち」の営みそのもので、循環、繰り返しはあるけれども、終点がない。だから「文明」は発展、進歩していくけれども、「文化」は発展、進歩するかどうか疑わしい。

一九世紀には、医療を文明化しようとする努力が見られますが、二〇世紀に入ってすぐにそれを否定する発想が出てきます。その分水嶺はフロイトの「無意識の発見」です。正確に言えば、「無意識」という実体を発見したわけではなく、「無意識」という概念を設定したのですから、「無意識の設定」と言ったほうがよいかもしれません。ですから二〇世紀には、医療はごちゃごちゃになってくる、ならざるをえない。

二　医療運動

澤瀉久敬は『医学概論』第一部の序論で、「やがては国手として、……その身命を捧げて働く人々の真の伴侶たろうとされる諸君」〔澤瀉久敬『医学概論　第一部　科学について』創元社、一九四五年、誠信書房、新装版、二〇〇〇年、一五頁〕に呼びかけています。つまり、医師たるものを「国手」にして「パートナー」と定義づけているのです。「国手」は、国を治す上医です。個人を治すより国を治す医者のほうが偉いわけです。国手たるべく修業をし、自覚しながら、しかし病める人のパートナー、伴走者になることです。伴走しながら自分で修業しているのか、相手から力をもらっているのかはよくわかりませんが、ともかくパートナーは、同じ方向を見ていることが大事です。見つめ合うと、お互いに怖いでしょう。

医者になるには、何らかのかたちで「研修」が必要になります。医学部では、実は手を動かさない。手を動かす機会としては屍体解剖しかありません。しかし、おじいさん、おばあさんの干からびた屍体にメスを入れても血も出てこない。現在では、コンピューター・グラフィックスによる解剖を併用する動きも出てきているようです。しかし、どんなにリアルなCGであったとしても、それで解剖をやったつもりになられては困るでしょう。

ですから、医学部卒業後に「研修」が行なわれるわけですが、研修のあり方には、「理想解」、望ましい解はありません。人さまの体に触れていろいろするわけですから、医者の側の論理だけでは済まないのです。私は埼玉医科大学に喘息で入院したときに、血液中の酸素、二酸化炭素を測るために鼠径部動脈から採血することになりました。研修医三人でやるのですが、動脈になかなか針が刺さらず、鼠径部が痣だらけになりました。いくら「すみません」と言われても、腹は立ちます。

一九六〇年代末の東大闘争の頃は、医学部を六年かけて卒業しても、国家試験を受ける資格がありませんでした。一年間インターンという修業をして初めて国家試験受験資格が与えられたのです。この一年間は、医学部卒業者であって医師ではない。国家試験を通って初めて医師になります。

一九世紀から二〇世紀初頭のアメリカ医学をつくったと言われるウィリアム・オスラーは国家試験廃止を唱えています。医師国家試験には、実技がありません。仮に実技を入れたら大混乱に陥ってしまうでしょう。

そうした状況のなかで、学生でもなく医者でもないインターン生はいったい何なのだということが問われます。インターンはもちろん無給です。医師資格がないので、医療行為で稼いだら、医師法違反になります。インターンは医局に属しますが、ものが言えない重苦しい雰囲気があり、自分が何をやるか見通しが立たない。誰も教えてくれない。見て習えというのは職人の鉄則です。もっとも足を引っ張ることはお馴染みで、ドクターを取ったとき「諸先輩方に手を取り足を引っ張っていただいて」と挨拶してしまった話も引き合いに出されます。

戦後日本の時代状況もありました。医学部だけではなく、大学、とくに東大に典型的に、絶対天皇制のように教授が君臨する。現実の天皇制は、明治天皇でも実権をもっていたわけではありませんから、神韻縹緲《しんいんひょうびょう》とした雰囲気の絶対権力をもっている存在としては、帝国大学教授等が相応しいように思います。私は学生時代、動物学の教授と二人きりになると、何となく震えがきそうでした。決して居丈高ではなく、温和な方でしたが、一言逆らったら終わりという怖さがありました。

「医学連（全日本医学生連合）」（一九五四年結成）は、一九六七年に医師国家試験ボイコットを行ないます。これが成立してしまうところに医者の特異性が出ています。医学部に入った途端に、学生たちは自分たちが特別な存在であることを弁えます。医学生が本気で反抗したら国がつぶれるような事態になってしまうことをはっきりと認識しているのです。その年、三六大学で三一五〇人の受験資格者中、受験したいわゆるスト破りは四〇五人しかいなかった。これでは国家試験は事実上成立しません。一九六七年、医学部卒業生は四〇〇〇人と思ってください。

政府は妥協してインターン制度を廃止し、研修医制度を設けました。医学部卒業後即国家試験を受験させて、手の動かない医者を誕生させた後、研修を二年課し、そこで手を動かす訓練をする。この制度は二〇〇四年までつづきます。

しかし、この研修医制度はうまくいかなかったと言えます。二年間の研修の内容を、「総合診療」研修と「専門科目」研修のどちらかを選べるようにした。「専門科目」の場合、たとえば「循環器」について何種類かの研修をする場合と、最初から特定して肺なら肺だけしか研修しない場合とがあります。後者は、とくに完全な分業制を背景にした研修で、血液採取等は自分がやる必要はないという姿勢です。「総合診療」のほうは、内科、外科、小児科、救急の四科を研修します。小児科は内科とは違います。子どもと大人は違うのです。臓器移植についても、子どもと大人ではまったく違うことを弁えなければいけない。ところが、「総合診療」研修を引き受ける医局は、専門分化している大学病院のなかにはないので、地域の総合病院が赤字覚悟で引き受けるしかありません。

NHKは二回、研修を取り上げた番組をつくっています。一九九三年制作の「医師教育」という番組では沖縄中央病院を取り上げています。二〇〇四年の研修医制度見直し後には、佐久総合病院での研修を取材しています。

一九九三年制作の「医師教育」では、最も望ましいとされる「総合診療」研修が研修全体のわずか三・八%でしかないことを問題にしています。そして、研修を始めた当初は患者をモノとして見てはいけないと思っていた研修医たちが、研修が進むにつれて変わってくる、手抜きも仕方がないと思うようになる、というアンケート調査の結果を明らかにしています。平均睡眠時間が四、五時間という過酷な状況で彼らは診療業務をこなさなければならないのです。

こうした状況を改善すべく二〇〇四年から新たな研修医制度がスタートします。しかし、患者の「いのち」に関わる「研修」という根源的な問題は残りつづけます。見直し後の二〇〇五年のNHK番組では、佐久総合病院が取り上げられました。二年めの研修医が初動救急を任されるのですが、クモ膜下出血を見逃してしまい、その患者は亡くなってしまう。遺族はその研修医を刑事告発します。一九六八年の和田心臓移植では、一人の助手に全部責任をかぶせました。佐久総合病院は、いろいろ真剣に悩みはしますが、結局二年めの研修医に責任を負わせることになります。そして、その研修医の一生はそこで終ってしまうおそれがあると言ってもいい。

救急医療の初動を二年めの研修医が担当するのは、日本だけではありません。ただ、サポート態勢や事後処理のあり方が違います。日本の研修に飽きたらず、アメリカで修業した人たちの本はたくさん出ていますが、アメリカには「世間」は存在せず、すべて「法と契約」によって行なえばいい。法と契約にさえ違反していなければ何も悩む必要はなく、医療ミスもそのように処理されますが、日本ではそうはいきませんし、もちろん、アメリカを理想化することもできません。

「青医連（青年医師連合）」は、一九六六年に結成され、インターン制度撤廃によって闘争勝利したために、一九六八年三年間の活動を終焉させます。そこで活躍した黒岩卓夫は、一九五四年にできた医学連でも活躍した人物です。地縁のない新潟に、田中角栄に直談判して地域医療診療所をつくりあげました。彼はある意味では地域医療の草分けと言ってもいい存在です。青医連は医局から追われますので地域医療に行かざるをえなかったという面があります。そういう系譜のなかで徳永進の名前は覚えておいていただきたいと思います。「ぼくは臨死の患者が好きだ。治す必要がないから」と私もシンポジストとして出た二〇一一年の東本願寺でのシンポジウムでも言っていましたが、彼も京大の医学部闘争の後、地域に出て鳥取に「野の花診療所」を開きます〔徳永進『死の中の笑み』ゆみる出版、一九八二年、参照〕。また、医師国家試験ボイコットが成立する背景の特殊性を見事に体現しているのが今井澄《きよし》という医者です。参議院議員にもなりました。東大医学部を三度退学処分になり、三度復学しています。諏訪中央病院に赴任した後に、安田講堂事件の有罪が確定して服役します。茅野市は、有罪確定して服役、出所した者を諏訪中央病院院長に迎えられるように、市の規約を変えたはずです。

井沢元彦が『逆説の日本史1　古代黎明編』（小学館、一九九三年、小学館文庫、一九九八年）の序論で、「アカデミズムと丸山ワクチン」について書いています。パロチンが堂々と処方されていたのに、丸山ワクチンはなぜ認められないのか。それはまさしく帝国大学医学部の問題です。

パロチン、正式には「唾液腺ホルモン」という。東大名誉教授の緒方知三郎博士（故人）が発見し、一時はクル病とか関節炎あるいは白内障の特効薬として、大量に使われていた。緒方博士はこの功績も含めて昭和十九年に帝国学士院恩賜賞、昭和三十二年には文化勲章までもらっている。ところが、平成二年三月になって厚生省の中央薬事審議会は、この薬(注射液)を「有用性が認められない」(すなわち効かない)として製造販売の中止を命じた。このことをいわゆる三大紙の中で取り上げたのは毎日新聞だけだ……。〔同書、三八頁〕

私も、ドライアイになったときにパロチンを処方しましょうと言われたことがあります。しかし、パロチンは生物学の常識では考えられない。ホルモンは内分泌腺から出ますが、唾液腺は外分泌腺です。「唾液腺ホルモン」があろうはずがない。それが堂々と認可薬になって医者が処方していたのです。

アメリカの医学教育については、エリック・シーガル『ドクターズ』(原著一九八八年。広瀬順弘訳、上下、角川書店、一九九一年、角川文庫、一九九三年)が面白いです。エリック・シーガルは、言語学博士でハーヴァード大学教授も務めていますが、『ラブ・ストーリィ』(原著一九七〇年。板倉章訳、角川書店、一九七〇年、角川文庫、二〇〇七年)という小説が空前の大ベストセラーになります。その柳の下の二匹目を狙うように『ドクターズ』という小説を書きます。幼なじみで同じ年にハーヴァード大学メディカルスクールに入学したバーニーとローラの二人がそれぞれ精神科医と小児科医になっていく過程が、一九六〇年代を背景に進行していきます。一方で人命第一が言われながら、ベトナム人を大量殺戮した軍人が勲章をもらうという時代、病院医療が急速に進化し、同時に医療費も高騰していきます。そんな時代に、ハーヴァード大学の医学生が何を考え、どういう人生を送っていくかが描かれています。研修のすごさが中心の一つとなっています。すべてを犠牲にして研修をするのだから、それに見合う名誉や金銭の見返りがあって当然だという発想が出てきます。

一九六〇年代の時代背景が書き込まれている小説には、プロテスタント社会における恋愛や結婚の不自由をテーマにした、アップダイク『結婚しよう』(原著一九七六年。岩本巌訳、新潮社、一九七八年、新潮文庫、一九八八年)がありますが、『ドクターズ』は、医療に関して、アドバイザーを入れて文献考証等を念入りにしていますので、荒唐無稽なことは書かれていません。そのつもりで読んでみてください。一九六三年、「アメリカ病院協会の報告によると、患者一人当たりの一日の医療費が、わずか五年間に二倍以上に増加し、十八ドル三十五セントから三十六ドル八十三セントまで上昇したのだった」〔シーガル『ドクターズ』下、五六頁〕とあります。

この小説のなかで、第二次世界大戦後の病院医療の急速な進化とその矛盾の顕在化が描かれています。それが、一九七八年WHO第一回プライマリー・ヘルス・ケア会議につながっていきます。カザフスタンのアルマ・アタで開催され、「アルマ・アタ宣言」が採択され、ここで健康の定義も行なわれます。「健康とは身体的・精神的・社会的に完全に良好な状態であり、単に疾病のない状態や病弱でないことではない」と、健康の三要素を入れたのはこれが初めてのことです。

アルマ・アタ宣言で重要なのは、第一に、病院医療の矛盾を解消するために、「プライマリー・ヘルス・ケア」、つまり「地域医療」を提唱したことです。そして、「プライマリー・ヘルス・ケア」の実現のために、近代医療の他に、「自助努力」と「伝統医療の再評価」を挙げています。

近代医療には、金がかかります。科学技術を駆使した先端機器を病院は設置しますが、うちはお金がないので前の「世代」の古い機器を使いますというわけにいきません。技術は「世代」ごとに飛躍的に発展しますから、何億円かかろうとも最新世代の機器を導入しなければいけない。その設備投資を回収するためには患者が必要になります。患者をつくってでも患者を確保しなければならなくなります。

こうした病院医療の矛盾がアメリカで顕在化した頃、WHOが「伝統医療の再評価」を提唱したのです。日本で言えば、鍼灸、漢方となりますが、こうした伝統医療は、文明としての現代科学の正則現象のなかに入らない変則現象ですから、なぜ効くのかは追求してもわかりません。ともかく、そうした「文化」としての医療を活用していこうという発想が一九七〇年代末に現れてきました〔⇒本書、三四八—三五〇頁〕。

日本の医療は非科学的、非合理的なおまじない医療であった。ドイツ医学を学んで努力はしたものの、とうてい科学的医学、自然科学をもとにした医学とは言いがたい。とくに薬はおまじない効果に頼っているだけではないのか。これが、東大医学部物療内科の高橋晄正の問題提起でした。大学に散々反逆しましたので、講師止まりでした。

彼は薬効に関して科学性を導入するために、ダブル・ブラインド・テスト(二重盲検法)を提唱し、アリナミンは無効なばかりか有害だという主張を押し通しました。『沈黙の春』(原著一九六二年。青樹簗一訳、新潮社、一九六四年、新潮文庫、二〇〇四年)を著したレイチェル・カーソンは、大手企業を相手にして、四面楚歌のなかで闘いました。そのような反逆者は、マスコミを通じて、人間性に問題があるかのような攻撃を受けることになります。高橋晄正は、六八年の東大医学部の冤罪事件を告発することもしているので、よけいに追いやられてしまいます。

第二次世界大戦後、科学のバラ色の夢が語られます。しかし、その科学のなかにはどうしても原子力が入ってきます。科学の発展という希望のなかに、原子力利用のコントロールという実践的課題が組み込まれるという錯綜した状況です。そこで、「世界政府」を樹立して、そこが原子力を一手に握るというバートランド・ラッセルの構想が生まれます。

ラッセルは、八〇歳で四度めの結婚をするというたいへんな人ですが、一九五五年に死の直前のアインシュタインとともに「ラッセル=アインシュタイン宣言」を出し、それに賛同する科学者によって「パグウォッシュ会議」が開催されます。この第一回会議には、日本からも湯川秀樹等が参加し、「すべての核兵器は絶対悪である」という方針を打ち出しています。その後、ラッセルは、九〇歳近くになって核廃絶を求める座り込みを行ない、逮捕、投獄されています。

ラッセルの『科学は社会を震撼した』(原著一九五一年。堀秀彦訳、角川新書、一九五六年)の結論部を読んでみます。前提として、一九五〇年代以降、自然災害か人為災害か、ともかく恐るべき災害がやってくる。そこで世界政府が樹立され、実効的コントロールを行なうことができなければ人類の未来はない、という発想です。科学的社会は、以下の

四つの条件のもとで安定しうると結論づけるのですが、その要約は、

一、単一政府が全世界をまとめることであり、その政府が武力を独占し、そのことによって平和を強制できることである。

二、繁栄が全般的に広がることであり、その結果、世界の一部が他の部分からねたまれる理由がなくなることである。

三、(これは第二の条件が実現されたという予想の下にであるが)世界中で出生率が低く、その結果世界の人口増加が停止するか、もしくは、それに近い状態であるということである。

四、個人が仕事においても遊びにおいても共に創意を発揮できるように図ること、さらに必要な政治的経済的体制の維持と矛盾しないかぎりにおいて権力の最大限の分散を図ることである。

という次第です。実に楽観主義的と言うべきか、こんなことが可能であると思うこと自体が私たちには信じがたいのですが、それが「科学の塊」のようなラッセルから提示される。科学合理主義に基づいてこういう未来図を描ける時代があったのです。では、いま、何が描けるか。ラッセルが一つの焦点を絞り込んだとすると、そこから先は四方八方に発散していく時代になったと言わざるをえません。もう絞り込むことができない。それは、医学、医療にも当てはまります。

三　病いとは――「治る」こと、「直る」こと

「病い」をどう捉えるか。ここでは、「不都合、苦しみ、克服、死、受容〔居直り〕をもたらす文明文化現象」としておきます。

「病気が治る」、「薬が効く」とは実態としてどういうことなのか、その点は医学者の佐藤純一さんがこの一連の講義で強調されたと思います。ペニシリンやストレプトマイシン等の抗生物質は、素晴らしい効果をもつものとして登

場しました。「マイシン」と名がつくものは、黴《かび》から取ってきたもので、生きものの生きものに対する自己防衛策を利用しています。大手製薬会社はそこらじゅうの土を掘り返して、薬を開発しています。「FK600」、つまり「藤沢薬品開発ナンバー600」という薬は、やはり黴からつくったものですが、免疫抑制剤としては副作用がありすぎるというので、日本では使われず、アメリカで使われはじめたという歴史をもっています。その燦然たる抗生物質の嚆矢はペニシリンですが、佐藤さんはその薬効も「神話」だと言います。しかし、私たちには「神話」は必要で、ペニシリンは効かなくてはいけないものとしてあるのです。

柴田二郎は、山口大学医学部教授を定年まで一〇年を残して辞めた後、山口市で精神科のクリニックを開き、いまはそれも引退しています。「自然科学で命が救えるのか」という問いに対して、もう一歩踏み込んで、「医療は人間関係で成り立つものであり、あくまで文化であって、医学という文明を拒否する面がある」(柴田二郎『患者に言えないホントの話』新潮社、一九九三年、一五五頁)と言っています。「技術を生体に応用しても、生命なり、生命活動、もっとくだけて言えば生きているということそのものは、定義はおろか、概念すらもつかめていない」(同書、二〇三頁)のですから、医療は、結局のところ、おまじない、狐憑き、神話の世界のものだということになります。

私は「死は一つの大きな治り、直り、還《かえ》りである。生は孵《かえ》りである」と思っています。同音異義語は共鳴しあっているはずなので、「治り」と「直り」、「還り」と「孵り」はどこかで結びついていると考えます。モンゴロイドとしての「死」は「還る」、つまり来たところに戻っていくことを意味し、そこには、「旅立ち」という思いも込められています。そうすると、死は、「孵り」である生と同じ位相でとらえられることになります。健康とは病気でないことという、否定形でしか語れない健康の定義という問題がありますが、死もまた病気ではないという見逃されがちな問題もあります。アメリカで農業を営む作家のウェンデル・ベリーは次のように言います。

健康の概念は、人間が死の事実に対して寛大に、節度ある態度で臨むことを認めないとするなら、明らかに片手落ちである。現代医学の死に対する姿勢は実に粗雑であり、機械的で、かたくなに、最終的には残酷なまでに死に抵抗しようとしている。その理由は、死を健康の一部として受け容れること――これは明白なことだ――を拒否しているだけでなく、死そのものが大いなる神秘であり、なおかつ人間の生命と生活全体を取り巻く神秘の一部として死を受け容れようとしないことによる。医療産業の死に対する抵抗は、時には科学の英雄主義の一例を示しているにすぎず、時には無知のものへの恐れを示しているにすぎない。〔ウェンデル・ベリー『ライフ・イズ・ミラクル――現代の迷信への批判的考察』原著二〇〇〇年。三国千秋訳、法政大学出版局、二〇〇五年、一八一―一八二頁〕

石川憲彦は、東大病院小児科、精神科勤務を経て、静岡大学教授になり、いまでは「林試の森クリニック」を開いています。彼の書いた『治療という幻想――障害の医療からみえること』(現代書館、一九八八年)はお薦めの本です。

ここで、石川憲彦が「直り」という言葉を復活させた意義は大きいと思います。

直るということばの響きは、あくまでも能動的である。この能動性は、直ってゆく主体の広がりをいくらでもふくらませてゆける。私が直ったり、私とあなたとの関係が直ったり、社会が直ったりと、一つの直りは主体を自由に開いてゆく。また、直りの質も、多様に広がりをもっている。「病気は直らなかったが、希望に満ちあふれている」という居直りともいえる質の直りすらが、直ることの質を広がらせる。〔同書、三六頁〕

私は水俣に調査に行ったときに、旅館で「先生、お荷物を直しておきました」と言われて、すぐには意味がわかりませんでしたが、「元の場所に戻しておく」と「秩序ある状態に整理する」の二つの意味が込められた日常の言い回しだったのです。そのような「直り」として「治り」を捉え返すことで、医療現場が病院という特殊な場だけでなく、社会全体に広がっていき、また「治癒」のイメージも変わっていきます。

石川憲彦は、「直り」からさらに一歩踏み込んで「居直り」とも言っていますが、私は最近、「居座る(sit-in)」ことを提言しています。デモをやらないにしても、せめて座り込め。居座ったらどうだ。私たちの原点は、一九六〇年六月一五日に国会構内に突っ込んだことです。社会党や共産党の議員団は、「(間接)民主主義を守れ」と言って、大きな襷《たすき》を掛けて議員会館の玄関などに並び手を振り陳情書を受け取る整然たるデモをよしとしました。言い得て妙、

「お焼香デモ」です。議事堂はおろか議事堂構内まで神聖なところとされ、人々がゆえなく入るような場所じゃない。試みれば固める機動隊とぶつかって死者が出るだろう。そんな「民主主義」があるか、冗談じゃないと言って、若気の至りでもありますが、突っ込んだのです。やはり、死者が出ました。樺美智子です。

ベトナム戦争の頃、座り込むのではなくて寝そべって死んだふりをする「ダイ‐イン(die-in)」が流行りました。「シット‐イン」は、派手なパフォーマンスをするわけではなく、守りの姿勢ではあります。バリケードに閉じこもるのも、「グリーフ・ケア(grief care)」でずっとそばにいることも「シット‐イン」です。医療の極め付けは、「そばに居《い》ること」だと思っています。言葉をかけなくてもいい、黙ってそこにいればいいのです。医者が「治療と化す(to become himself the treatment)」〔ウォルシュ・マクダーモットが古来からの医戒として引用。『セシル内科学 第16版』原著一九八二年。小坂樹徳、高久史麿監訳、医学書院サウンダース、一九八五年、第一巻、xxxiii頁、参照〕という表現がありますが、医者が末期の患者のそばに、手を握ることもなくただ座りつづけることです。それはグリーフ・ケアの極意でもあります。石川憲彦の言う「居直り」も、「居」に「シット‐イン」が含まれています。

そのように「居直り」の境地に達した石川憲彦から見ると、古典医学は「ごまかし」であり、予防医学は「まっさつ」であり、リハビリテーションは「ぺてん」であり、教育は「せんのう」であるということになります。『治療という幻想』の第二章は「てんかん――古典医学(ごまかし)的治療」、第三章は「先天異常――予防医学(まっさつ)的治療」、第四章は「脳性麻痺――リハビリテーション(ぺてん)的治療」、第五章は、「言語――教育(せんのう)的治療」というタイトルがつけられています。

石川憲彦は、東大医学部で青医連運動に加わったあと、東大病院精神科病棟のいわゆる「赤レンガ闘争」を行ないます。精神科は、軍医療の影響を直接的に受けている分野です。軍医療では、いろいろな実験ができますし、人類のためという大義名分もあります。また、敵は人間ではなく、モノか邪な存在という思想があります。この軍医療の発想で、精神病者にロボトミー、前頭葉一部切除手術が行なわれたのです。暴れまくる精神病患者もこれでおとなしくなりますが、それは「廃人」にしたと言ってもいい。露骨な「優生学」の立場からこのロボトミーをアメリカはすさまじい勢いでやりましたが、日本では戦後も東大が行なっていました。

人間が人間をコントロールしようとすると、手に負えない者に対する強制的な手段が考案されていきます。一九九〇年代、アメリカでは注意欠陥や多動性の障害（ＡＤＨＤ）の子どもたちに対して中枢神経刺激の抗神経薬リタリン（methylphenidate）が多用され、リタリンの生産量・消費量が急増したという報告〔Dorothy Bonn, "Methylphenidate: US and European views converging?" *The Lancet*, 348, 1996〕があり、ＡＤＨＤと診断された子どもの七〇％がリタリンの投与を受けているとのことです。アメリカでは二〇人に一人の児童がＡＤＨＤと診断されているというのですが、これはロボトミーの変形です〔⇒本書、一三二―一三三頁〕。

では、医療の進歩をどう捉えたらよいのか。近代医療の劇的な勝利は、何と言ってもサルファ薬と抗生物質の発見です。サルファ薬は人間の代謝経路を阻害しないし、抗生物質は微生物が分泌する、他の微生物の発育や代謝を阻害する化学物質です。またとにかくやみくもに化学物質を合成しながら微生物の代謝経路のみを妨げる有効な化学物質の発見という手法で梅毒の特効薬サルバルサン６０６号がつくられました。六〇六番めの合成という意味です。ペニシリンが一九四一年に初めて患者に用いられてから七〇年、そして耐性菌の出現が報じられた一九六〇年代からの新たな細菌との闘いから五〇年、環境においてそして私たちの身体のなかでどのような生き物同士の闘いが繰り広げられているのか、それがどんなに複雑で生き物はどのように身を守りどのように他の生き物と共存するのか、ということが人間の生き物に対する攻撃を通して明らかにされ始めたのですが、同時に「無菌社会」が平然と語られてしまうような浅はかさも見られ始めています。このことに生物学・医学とも責任なしとは言えないのです。

「自己とは何か」という哲学的問題とも関係してきますが、私たちの身体は六〇兆の細胞の共生体であり、体表面は一兆の黴、菌、ダニ等などが棲みつき、口から胃には一〇兆の細菌が、小腸から肛門には一〇〇兆の大腸菌が生息しています。体重の五％は微生物のものといわれますし、大便の相当部分、三分の一くらいは大腸菌の屍骸だと言われます。無菌とか自己とかそう簡単には言えないのです。微生物研究者の井上真由美は初孫から「よく熟したスモモとビワの香りに似たよい香り」(『カビの常識　人間の非常識』平凡社新書、二〇〇二年、一六七頁)がするというのですが、それは乳酸の匂いです。赤ん坊の香ばしさです。老人からは立ち上ぼりません。カレー(加齢)臭はなんだか色もついているようです。赤ん坊はそこらじゅうのものはまず何を舐めても大丈夫です。そして、親の大腸菌叢を丸ごと引き継いでいます。男女が一緒に住むということは、まったく別な大腸菌叢が一緒になっていく過程でもあります。

六〇兆の細胞の共生体、および大腸菌を代表とする一〇〇兆を超える菌、黴によって身体が構成されているとすると、何をもって「治る」「直る」と言いうるのか。生活実感としてはたしかに「治る」「直る」ことは理解できます。そのギャップを埋めるのが、「いのち」の問題なのです。

四　プラシーボ効果、ホメオパシー

科学が進歩するのは、パラダイムという共通認識を前提にしているからです。同一のパラダイムのもとで専門分化が成立し、酵素のことだけを研究している「酵素屋さん」、アミノ酸のことだけを研究している「アミノ酸屋さん」たちが、ひたすら毎日実験に明け暮れています。科学を中学生にもわかるように説明し、理解させるのが、「市民科学」の一つの定義ですが、これは完全にパラダイムのなかの行為で、いまある科学を前提としています。ところが、科学の革新はそのパラダイムを崩すことですし、文化としてそういうパラダイムに入りたくない、あるいは入れないアノマリー(anomaly)な存在もあります。

先に挙げたマイケル・ブルックスは、『まだ科学で解けない13の謎』で、中学生にもわかるように、科学がいかに何も解いていないのかを明かしています。この「13の謎」の最後の二つが、「プラシーボ効果」と「ホメオパシー」です。あるパラダイムに依拠している人からは、プラシーボ効果もホメオパシーもけんもほろろに否定されてしまいますが、マイケル・ブルックスの「売り」は自ら被験者になって確かめていることです。「カフェインには、筋肉の動きを増強する働き」があるという暗示を与えられて、実際にコーヒーを飲んで運動を行なうと、筋力が増すのをはっきりと感じます。ところが、そのコーヒーにはカフェインが入っていなかったと告げられる〔二七五―二七六頁、参照〕。この単純なプラシーボ効果の実験を入口にして、だんだん複雑なプラシーボ効果を体験していきます。信じやすさ、影響の受けやすさ、依存心が圧倒的なものであることがわかると、「自立した存在になりたい」という思いは新たな問題、すなわちそもそも自立はありえるのかという問題を提起します〔⇒本書、一〇八―一一三頁〕。

「ジアゼパム」という精神安定剤は、一九七〇年代にはアメリカで最も売れた薬で、F・ホフマン-ラ・ロシュ社は一九七八年に二三億錠を売り上げたと言われています。ところが、パロチンと同じで薬効に何の根拠もありませんでした。しかし医者が処方しつづけたのは、患者から文句が出なかったという背景があるのでしょう。

がん、とくに肺がんが恐れられた原因の一つは、耐えがたい苦痛でしたが、日本では「ペイン・クリニック」という疼痛抑制医療が遅れました。ペイン・クリニックは、古典的にはモルヒネとコデインを混ぜ合わせて与えていくのですが、徐々に増量していかなければいけない。そして増量しているうちに患者が眠ったまま死んでしまう事態が起こりえます。それは安楽死なのか、医療事故に相当するのかという問題も含まれます。加えて、日本では弱みを握られての、暴力団へのモルヒネの横流しという事態がありました。そんなわけで、日本ではモルヒネを十分に使わない時代がつづきました。日本の労働環境とくに労働時間に対する数十回にものぼるＩＬＯ勧告は有名ですが、同じようにペイン・クリニックについてもＷＨＯから何度も勧告が行なわれたはずです。がんになったらおしまいという通念のもと、普通よりはモルヒネなどを配慮されながら、苦痛と苦痛に対する恐怖を綴ったものに、高見順『闘病日記』（中村真一郎編、上下、同時代ライブラリー、岩波書店、一九九〇年）があります。

さて、モルヒネを痛みに苦しむ患者に点滴して、患者にその鎮痛効果を実感させた後で、モルヒネと生理食塩水をすり替えるとどうなるか。プラシーボ効果のおかげで、鎮痛薬がまだ効いているように感じるのです。また患者には知らせないまま、点滴液のなかにナロクソンというモルヒネの作用を遮断する薬剤を入れると、モルヒネは投与されていないにもかかわらず、患者の体内で、すぐさまナロクソンが鎮痛効果を抑制し始めるのです。患者は痛みがぶり返してきたと訴えます。今度は、モルヒネとはまったく異なる化学作用で働く鎮痛剤ケトロラックを同様の条件で投与して、その後生理食塩水にすり替えます。そこにナロクソンを加えても、遮断作用は起こらなかった〔ブルックス、前掲書、二六九―二七一頁、参照〕。

私は喘息ですから、喘息に関することだけで何か生理的に変化が起こるように感じるのですが、喘息の患者にイソプロテレノール(気管支拡張薬)だと言ってカルバコール(気管支収縮薬)を与える。逆にカルバコールだと言ってイソプロテレノールを与える。すると被験者が期待している通りの結果が出たという話が前に挙げた本に載っています〔ブローディ、前掲書、九三頁、参照〕。イソプロテレノールを与えてもカルバコールだと思い込んでいると息苦しくなるのです。

これをどう考えたらよいのか。いまのところ最大限言えることは、プラシーボ効果の限界を弁えたうえで、人間の想像力のもつ治癒力をうまく利用することです。プラシーボ効果はもちろん万能ではありませんが、プラシーボ効果を幻想と言ったところで何の意味もありません。

プラシーボの原義は「喜ばせる」ことで薬効のない偽薬を意味します。効果を試す薬を服用する集団と、まったく効果のない偽薬を服用する集団を比較する。その場合、服用する患者も、投与する医者もどちらが偽薬かわからないように実験を行ないます。これが、二重盲検法、ダブル・ブラインド・テストです。先に述べたように、高橋晄正は、このテストで薬効が判明する、効かない薬で医薬産業がボロ儲けするのを防ぐことができる、と考えました。しかし、効かないはずのプラシーボが効いてしまうとしたら、二重盲検法そのものが疑わしいわけです。

それを逆手にとったプラシーボに関する研究はいろいろあります。とくに末期がんで匙を投げられた状態の患者に試す。「これはプラシーボで何の効きめもありませんが、これを飲んだ方は生存期間がこれだけ延びて、不快感がこれだけ減りました」と、実際のデータを患者に示す。「効きませんが、飲んでみますか」と言って与えると、効きめがあります。

プラシーボ効果の極め付けとも言えるものが、ホメオパシーと言われる同種療法です。

ドイツ在住の若い日本人主婦のブログに、ホメオパシーの家庭用キットが処方箋薬局で売っているとありました。一つの薬局のなかで、近代医学の棚とホメオパシーの棚が堂々と併存しているようです。ホメオパシーの薬は日本では驚くほど高価ですが、ドイツでは日本の半額程度で、富山の置き薬のように、コンパクトなケースに一通りのものが収まっているそうです。

ブルックスは、ホメオパシーの薬をつくっているイギリスの本拠地にも乗り込んでいきます。そこで奇妙な光景にぶつかります。それぞれの病気に効くそれぞれのスピリットがあって、ただし薄めないと効かない。というよりどんどん薄めるほど効く。その過程で振盪を与えなければいけないと言う。ブルックスはその台に、革装の『聖書』が使われているのを見る。なぜかという問いに、ちょうどいい振盪具合で、この『聖書』はずっと使われているという答え。魔術的要素はないというのか、暗に認めているのか、なんだかわからないことを基にしているのは確かです〔ブルックス、前掲書、参照〕。

帯津良一は、日本における代替医療の代表格になりました。東大病院第三外科の食道がん専門医でしたが、近代医療に一つの限界を見て、がん末期の患者が一日を自己管理するという療法の三敬病院を川越に開くことになります。彼は、ホメオパシーは切れ味がいい、ズバッと効くと言うのです。プラシーボは物質的な装いをもっていますが、ホメオパシーはそもそも物質ではなく、スピリットだと言っています。しかし薄めていくので実体的です。プラシーボ効果とプラシーボ反応の中間にあたるような療法です。

スピリット、スピリチュアルとなると、ＷＨＯの健康定義とも関わってきます。現在は健康とは身体的、精神的、社会的健康を指すというふうになっていますが、それに霊的健康を加えるべきだという流れになっています。日本とは風土が違う。ホメオパシーの効き方も違ってきて、使えば効くというふうにはならないでしょう。ＷＨＯによれば、ホメオパシーは国民健康保険制度にとって不可欠な領域を占めています。フランス、オランダ、イギリスではホメオパシーを用いる医師の割合は約四〇%と言われています。ましてやプラシーボを処方する医者は圧倒的に多い。日本でも、「とりあえず出しておきましょう」という薬は結構な率になるだろうと思います。

近代文明、あるいは近代科学技術文明は、広義の宗教を入れた文化を取り込んで考えてみる必要があるようです。ホメオパシーのスピリットは、日本から見ると奇妙に思われるかもしれませんが、私たちの生活を振り返って見れば、実は、朝起きてから夜寝るまでほとんど「気」だらけで生きています。「おまえやる気あるのか」と言われると「気分」が悪くなり、「気」を取り直して「ちょっと気分がのってきました」などと言う。

五　脳死・臓器移植、バイオテクノロジー

人の死をどうみなすか。どの段階で、どの部位に着目して、人の死とするのか。これは文化としての「社会的見なし」でしかありません。六〇兆の細胞の共生体がどのような状態になったら死ぬか、考えてもしかたがないほど手に負えない問題です。まして、私という個体のなかに大腸菌まで含めるとすれば、いつまでしぶとく生き延びるのかわからない。だから人々が合意できる不文律と慣習で決めるほかはありません。なかなか文字表現として掬い取ることは難しい。文化の「見なし」とはそういうものです。人の死という「見なし」は、三徴候で決まりました。一つは脈がなくなること、一つは呼吸がなくなることです。呼吸については、厳密には鏡を口に当てて曇らないかどうかを見ることになります。もう一つ、目にライトをあてて、瞳孔が直径四ミリにしか収縮しない瞳孔散大を確かめる。瞳は、自己防衛のために収縮しなければいけないのです。この三徴候をもって「人の死」とするとされてきました。ただし、確証はできないので、二四時間は放置しなければいけない。解剖も禁止ですし、荼毘《だび》に付すこともできません。これが、私たちの肯定できる「社会的見なし」としての死です。

「社会的見なし」は、誰が決めたというわけではありません。少なくとも多数決をとってはいません。多数決は一

つの管理技術ですから、文化的なことがらに関しては多数決を取ってはいけない。ところが「脳死」については、その管理技術を使って国会で多数決を取り、強引に「社会的見なし」にしてしまうと言う。それに対して、きしみながらも社会が応じて、「脳死は人の死」に対して、日本では四〇%が賛成しています。これは二〇〇九年七月の朝日新聞全国世論調査(電話)の結果です。ちなみに反対は三九%でした。四〇%ではとうてい「社会的見なし」には足りないでしょう。

池田清彦『臓器移植　我、せずされず——反・脳死臓器移植の思想』(小学館文庫、二〇〇〇年)は、脳死臓器移植反対の理由について九章に分けて書かれていますが、話はこの「社会的見なし」に尽きています。その「社会的見なし」を強引に変える力は、資本主義以外にないと主張しています。医薬産業は原発産業と同様にとてつもなく巨大な産業です。世界的な連携をもつ医薬産業が、医療費や保険の範囲や、あるいは「健康」の基準を決めていく。コレステロールの「正常値」を五単位変えるだけで、どれだけの薬が売れるかわかりません。

まず「脳死」概念が成り立つのですが、この過程で、公的な場面で必ず言われたのが「脳死と臓器移植は関係ない」ということでした。ですから、「脳死」は人の死であることが、人間観、社会観、文化に則って制定されたわけです。その次に、臓器移植の問題が出てきて、脳死と臓器移植は不可欠に結びつけられることになります。臓器移植という目的がなければ脳死概念を成立させる必要はなかったのですから、順序関係は明らかです。全体から見ればごくごく例外的な臓器移植のために、「人の死」という「社会的見なし」を改変するという愚挙を行なったわけです。

こうした動きのなかで気をつけなければならないことは、パラダイムのなかで動くと実はそのパラダイムによって成り立っている体制を意図せずして補強してしまうということです。資本主義的市場原理のなかでは原発産業や医薬産業という言わば「死の産業」が巨大な位置を占めていますが、それに対する反対の姿勢や態度がそうした「死の産業」を補完することもありうることが自覚されなければなりません。

立花隆の脳死反対論は脳死判定基準に絞られました〔立花隆『脳死』中央公論社、一九八六年、参照〕。脳血流の停止を確かめるテストを入れないかぎり、脳死を認めることはできないというのです。実際に視床下部などの血流の停止を確かめることはできないので立論は有効です。しかしそれはあくまで現時点でのことであって、測定可能になれば脳死を認めるという立論でもあるのです。このような「科学的立場」の反対論は、実のところ、大きく言えば脳死賛成論なのです。科学的な厳密性が担保されることだけが反対の理由なのですから、それさえ何らかのかたちでクリアされれば、脳死そのものに反対しているわけではありません。相手にもっと頑張れとエールを送っているような反対論ですから、「補完的」なのです。立花隆は、その後ドナーカードに署名して、臓器提供の意思を明らかにしています。

私が市民科学の立場の人たちと交流をもちながら、わかってもらえる人にはあけすけに市民科学は眉唾だと言っているのは、市民科学がそうした「補完的」役割を果たして、事実上既存の科学のあり方を支えてしまっているのではないか、という疑いをもつからです。田崎晴明は、物理学専攻の学習院大学理学部教授ですが、いま放射線と原発事故について中学生にも理解できるようにできるだけわかりやすくて正確な解説をしようと努力しています。そうした努力は貴重なものだと思いますが、しかしその努力が体制補完の役割を果たす可能性があることは、つねに意識しておかなければならないでしょう。過激派が最良の体制補完装置と言うこともできます。原発反対の世論が盛り上がろうというときに、警官隊と衝突したり、国会に突入したりしたら、おそらくその勢いが萎えてしまうでしょう。しかし、先鋭な意識を押さえ込むことが、結果としてどちらに転ぶことになるのかはそう簡単に予想はできません。東大闘争は医学部のインターン闘争から始まっていますが、冤罪告発によって大学全体にまで運動が拡大していくとは誰もが夢にも思っていなかったし、誤認問題だけがクローズアップされるのは本意ではないという意識を医学部の学生たちはずっともっていたはずです。それを物理の大学院生たちが取り出し先鋭化させ、大学体制否定までもっていった。さすがにそこまで行くとはこれまた思っていなかったでしょうが、物理院生の行為に伴う激しさによって、体制補完の過激派のレッテルを貼られてしまう。

では、脳死・臓器移植から問題を広げて、バイオテクノロジーが導く未来に対してどのような態度をとるべきなのか。その問題の憂鬱さについて、フランシス・フクヤマは『人間の終わり——バイオテクノロジーはなぜ危険か』(原著二〇〇二年。鈴木淑美訳、ダイヤモンド社、二〇〇二年)で語っています。「ポストヒューマン・フューチャー」として、人格を変える薬、寿命操作、デザイナー・ベビー、クローン人間等が挙げられています。

彼の危惧は、寿命が延びたことに対して処方箋がないことに向けられます。もちろん、これはフクヤマだけの問題ではありません。日本では定年を迎えると、退職金と年金をもらって悠々自適の趣味的生活が待っているという発想があります。それまで必死に社会貢献してきたことに対する敬意とご褒美を受けて然るべきだと思っているわけです。ところが、「後期高齢者」あたりになってくると、もう趣味にも飽きてしまう。ボケてもくる。自殺することもできないし、誰かがその人を殺すこともできない。しかし社会の「経済」としては、ともかく「殺す」ことを考えます。医者にその任を与えることにならざるをえません。フクヤマは、こうした制度が不可避であるとしながらも、それを考えることが憂鬱だと述べています。

こうした枠組みで考えれば、「尊厳死」や「安楽死」は言葉として生温《なまぬる》い。端的に、「与死法」が制定されることまで見通さなければなりません。フクヤマは「与死法」にまでは言及していませんが、もうすでに日本では提起されています。「与死法」が制定されるとすれば、それは当然多数決によってです。多数決は私たちの「自己家畜化」の一環であり、自分が反対しようが賛成しようが、その結果から免れられないのです。

フクヤマが扱っている死に関する別の面を見てみましょう。戯画化されて語られていますが、たとえばアメリカには屍体冷凍保存同好会というようなクラブがあります。自分が死んだときには身体を液体窒素で保存してもらう。いつか医療技術が飛躍的に発展して蘇生できるようになった暁に解凍してもらうことにする。しかし、そのときには周りは見知らぬ人ばかり、浦島太郎のような存在になってしまうので、自分たちのクラブで一つの村をつくるようにいまから親睦を深めておこう。そういう趣旨の団体です。

私の父親は四三歳で死んでいます。私はいま死んでも七六歳です。その冷凍保存屍体が同時に蘇ったら、どういう親子関係をつくるのか悩んでしまいます。彼らがいちばん恐れているのは停電だそうです。停電すると、液体窒素管理が破綻して屍体は腐ってしまう恐れがあるからです。これは、不老長寿のテクノロジー版です。不老長寿をめざしてバイオテクノロジーが進んでいることは事実です。iPS細胞を使った再生医療にいま焦点が当てられて、研究だけではなく、その特許申請をめぐって熾烈なる国際競争が展開されています。

私は、一九六九年に、当時教祖的存在だった吉本隆明から「この東大助手には、〈思想〉も〈実践〉も判っちゃいないのです」（吉本隆明「情況への発言」、『試行』二七号、一九六九年三月、一〇頁）というご託宣を受け、落ち込みましたし、考え込みました。「わかっちゃいない」と言われれば、「わかりたい」と思います。しかし「わからない」まま時間は過ぎてゆく。努力していないと言われるとそれまでです。しかし、密かに大きくなっていった意識は、「思想も実践もわかったらどうするのだ」ということでした。

不老長寿が実現してしまったらどうするのか。実現不能だからこそ渇望が生まれるわけですが、実現してしまったら困り果てることになります。悟りもまた同じです。悟りの境地になど達してしまったら、どうするのでしょうか。思想や実践をわかってしまったら、どうやって生きていいのかわからない。つまり一言で言うと、「わからないことこそ希望である」ということになります。

古い本ですが、『講座現代の医学1　生物としてのヒト』（小林登、小泉明、桜井靖久、高久史麿編、日本評論社、一九七八年）のなかで「自己家畜化」の話が出てきます。文明は、清潔で有用性を増す牛や豚をつくりたい。人間も自分自身を衛生無害な人間にしていきたいという方向性は、科学技術文明のなかで徐々に浮かび上がってくるのではないかという趣旨の話をしています。「自助努力」や「自主管理」が行き着く先も「自己家畜化」になりかねないのです。「いい子」ぶると「自己家畜化」につながり、「悪い子」ぶると「体制補完」になってしまうという、容易ならざる問題です。「自己家畜化」や「体制補完」を避ける道として、先に挙げた池田清彦は、斜に構えて、「恣意としての権利」の全面展開を語ります。恣意は本来権利にはならないと思いますが、自由が体制補完的な概念になっていて、自由を求めればそれだけ体制を補強してしまいますから、恣意をもちだすことには一定の意味があるわけです。

Ⅲ　いのちはいのち

一　「いのち学」の視点

大野更紗さんは、皮膚筋炎と筋膜炎脂肪織炎症候群という難病に突然見舞われた大学院生で、極度に「困ってるひと」です。その人に「だいじょうぶだから！」（大野更紗『困ってるひと』ポプラ社、二〇一一年、六頁）と言われると、こちらの身に堪《こた》えます。わかったとは言えない。少しわかったと言うことは許される感じがします。ただわかったと断言したらお終いという感じ、これが本節の主題にもつながります。

「だいじょうぶだから！」は「手ざわり感」です。概念的に考えていくと、何もかもが行き詰まってしまう。その「行き詰まり感」が二〇世紀の特徴と言ってもいいのですが、それが展開し重くのしかかってきたのが一九七〇年代、八〇年代で、その予兆を感じとったのが一九六〇年代でした。行き詰まってしまえば、再び「手ざわり感」に戻らざるをえません。そして、「手ざわり」という自分自身の感覚で、どうやって抽象的な思考やシステムを相手に格闘するかが問題になるのです。

私が唱えている「いのち学」は、「おのずからみずから学」であり、「じねん学」であると思っています。「おのずからみずから」思考することは、それ自体ひとつの「じねん」ですが、「自然《しぜん》」ではなく「じねん」に「手ざわり感」を込めて取り組むことを考えているのです。それは、変化しつつある「もの・こと」である現象を、変化しつつある「もの・こと」である自己（ベルクソンの終生のテーマ）が捉えようとする営みですから、論であり、同時に運動でもあります。それを一緒くたにしてしまう「学」はありうるのかと問うているわけです。かつて、マルクス主義を読み込み、実践しようとしたとき、理論と実践を分けて、理論だけが空中飛翔してしまった苦い思いを私たちはもっています。

変化の態様を表現するのに、先人もまた苦労しています。横山大観の「朦朧体」は輪郭をにじませて描くのですが、遠近との関係で言えば、雲は遠いからにじんでわからないのではなくて、近くに行ってもにじんでわからない、身近なものがわからないという感覚だと思っています。晩年の丸山眞男は、日本思想の古層にある通奏低音として「つぎつぎになりゆくいきほひ」（丸山眞男「歴史意識の「古層」」、『忠誠と反逆――転形期日本の精神史的位相』筑摩書房、一九九二年、ちくま学芸文庫、一九九八年、四〇二頁）を挙げていますが、「いきほひ」とは「気」なのか、「エネルギー」なのか考えてしまいます。

私たちの問題は、「一、二、三を聞いて、全体を知ってしまう」ことにあります。頭のいい悪いに関係なく、三歳の子どもは言葉によって個物を一つにまとめる、名づける能力をもっています。言葉によって思考可能になったわけですが、そのことによって、実は言語以前がわからなくなってしまっているのです。「逃げ水」（蜃気楼の一種で、道路の先に水があるように見える現象）や「パスカルの球」（風船のなかに「知」を詰め込んでいくと、風船内部の既知の世界の量は増えていくが、未知の世界との接面である風船の表面積も増えていく）は、近づくと遠のいてしまう、やればやるほどわからなくなることを示しています。

追いかけてもしかたがない。待っていてもしかたがない。どうしようもないように思えますが、希望はあって、それは「待たれている」という感覚に関係があるのではないか。私たちは生きている、その「いのち」の手ざわり感に、「希望」はつねにつきまとってきます。ところが、この「待たれている」という「希望」は、手ざわり感をなくすとたちまちなくなって「絶望」に転化してしまいます。クリアカットな透明ななかで、頭でっかちで、ドライな絶望が現れることになります。「関係」や「関係総態」を、安心や休息をする枠組みとしてお互いに了解できないか、と考えています。そうした「関係」や、「関係総態」の生起消滅する「場」を問題にしたいのです。

「いのち学」は、「いのち」という言葉に集約されます。「いのち」の「い」と「ち」は軽く発音できますが、「の」は腹に力を入れないと発音できません。ですから、弛緩―緊張―弛緩を表わしているのです。「南無阿弥陀仏」の発音はずっとリラックス、「南無妙法蓮華経」のほうは力が入る、他力と自力の違いという宗派争いの種にもなりうるのですが、折衷的なものとして「いのち」という発音があると考えてください。

「はじめに言葉ありき」をそのまま受け止めるとすれば、その最初の言葉が「真言」になります。それを翻訳すると、それはロゴスという神なのか、それとももう少し違うものなのか、それを「いのち」とするか、その問題を共通の了解にしようとすることが、二一世紀の問題であると言えるかもしれません。

「何によって生きているのか――いのちによって　何のために生きているか――いのちのために」。これは、葉室麟『いのちなりけり』(文藝春秋、二〇〇八年、文春文庫、二〇一一年)のなかに出てくる趣旨です。言い換えると、「いのちはいのちである。いのちはいのちによって維持されいのちに還りいのちを生む。全てはいのちのためである」ということになります。

さて、「社会人」は日本的な概念で、欧米ではあまり通用しないでしょう。それに対して、「法人」、「経済人」は欧米伝来の概念です。人間ではないけれども、人間として見なさざるをえない存在です。水俣病の裁判は延々とつづきますが、それは相手がチッソと国という「法人」だからです。二九家族から始まった四面楚歌の少数派の裁判は、支援者と報酬を度外視して頑張る弁護士によって成立しますが、相手はいくらでも人員を替えることができるし、国の場合は費用は税金で賄っているのですから無尽蔵というほどもっています。国家という法人を相手に、代替のきかない生身の病苦の私人が対等に闘うという構図自体が腹立たしく思えます。人間ではなく、かつ人間であるという曖昧な存在である「法人」、「経済人」によって、クリアカットにすべてを処理していこうとする近代社会のあり方が、私のもやもやの原因です。

「法人」や「経済人」に対する「自然人」の定義は実は難しいのですが、これは「しぜん人」ではなく、「じねん人」と読めば少しわかってきます。私を取り囲む環境のすべてを、他者も含めて対象化して、それを客観的な自然《しぜん》と定めれば、「おのずからみずから」の自然《じねん》とは切れてしまいます。ともかく、ここでは「じねん人」と読むことにします。

自然人は無際限の自由をもっている。……それにくらべると、社会人は大幅に自由を減じている。社会人は共同した生活を選んだヒトのあり様である。自由が減じた原因は共同にある。共同は規模が大きくなるにつれて、あるいは緊急事態の出現によって、協議・指導・指揮・支配が要請されるようになる。どのように理想的な共同でも、自由は目減りしているのである。……

無神経に「共に生きる」といわれると、重い知恵遅れの子と暮らしている身としてはムシャクシャしてしまうのであるが、しかし同時にその子の存在が、人間の根源的な共同性を想起させることも事実である。そして、社会主義思想も共産主義思想も、その根源的な共同性に思いをいたして、というより、共同性が危うくなる一方の状況の打破をめざして生れてきたことも、忘れるわけにはいかない。

課題は古くて新しいというべきである。ヒトが共同へ向かったときの、その自発意思、すなわち自由をせばめながら責任観念を発生させた内発的義務とは、何なのであるか、わが身に深く錘鉛《いかり》を降ろすこと。私は、自然人ともいうべきわが子の星子という介助者に恵まれて、その作業を進めて行こうと思う。〔最首悟『星子が居る――言葉なく語りかける重複障害の娘との二〇年』世織書房、一九九八年、五―六頁〕

この文章は、一九九八年に出した『星子が居る』の冒頭に配した「私の社会主義感覚」から採ったもので、初出は『朝日ジャーナル』の臨時増刊号(一九九〇年六月二〇日)です。「じねん人」が「無際限の自由をもっている」ことから始めて、「おのずからみずから」の存在としての内発的義務の発生について語っています。シモーヌ・ヴェイユなどの発想を借りています。

「責任観念を発生させた内発的義務」は、「ボランティア」を指しています。これには、「私は義務でボランティアをやっているのではない」という女子大生の強烈な反撃がありました。「義務と思っていたら、ボランティアなんかやれない」と言うのです。私はそのことを否定するつもりはなく、だから「内発的義務」という概念をもちだしたのです。

福祉の現場では、「ボランティアは困る」という事態が発生します。ボランティアが来てくれるというのでスケジュールを組んでいると、ドタキャンされてしまう。ボランティアはドタキャンしてもいいと思っている。そこにはやってあげているという意識がどこかにあるのではないかという勘ぐりが生まれるし、ボランティアは好きでやっているのだから、好きで断ってもいい、好きでやめてもいいという理屈もありそうです。ボランティアに一度お世話になったからといって、また来てくれると思うほうが悪いということになります。それがいま福島の現地で起こっている事態です。

職人が着ける腹掛けについた物入れを「どんぶり」ということから、「どんぶり勘定」は、大雑把に手づかみでどんぶりから金を出し入れする様を指します。実際のところ職人の「どんぶり勘定」は「いい加減」で、自分が損しないように、しかし「損して得取れ」的に勘定しているのです。「いい加減」は両義的で、「おざなり」でもあるし、「適切」でもあります。

福田定良は、一九六〇年代末の大学闘争の頃、法政大学を辞めて、対話の哲学、カフェ哲学論の哲学を試みた人です。哲学科の教師として大学にとどまる資格はないという思いとともに、世の中にいながら世に見放された人に気づくには自分も世の外に出なければならないと開眼するのです。大学は世の中になっていた。私が読んだのは、『私と哲学とのおかしな関係についての告白』(法政大学出版局、一九七二年)ですが、いろいろ大学の同僚に気兼ねするものの、言いたいことは「大学には哲学学しかない。わたしは哲学をやりたい」ということなのだ、という印象でした。「哲学学」は毛嫌いするけれども、日常暮らしていくには「哲学」が必要で、誰でも無意識にそういう哲学をもって生きている。それをお互い広げてみせることは、「哲学」という名前に災いされてなかなかできないけれど、それを目指そうということです。

福田定良は、『堅気の哲学――福田定良遺稿集』（藍書房、二〇〇五年）のなかで、「チイ哲」という「小さな哲学」について語っています。「大きな哲学」とは違って、暮らし、とくに仕事のなかで生まれてくる私たちの問題、「ここ」だけの問題に取り組みます。ちなみに、「群衆科学へ――潜在的被曝フリーターとして（前中後）」（『インパクション』一八一号、一八二号、二〇一一年、一八四号、二〇一二年）を書いた平井玄は「半径一キロの思想家」と名乗っています。「チイ哲」は一言で言えば、「私が私でいられる」という余裕、ゆとり、隙間のあり方のための哲学です。「私は私でない」と思ったり、そのように追い込まれたりしたら生きていけませんし、「私は私だ」と言い切ってしまったら、また生きていけません。

「チイ哲」の「どうでもいい」という響きが、私の言う「いのちはいのち」につながっているように思います。「いのちはいのち」と言うと、「「いのちはいのち」というお題目に収斂するのなら、要するにみんなどうでもいいことになりませんか」と反撃されるのですが、確かに「いのちはいのち」は「どうでもいい」を含んでいます。キリスト教作家の椎名麟三は「この世界には、ホントウのホントウのものなんていうものは、あり得ない」のだから「何かをホントウのホントウと思っている自分に、ホントウには賛成しないこと、それが大切だと思うのであります」（『生きる意味』現代教養文庫、社会思想社、一九六四年、三七―三八頁）と言っていますが、言い換えると、本当のことは私にはわからない、本当のことについてはどうでもいいということです。「いのち」はわからなさの極みです。すなわち、「どうしようもない」、「どうでもいい」を含んでいます。では、どうして生きているのか、生きようとするのか、それは私が「いのち」だからです。いのちを離れて私が私という「いのち」に刃向かっても歯が立たない。そういう思いがないとまた自由を得られないのです。しかし、「私は私だ」とまで断言してしまうと、生きていけない。その間にあるのが、「私が私でいられる」余裕や場の問題になります。そして「私が私でいられる」場と「あなたがあなたでいられる」場の関係、つまり「われわれがわれわれでいられる」ことを探求するのが、「大きな哲学」の課題になるわけです。

ついでと言っては何ですが、福田の『私と哲学とのおかしな関係についての告白』は長いタイトルで評判になって、それに対抗するというわけではないのですが、やはり意識して「生き易い者が生き難い者に身を寄せてより生き易くなってしまう逆説」という文章を『朝日ジャーナル』(臨時増刊、一九八四年六月二〇日号)に書きました。これは、『生あるものは皆この海に染まり』(新曜社、一九八四年)の冒頭に配されています。ここで言う「生き易い者」は私で、「生き難い者」は星子です。星子は、重度の障害をもっていてまったく発話しないのですが、「いい加減、私に寄っかかるのはやめなよ」と、父親をたしなめる声が聞こえるように思えるときがあるという趣旨のことを書いています。

「私が私でいられる」ことは「不首尾一貫性」を含みます。「不首尾一貫に徹する」と言うと何を言っているのかわからなくなりますが、首尾一貫していない事態や言動を批判することで、自分自身が首尾一貫していないことに徹底して気づいていくことです。そうすると、あちらを立てればこちらも立てたい、どちらにも一理ある、という態度をとることになります。一理主義はおのずから一理の主張の限界や遠慮が内在していることを意味します。「凧《いかのぼり》きのふの空のありどころ」は蕪村の句ですが、「昨日言っていたことと今日言っていることが違う」とか、「とにかくしっかり大地に立っていない」とか、「ふらふらしている」、「風見鶏である」という非難に対して、大地も捨てて、安定するにはどうしたらいいのだ、と切り返しながら、はるかにおぼろげに「いのち」が見えてきて、そして私が「いのち」なのです。私は大学で助手を二七年間やりましたが、助手はまさにコウモリ的存在で、どちらからも排除されるのです。反体制側からは「恥知らず」と言われ、大学側からは「鼻つまみ」という目で見られる。大学側の目線のほうが殺人的な怖さがありましたが。

あちら立てればこちらが立たずという二律背反を生きるとはどういうことなのか。福田定良はこういうところには入って行きません。福田定良の持ち分は、「日々の仕事をどうこなしていくか」に興味を集中させていくことにあり、そして日々の暮らしのなかで「私が私でいられる」ことの問題は実に難しい。

先日〔二〇一二年七月八日〕、TBSの「サンデーモーニング」で「ヒッグス粒子」が取り上げられていました。これは「神の粒子」と呼ばれることもあり、「始まり」や「不連続性」の問題と関わってきます。浅井慎平が「つづくことのなかでの始まり」の問題を言い出すと、司会の関口宏が「まあ、いいじゃないですか」と割り込んでいきます。番組進行上の必要からそう言ったのかもしれませんが、「つづくか始まるか」、「始まりの前は何か」などという問題には、どこかで「まあ、いいじゃないですか」という感覚が必要なのかもしれません。「始まりがある」ことは、極限を詰めて行く論理整合性では提示できません。ただし、論理整合性はそもそも切断して綴じ合わせていくことですから、「論理整合性」と言った途端に「始まり」が措定されてしまうことにもなるのです。論理整合性を追いかけていくと、「始まり」への疑い自体が意味をなさないとも言えます。そうすると、論理整合性を放擲《ほうてき》せざるをえないことになるのかどうか。そのあたりで、私はごちゃごちゃ、もやもやしているわけです。

始まりがあるのか、ないのか、あるとすればどちらを選択するか。和辻哲郎は、『風土——人間学的考察』(岩波書店、一九三五年、岩波文庫、一九七九年)において、ヨーロッパを「牧場圏」としたことはさておいて、三類型のあとの二つを「モンスーン圏」と「砂漠圏」にし、「モンスーン圏」は「生が横溢」するインドから日本までとします。殺しても殺しても「いのち」は湧いてくるので、死は軽んじられるし、「いのち」そのものが吹けば飛ぶようなもの。蟻なんて平気で踏みつぶしますし、自分自身が蟻でもしかたがなく思えてくる。代わりはいくらでも出てくるのです。それに対して「砂漠圏」は、二四時間「死との対峙」の場です。生きる厳しさから立ち上がる思想には、一回かぎりの始まりと終わりがくっきりとしています。それに対して仏教の終末は何回もやってきます。

「まあ、いいじゃないですか」という感覚は、「つづく」ことにつながっています。始まりと終わりがある世界では、「まあ、いいじゃないですか」とは言えない。「まあ、いいじゃないですか」という世界では、自殺でさえも「終わり」感覚ではなくて、リセットする「やり直し」感覚が支配的なのかもしれません。日本の自殺率は先進諸国の間では異常に高いものの、自殺の意味が違うように思います。

「どんぶり哲学」は、とりあえず以下のように定義しておきたいと思います。「雑想、網想ゆえに体系化できず、どうしてそうなのかという、人々の切実な共通の思いの形と内実をいのちとして、いのちにおいて考えていく問学。唯一の断言、言い切りとしていのちを採用することに合意する。お互いの約束事にしようねという。話がごちゃごちゃし、剣呑な気配が出てきたら、とにかくいま生きている、ということに立ち返る」。

「どんぶり哲学」では、始まりがないので、どこから出発してもいいし、逆にどこで終わってもいいわけです。岡真史のように一二歳で終えても構わない〔高史明、岡百合子編『岡真史詩集　ぼくは12歳』筑摩書房、一九七六年、参照〕。その死には誰もが涙しますが、自殺が罪だとは思わない。「構わない」とは「あってはならないとは思わない」ということです。岡真史は、ときどき現れる「怜悧にしてかつ空想の豊かなる児童が時々変になって、凡人の知らぬ世界を見て来てくれること」〔柳田國男「山の人生」、『柳田國男全集4』ちくま文庫、一九八九年、一一七頁〕を人々が望んだように、誰も見たことのないあの世を見てきてやろうとして、帰ってこなかったのかもしれないのです。

出発点が決まらないことは、とりとめのない「よしなしごと」の「雑なる思い」につながります。「調想」は、『現代思想』〔三六巻一一号、二〇〇八年八月臨時増刊号〕の「総特集　吉本隆明──肯定の思想」に書いた文章「「関係の絶対性」についての調想」で使った言葉です。吉本隆明の「関係の絶対性」を考えるにあたって、体系化できない、どこから始まってどうこんがらがっているかわからない、ネットワーク思想として網想、あるいは惘想〔あきれた思い〕の意味を込めて、「調想」という言葉を初めて使ってみました。

「まあ、いいじゃないですか」ということにしよう。いま生きがたい事態があるとしても、そう言いながらいまここで生きているわけです。こうやって日常を生きている支え、よすがになっているものを確かめ合える合言葉、手ざわり感のある合言葉が欲しい。言葉が空っぽな形ではなくて、中身をもっていると考えたいのです。絶えず触手をのばす悟れない空の状態であるかもしれません。

二　星子以前・以後

私にとって「医学とは何か」という問いは一九六〇年代末の大学闘争のなかから始まったものです。一九七六年に星子が生まれて、私の生活は一変することになるのですが、「医学とは何か」という問いは、「星子以前・以後」という問題と重なっています。

岡村昭彦は、報道カメラマンとしてベトナムの戦場を舞台にして人間の生死に立ち会い、シャッターを切りつづけた人物です。『シャッター以前』は「岡村昭彦の会」が出している研究誌のタイトルです。報道カメラマンの仕事は私たちからは想像ができないような非日常的な空間で行なわれるわけですが、カメラマンが「シャッターを切る」ように、私たちも日々の選択において無数のシャッターを切っています。では、シャッターを切る、つまりある決定をすることによって、それ以前をどう捉え返していくかを考えてみると、シャッターを切る前と切った後では、捉え返しがまったく違ってくる。ですから「シャッター以前」は、ある意味ではもう「事実」としてはなくなってしまう。「記憶」や「想起」が「事実」ではなくなってしまう。これは「量子力学」が提示した問題です。蓋を開けると、その蓋を開けるという行為によって中身の状態が決まってしまう。蓋を開ける前からあたかもそうであったかのように見えますが、蓋を開けることが実は中身に影響を与えているわけです。つまり「現在」が「過去」に影響を及ぼしている。私にとって「星子以前」は、「星子以後」によって逆に規定されてしまっているのです。

そのような前提で、私にとっての「シャッター以前」である「星子以前」を振り返ってみると、子どものときから喘息につきまとわれていることもあって、「もやもや」とした感覚にずっと包まれていたように思います。曇って、靄に包まれ、霧がけむり、煙が立ち込め、視界不透明、胸は痞《つか》え、不安で落ち着かず、宙ぶらりん、中途半端、居心地は悪く、わだかまる。そんな感じです。

だから、「ごちゃごちゃ」してしまう。ラマルクが一八一六年に発見したテヅルモヅル(学名 *Euryalina*)は深海に潜むクモヒトデ綱の棘皮動物ですが、多数の触手が絡み合ってごちゃごちゃしています。そのイメージです。

いま「シャッター以前」の感覚として思い出されるのは、埴谷雄高の言う生物に対する「ぞっとする感触」です。

私は、釣りあげた魚を手にとると、そのぞっとする感触に、いきなりそいつを地面へ叩きつけてうち殺すのであった。……だが自然も生物に触れるとき、つねにこうした感じを抱いているに違いない。／生物のもついやらしい感触――。さてその力は、存在へ、さらに思惟へも、拡げられよう。〔埴谷雄高『不合理ゆえに吾信ず』現代思潮社、一九六一年、三三頁〕

このぞっとするいやらしい感触は、少年少女特有の感性であるかもしれません。極端に言えば、生き物は、ぶよぶよ、ぞよぞよとしたイメージで、そんな一生を送りたくない、食うこともいけない、糞することもいけない、総じて生理にまつわることに対する拒否感覚がありました。それが「以後」ではひっくり返ります。乳白色のあたたかいコロイドの不知火海、生あるものは皆この海に染まり、これは「星子以後」の不知火海を初めて見たときの思いです。

若山牧水の「白鳥は哀しからずや空の青海のあをにも染まずただよふ」の孤高の世界とはまったく逆の心象を得たわけです。「朱に交わっても真っ白だぜ」という意気込みとはほど遠い、「染まってぼろぼろに溶ける」ような感覚です。それは、星子を風呂に入れ、泡がしきりに立ってきたり、塊がぽっかり浮かんできても別に大騒ぎするわけでもない「星子以後」の日常から出てきたものです。〔最首『生あるものは皆この海に染まり』、二六三頁、参照〕。

砂田明は、石牟礼道子『苦海浄土――わが水俣病』（講談社、一九六九年、講談社文庫、一九七二年）のなかの一章「天の魚《いを》」を脚色した一人芝居を五〇〇回以上にわたって上演しつづけたのですが、その東京公演の応援に書いたのが「不知火海へ――調査行の私的起点」でした。石牟礼道子に戻れば、彼女は、女性として埴谷雄高の「ぞっとする感触」をずっともちつづけた、常人ならざる人です。

魂たちのいるところになんとかいざり寄るべく、かかわりうるかぎりの人間関係の核の中に、わたくしはしどろもどろの秘かな志を織りこみ埋めこみ、護摩を焚くかわりに、ことばを焚いてきた。／ことばが立ち昇らなくなると、自分を焚いた。……にんげん、と書けば、しかし、呻いてしまうのだ。溶解しないもうひとつの無が。／だから自分を焚く。(「『苦海浄土』をめぐって」、『石牟礼道子全集』第三巻、藤原書店、二〇〇四年、四二一―四二二頁)

この迫力の前には、男の「ぞっとする感触」は上っ面に過ぎないのかもしれません。石牟礼道子にとって、不知火海は乳潮、原郷としての動かぬ海なのです。

三　多元的一元

デカルトは、ボヘミア王女エリザベト宛書簡のなかで、「純粋知性をはたらかせる形而上学的思惟は、精神の概念をわれわれに親しみやすいものにするのに役立ちます。図形や運動を考察して主に想像力をはたらかせる数学の研究は、われわれがきわめて判明な物体の概念を形成するのに馴染ませます。最後に、精神と身体との合一を理解するようになるのは、生と日常の交わりだけを用い、省察したり想像力をはたらかせるものを研究したりすることをさし控えることにおいてです」(『デカルト=エリザベト往復書簡』山田弘明訳、講談社学術文庫、二〇〇一年、二九頁)と言っています。要するに、学問的世界では、心身二元論で切断による厳密化を図っていくほかはないが、私たちの日常生活においては、精神と身体とがつながっている連続的な世界に生きていると述べているわけです。

ところがベルクソンはデカルトとは逆の立場をとります。「われわれの日常的認識のメカニズムは映画的な性質のものである」(ベルグソン『創造的進化』原著一九〇七年。松浪新三郎、高橋允昭訳、白水社、一九九三年、三四六頁)と言うのです。二〇世紀に入って本格的な映画作品がつくられていきますが、ベルクソンは、静止写真を一定間隔で一定時間内に連続的に映しだせば動いているかのように見えるという映画の原理が、そのまま日常生活の原理になっていると考えます。しかし、学問としては、切って貼って動きが再現されたとしてはいけない、動きを動きとしてそのまま捉えなければならないと主張します。

大森荘蔵は、『新視覚新論』(東京大学出版会、一九八二年)等で「見える」ことについて執拗に追究した哲学者です。

私が生きて、そして(and)何かを見ている、というのではない。何かが見えていること、それは生きていることの一部であり、生きていることは(或る条件の下で)その一面として何かが見えることを意味しているのである。……

世界と私との「全一体性」をみるとき、二元論的思考は何か根源的な錯覚、あるいは執拗きわまりない呪縛とでも言いたくなる。〔大森荘蔵「光と像」、大森荘蔵、伊東俊太郎編『科学と哲学の界面』朝日出版社、一九八一年、四一頁〕

大森は、ここで、切断によって成り立っているものごとのあり方という思考それ自体が知の呪縛であると言いたいのです。その二元論の問題はデカルトから始まって、振り子はベルクソンで逆の方向に振れることになります。しかし、二元論的発想が基底にあるかぎり、いずれまた振り戻しがくるのは必定です。そこで二元論的振り子に乗らない問題を追究しようという動きが一九二〇年代、三〇年代に出てきます。「ホーリズム」です。

「ホーリズム(holism)」の背景には、「ホーリネス(holiness)」、「ホリデー(holiday)」等、「聖なるもの」のイメージがあります。私たちは「ホーリズム」も「トータリタリアニズム(totalitarianism)」も同じ全体主義としてしまい、ナチスや絶対天皇制とも区別しないので、ホーリズムの評判は悪くなります。「トータリタリアニズム」は専制支配で、一人の人間が法人、経済人、自然人まるごとの存在として支配する図式になります。ただ、一人が力を発揮していくには、みんなが支えていなければなりません。だから、潜在的、無意識的に私たちはそうした英雄、カリスマを待ち望んでいると言われるわけです。

さて、「部分と全体」を考えるとき、部分の和の総計が全体ではない、ということが問題になります。全体は、総計以上のものであるから、それを分割しても元の部分に還元することはできない。これが「多元的一元性」の問題です。清水博は『場の思想』(東京大学出版会、二〇〇三年)でわかりやすく部分の合計が全部で全部と全体はちがうと言っています〔四二頁〕。

『ヴェーダ』と並ぶインドの古典的宗教書『バガヴァッド・ギーター』は、「人々がいかなる方法で私に帰依しても、私はそれに応じて彼らを愛する。人々はすべて私の道に従う」(『バガヴァッド・ギーター』上村勝彦訳、岩波文庫、一九九二年、五一頁)と言っています。どんな道を選んでも同じことなのだから、道はいろいろあってよろしい。円錐型モデルを考えてみると、ゴールは同じなのだから、底面は広ければ広いほうがいい。山に登る道はできるだけ多様であるほうがいい。これは西洋的自由主義の一つのテーゼでもあります。

ヒックは、この『バガヴァッド・ギーター』から発想を得て、『神は多くの名前をもつ』を著します。その訳者、間瀬啓允による解説を紹介しておきます。

東西の偉大な宗教的伝統に秘められている神的実在をめぐって、人間の宗教的意識の全領域を理解しようと思うならば、われわれにはこれまでよりもずっと大きな思考の枠取りが必要とされるであろう。それは「神の神」、「仏の仏」という根源的な思考までも取り込みうるような思考の枠組み、つまり人間が思考し体験する神や仏とは区別された、神そのもの、仏そのものの思考、さらには神そのもの、仏そのものが究極的には異なるものではなく、同一の神的実在であると思考する、そうした宗教的思考をも取り込みうるような、一層大きな思考の枠取りである。そこで、これを可能にさせる理論モデルが、相補的な宗教的多元論だ、といわれるのである。(間瀬啓允「訳者あとがき」、J・ヒック『神は多くの名前をもつ——新しい宗教的多元論』原著一九八〇年。間瀬啓允訳、岩波書店、一九八六年、二三四頁)

ヒックは、神についてはどんな解釈をしてもいいのだと主張していることになります。これは、キリスト教の護教的立場にも通じます。プロテスタントの宗派が百三十幾つに分かれようが、そんなことは問題ではない。分派を異端として排除するのか、それともお互いに削り合い軋み合いながら一緒にやっていくのかということが問題なのです。その要諦は全体をうかがい知ることはできないが、部分の多様性を通じて不可知の全体を感じることができるということです。

「ホーリズム」が提起したのは、部分の算術的総和以上のものとして全体があるということにとどまりません。現実の「もの・こと」の見極め難い豊かさ、多様性、複雑さが全体を浮かび上がらせ、部分を限りなく部分に分けて行くと部分は全体に融解してしまう、ある時点で全体と部分とは同じだという了解にいたり、それは部分と全体とはそもそも「和」の問題ではないということなのです。

四　分有、融即

「分有」は、「分けて有る」、つまり孫悟空的な「分身」ではなくて、「分け有《も》つ」ことです。澤瀉久敬は、生命の本質を「有《も》つ」と捉えていますが〔澤瀉久敬『医学概論　第二部　生命について』創元社、一九四九年、誠信書房、オンデマンド版、二〇〇七年、二八七頁、参照〕、これは「分有」が念頭にあるものと思います。異なる者同士が同じものを分け有《も》つことは、父と子と聖霊の「三位一体」という古くから揉みに揉まれた問題の本質的な事柄でもあります。

「融即」は、レヴィ＝ブリュル『未開社会の思惟』〔原著一九一〇年。小山書店、一九三九年〕の訳者・山田吉彦がフランス語の〈participation〉の訳語として用いた言葉です。山田吉彦は、きだ・みのるの名前で『気違い部落周游紀行』〔吾妻書房、一九四八年、冨山房百科文庫、一九八一年〕を書いた人物です。移り住んだ恩方村〔現八王子市〕のムラ社会の様子を描いているのですが、「気違い」も「部落」もいまは差別用語になっているので、なかなか再刊されません。この著作は、私が水俣に少しでも近づくために貴重なものでした。

私はこれらの表象の繋ぎ合わせ方及び既成聯繋を支配している「原始」心性特有の原理を、他により適当な言葉がないので融即律〔loi de participation〕と呼ぶことにしよう。……「原始」心性の集団表象に於ては、器物、生物、現象は、我々に理解し難い仕方により、それ自身であると同時にまたそれ自身以外のものでもあり得る。また同じく理解し難い仕方によって、それらのものは自ら在るところに在ることを止めることなく、他に感ぜしめる神秘的な力、効果、性質、作用を発し或はそれを受ける。

換言すれば、この心性にとっては一と多、同と異等の対立は、その一方を肯定する場合、他を否定する必然を含まない。この対立は二次的な興味しかない。〔レヴィ゠ブリュル『未開社会の思惟』山田吉彦訳、岩波文庫、一九五三年、上、九四―九五頁〕

レヴィ゠ブリュルは、「未開社会」では、部族全体がたとえば、自分たちは金剛インコだと考えていることに戸惑います。それは比喩ではなく、人間と金剛インコという二つの別のものが同一のものとして捉えられている。これは論理以前のことなので、「前論理の心性」と考えました。ところで、原語の〈participation〉は、一般には「参加」の意味で用いられ、明確な「区分」から出発している、優れてヨーロッパ的な概念です。ヨーロッパ人がその論理では扱いきれない未開人の「心性」を、〈loi de participation〉で表わすことには無理がある。またこれが「分有の法則」と訳されることもありますが、「分有」もまた、「区分」から出発した概念ですから、未開人の心性を表わすには相応しくない。おそらく山田吉彦はそう考えて、あえて「融即律」という訳語を案出したのだろうと思われます。「融即」は、「分有」と同じように「多元的一元」を表現しているものの、「一即全」の「即」から採っているのでしょうから、「分有」を東洋的な土壌に引っ張り過ぎだという批判はあるようです。

未開社会における「一と多、同と異等の対立は、その一方を肯定する場合、他方を否定する必然を含まない」という心性は、「AかAでないか」という排中律に反します。一方に立つのは仕方がないにしても、他方を否定するとは限らない、という曖昧な心性は、明らかにヨーロッパ的ではありません。これでは文明は開かない、というのがレヴィ゠ブリュルの立場です。「あいまい」という表現で言えば、多田富雄の『生命の意味論』(新潮社、一九九七年)があります。第一章「あいまいな私の成り立ち」では「私というものは、初めから決まってはいなかった。細胞間の段階的な情報交換の結果、なんとかうまく生成することができた危うい存在」〔二四頁〕ですし、第五章「性とはなにか」では「個体の性は決して一義的に決まるものではない。その境界にはあいまいな部分がある。そうだとすると、あなたは本当に男だろうか、女だろうか。絶対にそうだと言い切れるだろうか」〔一〇三頁〕と言います。対立する「もの・こと」の間の連続変化するゾーンへの定位が必要です。あるいは一九三一年から三九年まで日本で過ごしたクルト・ジンガーの、日本の文化は「霧に閉ざされた文化」であることの指摘が重要です。日本語は曖昧で、出来上がった朦朧たる韻律を悲しむ者はいないし、日本人には矛盾が矛盾でないという事実があるとして、次のように言います。

生きとし生けるものを曖昧さの庇護のもとに包みこみながら、自然の英知に近づいているのだろうか？ 生命はあまりにどぎつい光のなかや尽きることのない議論のなかでは育たない。進歩をつづける西洋の国々が学び――または学びなおさなければならない教訓がそこに存在する。〔クルト・ジンガー『三種の神器――西洋人の日本文化史観』原著一九七三年。鯖田豊之訳、講談社学術文庫、一九九四年、六〇頁〕

「排中律」に対する反駁は、その後ヨーロッパのなかから展開されていきます。たとえば、レヴィ＝ストロースは、『野生の思考』(原著一九六二年。大橋保夫訳、みすず書房、一九七六年)で、未開から文明へという従来のヨーロッパ中心主義的な認識を覆していきますし、その構造主義的思考は、人類学以外の分野にも多大な影響を及ぼしていきます。現代の哲学者では、ジャン＝リュック・ナンシーの『無為の共同体――バタイユの恍惚から』(原著一九八三年。西谷修訳、朝日出版社、一九八五年)を見てみましょう。

共同体はただ単に義務と富との公正な配分によって構成されているのでもなければ、諸もろの力と権威との幸福な均衡によって構成されているのでもなく、なによりもまず、ある同一性が複数性のうちに分有され伝播され、浸潤されることによって作られる。〔同書、三二頁〕

ナンシーの言う「ある同一性が複数性のうちに分有され伝播され、浸潤される」とは、「融即」の概念そのものでしょう。ナンシーはこれがまさに共同体の理念であって、ヨーロッパはこの共同体を失ったと言うのです。共同体の思考にとっての躓きの石となったのは、絶対的というレベルにまで人間を内在的存在というふうに見なしたことです。絶対的な内在的存在とは「私は私」という閉じた拒絶体です。「いのちはいのち、私もいのち、あなたもいのち」という全なるものへの開きの拒絶です。共同体から解放されてゲゼルシャフトへ、契約社会へという歴史の流れが必然であったとしても、いまやはり何らかのかたちで「共同体」に戻って行かざるをえない、という発想です。これは、テンニエスの『ゲマインシャフトとゲゼルシャフト——純粋社会学の基本概念』(原著一八八七年。杉之原寿一訳、上下、岩波文庫、一九五七年)の冒頭、「結合体〔Verbindung〕には、実在的有機的な生命体と考えられるものと、観念的機械的な形成物と考えられるものとがある——前者がゲマインシャフトの本質であり、後者がゲゼルシャフトの概念である」〔上、三四—三五頁〕を思い出させますが、その共同体の中核にある「分有」を一言で言えば、「全体に対する部分でありながら全体を担っているあり方」でしょう。この「部分でありながら全体を担っている」のは、「いのち」のあり方そのものなのです。

私たち一人一人は、六〇兆の細胞の共生体として構成されています。細胞一つ一つは部分であり、かつ全体を担っています。どの細胞をとっても、生きている。これこそ「融即」です。「融即」には、「分有」や「一即全」よりも、溶けている、にじんでいる、曖昧でぼやっとしている感じがよく出ています。

ただ、人間関係のことになると、なかなか「君と溶けあうよ」とはなりません。一九六〇年代から考えてきたのは、「雑炊」的関係です。いろいろなものが一応の原形をとどめているけれども、部分的に溶けあっている。「おじや」となると全体が溶けあっていて部分が見えません。「融即」は、「雑炊」と「おじや」の中間くらいをイメージしています。

五　同一性

哲学者の阿部正雄は、「人為という字を横に並べて人偏にして書きますと偽という字になります」という、なるほどと思われる言い方で、人為が必然的に自然《じねん》を曲げてしまうことを語っています。

自然(しぜん)と言えば、人間と区別された場合の相対的な自然ですが、自然(じねん)というのはそうでなくして、自然と人間が共にそこから成立してきた、両者の共通の地盤であり、また共通の根底であります。〔阿部正雄『根

源からの出発』法蔵館、一九九六年、一三九頁〕

「自然《じねん》」という共通の地盤、根底に立とうということですが、ポイントは言葉の正当性にあります。「はじめに言葉ありき」の「言葉」がロジカルに、正しく置かれたのかどうかを証明することはできません。それは、神の媒介人による翻訳であるに過ぎず、そもそも正しさは言葉を介しては表現できない。それがこの自然《じねん》の考え方であり、私の言う「いのち」の思想です。「いのち」は何も語らない。「生きよ」とも「いのちを大切にせよ」とも言わない。そのように人間が言っているだけのことです。

そして、神と私の序列は厳然として不可逆ですが、「いのち」と私との間に序列はありません。神のご託宣を誰かが聞くという構造を否定し、神は永遠の沈黙であり、名前をもたない隠然たる存在として措定する。そうやって、私たちは「いのち」から出発することができる。途中からの出発です。「いのち」は始まったか始まらないのかわからないわけですから、まさにふさわしい出発です。そして「いのち」に静止、不連続はない。

動と静、連続と不連続等について、私たちは単純な考えしかもっていません。それは時間の一次元的性格、斉一性によっています。アインシュタインの相対性原理においては、距離も時間も伸び縮みするものと捉えられていて、「もし男の子が、きれいな女の子と一時間並んで坐っていたとすれば、その一時間は一分のように思えるでしょう。しかしもし彼が熱いストーブのそばに一分間坐っていたら、その一分間は一時間のように感じるでしょう」〔矢野健太郎『アインシュタイン伝』新潮選書、一九六八年、二二六頁〕というたとえで説明していますが、時間「感覚」が違うと言ったところで、大した変容にはなっていません。

同一性とは変化しないことであり時間を含まないということについて、たとえば、池田清彦は、科学とは「観察可能なもの(見えるもの＝現象)を不変の同一性(見えないもの＝形式)によって言いあてようとするゲームである」と言います〔池田清彦『構造主義科学論の冒険』毎日新聞社、一九九〇年、講談社学術文庫、一九九八年、一五頁〕。

ゲームである限り規則が必要ですが、生命現象の本質はその規則が明示できないことにあるとして次のように言います。

生物の生物たるゆえんは個体性(あるいは現象性)自体にある。これらは時間を含んで変なるものである故に、不変の明示的な形式に変換することは論理的に不可能だ。だからあくまでも形式を追求することが科学だと主張するのであれば、生命現象をコードする最終規則は非明示的な形式である、ということにならざるを得ない。〔同書、二三〇頁〕

ベルクソンの動は動として捉えねばならないがそれは記述できないという主張と同じです。それでは生命は科学によって説明することは不可能なのかという問いに対して、池田清彦は高次元時空間は空間ばかりでなく時間も多次元とすれば可能かもしれないが、高次元時間は外部世界に自存するものでなく、あくまで意識のなかだけに実在すると言います。しかし高校で習う「虚数」を適用した虚時間と同じように「多元時間」も意識の産物だというなら、意識は「いのち」の表れなのですから、私たちの日常感覚でいえば、ずいぶん短絡するようですが、生命現象は「いのち」の形式だと言えばよいことになります。

科学には、「同一性に対する欲求」が根底にあるわけですが、ではその欲求はどこから起こってきたか、その欲求をどう捨てるのか、が問われることになります。もちろん、その欲求はそう簡単に捨てられるものではなく、それどころか身を苛むほど激しいものです。なぜなら、それは「自分は違う」という感覚がスタートになっているからです。しかし「自分が一である」と言いきってしまえば、そこで運動が失われてしまいます。逆に「自分は多である」、つまり「その他大勢」に過ぎないという認識は、「一」を求める欲求の根源になるわけです。このどうしようもないアンビヴァレンスを根底にもつ科学の方法、手段、道具は、どこかで捨てざるをえない。捨てないかぎり、生きていることそれ自体がおかしくなってきてしまう。「生きている」という手ざわり感こそがそこで重要になってきます。「一」と「多」の間のアンビヴァレンスを何とか均衡させるには、「一即多」ではうまくいきません。「一」と「多」の間に距離を置く、曖昧でにじむような感覚として「融即」が必要になってくるだろうと思います。

「同一性」の価値は、逆説的です。一つしかなければ、そもそもそこに価値が生じるでしょうか。二つ以上ある場合に価値が生じて、価値の多寡も決まるのではないでしょうか。少なくとも東洋的発想では、一つのものには「価値」という言葉は馴染まない。具体的に言うと、「いのちは大事だ」、「いのちを大切に」という言葉は、ここかしこに溢れています。しかし、「いのち」が「地球より重い」と言おうが「鴻毛より軽い」と言おうが、「いのち」を人間の器量のなかに入れてしまうことが問題なのです。必要なのは「いのちへの作法」ではないかと書きました。

「いのち」の表現は無尽蔵である。それは「いのち」の価値、あるいは「いのち」そのものが測りがたいことを示している。それゆえ、「いのちとは」という問いを常に噛みしめながら、「いのち」を物語り、「いのち」への作法を模索することになる。〔最首悟「いのちへの作法」、山口研一郎編『生命――人体リサイクル時代を迎えて』緑風出版、二〇一〇年、一一八頁〕

「いのち」の価値は決められないし、測れない。形容もできなければ、とにかくわからない。言うなれば「無量価値」であって、言葉を離れてしまっています。「いのち」は、私たちが生きている現場そのものだと言えます。ルーマニアの作家、ゲオルギウがマルティン・ルターの言葉として使っている「たとえ世界の終末が明日であっても、自分は今日リンゴの木を植える……」〔ゲオルギウ『第二のチャンス』原著一九五二年。谷長茂訳、筑摩書房、一九五三年、三六一頁〕を見ても、中原中也の詩「ゆきてかへらぬ」のなかの「目的もない僕ながら、希望は胸に高鳴つてゐた」〔『新編　中原中也全集』第一巻本文篇、角川書店、二〇〇〇年、二四七―二四八頁〕という一節を見ても、「いのち」は目的にはなりません。私たちは、いま現に生きているのですから。

では、「生き物」に戻ってきて、それを具体的に「生物学」という科学にするときに何を切り捨てるべきか、ここに「科学と哲学の問題」が尖鋭に現れます。物理学が問題を提起したというよりも、生物学が物理学や化学に頼らざるをえないところに問題が現れた、と言ったほうがいいでしょう。それが「ホーリズム」の問題になるのです。

六　ホーリズム

ホワイトヘッド『科学と近代世界』が刊行されたのが一九二五年です。一九二〇年代、三〇年代には科学、生物学の重要な著作が次々に現れます。

スマッツは、怪物のような人物で、南アフリカ連邦の首相を長く務め、第一次世界大戦、第二次世界大戦ではイギリスの陸軍元帥となった軍人でありながら、哲学者であり、『ホーリズムと進化』(石川光男、片岡洋二、高橋史朗訳、玉川大学出版部、二〇〇五年)を一九二六年に著しています。

このスマッツの著作を受けて、J・S・ホールデンが『生物学の哲学的基礎』を一九三〇年に刊行します。その邦訳は、山縣春次、稲生晋吾の共訳で、一九四一年に弘文堂書房から出ていますが、当初の訳者であった山縣春次が訳し終わったところで亡くなってしまい、稲生晋吾が後を引き受けて、田宮博が解説を書いています。山縣の遺稿には、「全体性なるものは、ホールデンのいふ如き生物学研究上の公理といふよりは、やはり生物学者を反省せしめるための原理であると考へるべきである」(同書、一六九頁)とありますが、「全体性」を生物学上の公理にしたところで生物学は発展しようがない、物理学原理、そしてそれに何かがプラスされた機械原理に立たねばならないというわけで、次の田宮の文言は、より直截に日本の曖昧性の呪縛を振り切ろうとする当時の日本の自然科学、自然科学者の意気込みを表しています。

生物学は生命現象を物理現象に、合目的性を合終局性に還元する事をその目的とする事によって一つの自然科学として成立し得る……生物学者は生命なる観念を抹殺しようと努力する限りに於て自然科学者であり得る……。

〔田宮博「後記」、同書、一六五―一六六頁〕

もちろん、ヨーロッパでも同じように還元主義からの否定がなされます。N・W・ピリーは、「生命(life)」や「生きている(living)」という言葉が無意味であるとする論文を書いています〔N. W. Pirie, "The Meaninglessness of the Terms

Life and Living," in J. Needham and D. E. Green(eds.), *Perspectives in Biochemistry*, London: Cambridge University Press, 1937〕。手ざわり感を否定した、原理、抽象の極みです。こういう切り捨てによって科学を成り立たせているわけです。どうして切り捨てる必要が出てくるのかと言えば、大きな問題になりますが、一言で言えば、網にかかった魚のように、「進歩」という概念に捕らわれてしまった。そして「進む」には、妻子とか日常生活など切り捨てなければいけない。それに対して、切り捨てないという発想が「ホーリズム」です。

スマッツにも、「進化」は出てきます。ダーウィン『種の起原』(原著一八五九年。八杉龍一訳、上下、岩波文庫、一九九〇年)から半世紀以上経っていますから、「いのち」、「生命」が「進化」とどう結びつくのか明らかにする必要がありました。

> 全体を示す一つの形式として、植物または動物を取り上げてみると、部分は非常に密接で濃密なので、それらは部分の合計以上のものであり、部分の統一体として基本的でホリスティックな特質をもっていることがわかる。
> 〔スマッツ、前掲書、八八頁〕

ここで、「全体」が「非常に密接で濃密」だとは言っていません。「部分」が「非常に密接で濃密」で、部分自体が部分の合計以上のものになっているのです。

ケストラーは『機械の中の幽霊』(原著一九六七年。日高敏隆、長野敬訳、ぺりかん社、一九八四年)で、「ドライバー問題」を提出しています。自動車と言っても、ドライバーがいなければ動かない。では、人間の場合のドライバーは何なのか。ケストラーは「ホロン(holon)」という双極子を措定します。階層的なホロンは、上と下に向かって手を二つ伸ばしている。下に向かう手は「全体性」を表わして、差し伸べているのに対して、上に向かう手は、「部分性」を表わして、統合を求めている。そういう双極子として細胞を考える、あるいは人間を考えるのです。「全体性」と「部分性」の二つの顔をもつヤヌス(Janus)のようなものです。そういうものとして、「部分は非常に密接で濃密なので、それらは部分の合計以上のもの」であると言えるわけです。

ここでは階層的秩序が「進化」の根拠になっています。階層が上がっていくにつれて、一つ一つ複雑になっていくと捉えられます。近代科学が機能的、還元的と言われるゆえんは、対象をバラバラにほぐしていくからですが、ではそのようにバラバラにしていって今度は逆に組み立てられるかというと、組み立てられません。物理原理、機械原理、生物原理、人間原理の四つをいま措定すると、機械は物理原理を必然的に含みますが、それだけでは動かない。生物は機械原理を含みますが、それだけでは動かない。このように、つねにプラスαがあって、階層が上がっていくと考えるのです。

そのプラスαに当たる部分を、近代科学は顧慮しません。たとえば生物学は、生き物を殺して、粉々にして、すりつぶして、その結果わかることで全体がわかるという認識、もしくは錯覚によって「世界の理解可能性」を措定しているのです。

そのような「根こぎ」の世界のなかで、根をもう一度下ろそうとしたのが、一九二〇年代、三〇年代のヨーロッパの思想的特徴で、ホーリズムはまさに、根を下ろす試みだったのです。

フォン・ベルタランフィ『生命——有機体論の考察』（原著一九四九年。長野敬、飯島衛訳、みすず書房、一九五四年、第二版、一九七四年）では、『一般システム理論——その基礎・発展・応用』（原著一九六八年。長野敬、太田邦昌訳、みすず書房、一九七三年）に至る試みが出てきます。長野敬の「訳者あとがき」では、フォン・ベルタランフィがオルダス・ハクスリーの次の言葉を引いていることが紹介されています。

世界は三色アイスクリームのようなもので、チョコレートとイチゴとバニラ、すなわち物理的、生物学的、社会＝精神的レベルの三層からなっている。イチゴはチョコレートに還元できない——私たちがせいぜい言えるのは、せんじつめればすべてはたぶんバニラであること、すべては心あるいは精神であるということだろう。〔フォン・ベルタランフィ『生命』、二三五頁〕

オルダス・ハクスリーは、一九六三年一一月二二日、ケネディ大統領が暗殺された日にＬＳＤを打つように依頼して安らかに死んでいます。ハクスリーが、そしてフォン・ベルタランフィが言いたかったのは、「心あるいは精神」は還元不能であるということです。それは、「二元論」として表現されてきたことを、どのように突破するのかという問題として現れてきます。

二元論として表現されてきたことをどのように突破するか。その一つのあり方が、澤瀉久敬の「二元的一元性」です。澤瀉が、大阪帝国大学医学部で「医学概論」を講じたのは関係者一同の冒険があったからですが、これはなかなか医学界では受け入れられません。「生命」なるものは生物学から追放しなければならないという雰囲気のなかで、哲学者として医学を講じ、そこに「気」まで導入しています。澤瀉は、一つの「医学概論」をつくり上げなければ死ぬにも死ねないと思い詰めていました。医学がほんらい科学なのかは別にして、ともかく科学であろうとしているところに、科学が排除しようとする哲学をもって乗り込んで行ったのです。

澤瀉久敬が「医学概論」を講じた一九四一年当時、東京帝大医学部には生理学の橋田邦彦がいて、前にも述べましたが、すでに文部大臣に就任していました。橋田生理学の思想的淵源は道元で、『正法眼藏釋意』(全四巻、山喜房仏書林、一九三九—五〇年)等の著作があります。その道元を全体主義(トータリタリアニズム)に使って少国民を教育しようと大号令をかけ、戦後すぐに自殺します。阪大医学部にはそんな張り詰めた雰囲気はなかったかもしれません。科学の世界へ哲学をもって殴り込む、というよりも、もう少し素朴な状態であったから澤瀉も入っていけたのだろうと思います。

我々は二元的一元性という一般原理を提唱する。それは気と体の二元的一元性であり、身体と環境の二元的一元性であり、個人と社会の二元的一元性であり、歴史と社会の二元的一元性であり、精神と物質の二元的一元性であり、時間と空間の二元的一元性であり、その他あらゆる種類の二元的一元性である。……生命は到るところでねじれている。〔澤瀉『医学概論　第二部』、二九四頁〕

いろいろな二元性をもってきて、それを体現している生命はねじれていると言う。「ねじれ」は二進《にっち》も三進《さっち》も行かない状態ながら、何とか打開したいという欲求を伴っています。

その生命のねじれのうちもっとも大きなねじれこそ物質から精神へのねじれであると考えたいのである。ここに精神とは自ら己を知るものである。……生命は自ら自己を創る以外に自己を知る方法はないのである。〔同書、二九四―二九五頁〕

ここでは生命を、スマッツと同じように進化的に捉えているようです。「物質から精神へのねじれ」が、床屋の赤青白三色ねじり棒のように、ねじれながら上昇していくイメージは、私の考える「いのち」とは異なります。

澤瀉久敬は、力を〈power〉や〈force〉ではなく、そのフランス的素養から〈tention〉であると捉えて、「tension とは気と体の二元的一元性として有機体である」〔同書、一二六頁〕と言います。

「意識の第一性質は「知る」ことであるとする。つぎに、物質の第一性質は「ある」こと「存在する」ことであると思う。……では、力の第一性質は何であるか。私はそれは「もつ」ことであると考えたいのである。」〔同書、一二七頁〕

「もつとはこのような生の原始的現象であり、それが有形化したものが力としての生物にほかならない。」〔同書、一二八頁〕

私はここに言う「力」を「いのち」と考えてよいと思っていますが、澤瀉久敬の説明の背景には「階層的秩序」があり、人間がその階層的秩序のどこにいて、全体をどう説明するのかという発想が見えてしまいます。一九世紀半ば以来の「進化」をめぐる議論が、「進歩」に方向づけられてしまった、その反省としてホーリズムが登場したわけですが、しかしそのホーリズムが階層的秩序の尖鋭化でもあった。そうした出口のない問題を、澤瀉は引き受け、苦闘していると言えます。

おわりに

こうした状況を崩して、逆にメチャクチャにしてしまったのが、一九六〇年代からの「複雑系の問題」です。要するに、わからない。ただし、次の四つの要点は、心得として覚えておいてよいことです。

① 簡単な原理に従っていても、予測のつかない複雑な現象が起こる。

② 要素の不安定性が、全体の安定性を維持する。

③ 要素の不規則な挙動の相互依存が、システム全体の規則的な変動を生む。

④ 補完的な機能をもつ複数のシステムの相互依存によって、循環という動的秩序を維持することができる。

この地球という複雑系には三八億年くらいの間さまざまな生き物がいて、安定した秩序を保ってきたと言えますが、その内実は不安定そのもので、軋み合いの連続です。人間は、この地球のシステムに準《なぞら》えて、社会システムを構築しようとします。しかし、みんなが好き勝手に振る舞えば全体として安定するという自由主義的な希望は、国家と資本がそこに媒介するかぎり、うまく行きません。

最後に戻っていくのは、やはり「いのち」です。「いのち」とは全一体性で生きているということです。言葉を削ぎ落して残る言葉が「いのち」です。「いのち」を説明しようとすれば「いのち」しかない、ということを出発点とします。言葉がない状態で、生きているという思いを共通に確かめ合う方途として、「いのち」という言葉は生まれたのだと考えます。どうして生まれたのかはわかりません。生きているという思いをもつものが何かも言えません。「いのちはいのち」と言うことで人間の世界は始まったと考えます。説得したい欲求とその諦めを同時に表わすものとして、「いのちはいのち」と言うしかない。

心身は一元である。人間は自然のうちにある。自然は場である。場については清水博はじめ少数の人が生命の場を考究していますが、場としてのいのちという「唯いのち論」を展開したいと思います。物一切を生み出してゆく場がいのちです。究極の場をいのちと定める。人間は生きていることを感じる。生きているという実感に張り付いているいのちの手触りを取り出したい。生きているとはいのちのあり方である。人間はいのちのあり方の「一」である。いのちは一切合切、いのちは根源であり、すべてであり、生きとし生けるもの、すべての存在し存在させられるものとしていのちを考える。その現段階として次のように言っておきます。

——世界・宇宙は場《いのち》である。場以前は問えない。場は物を生み出し、物は新しい場《いのち》を生み出す。どの場もそれが何物を生み出すかあらかじめ知られない。いのちはいのちである。いのちはいのちによって維持されいのちに還りいのちを生む。いのちの属性は「つづく」である。本質そのものは知られない。わたしもいのちである。あなたもいのちである。

【シンポジウム】

「医学概論」の射程

——一九六〇年代から三・一一後へ

最首　悟
佐藤純一
山口研一郎
高草木光一

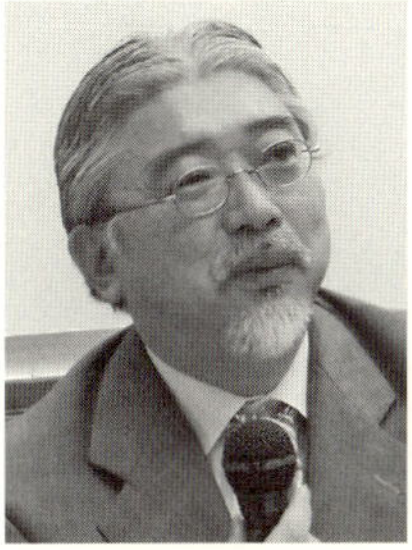
高草木光一

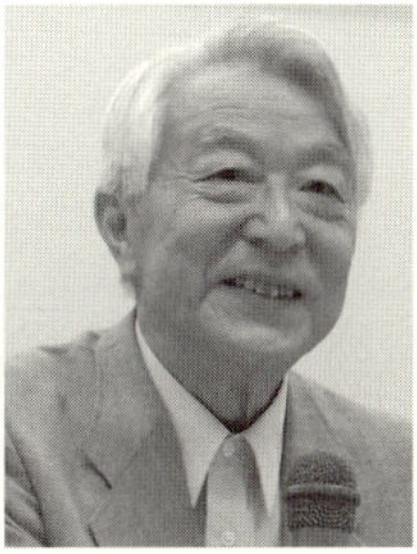
最首　悟

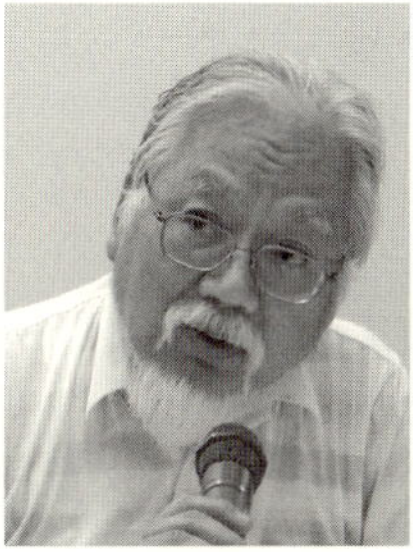
佐藤純一

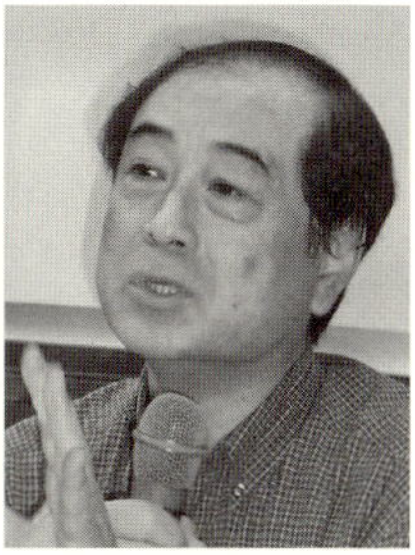
山口研一郎

I　東大闘争における最首悟と高橋晄正

高草木　今回の一連の企画は、澤瀉久敬《おもだかひさゆき》『医学概論』を基礎に新しい「医学概論」を立ち上げようという意図のもとに行なわれています。これには、前提となる二つの著作がありますので、若干説明しておきます。これまで私は、慶應義塾大学経済学部で「現代社会史」講義を隔年で開講してきましたが、二〇〇八年度の講義録が『「いのち」から現代世界を考える』(岩波書店、二〇〇九年)、二〇一〇年度の講義録が『一九六〇年代　未来へつづく思想』(岩波書店、二〇一一年)として上梓され、今回の企画はその総まとめのような位置づけをしております。

『「いのち」から現代世界を考える』では、総勢一八人の国内外の論者をお招きし、対論形式を用いて、生命倫理から親子関係や戦争に至るまでさまざまな問題を「いのち」を切り口に考察してもらいました。そのなかでも一つのテーマとなったのが、バイオエシックスがアメリカから日本に導入される以前に、日本の「くらし」のなかから紡ぎだされる「いのち」の思想を探ることでした。それが、『一九六〇年代　未来へつづく思想』につながっていきます。ここでは、ベトナム戦争、水俣病、東大闘争、三里塚闘争などの諸事件を扱いながら、当時の人々がどのように「いのち」に向き合ったのかを、吉川勇一、原田正純、最首悟、山口幸夫という一九六〇年代の主役を張った人たちをお呼びして、検討していただきました。

今回、そうした考察を踏まえて、澤瀉久敬『医学概論』をベースに、医学、医療という「いのち」を直接扱う学問、行為から、「いのち」の新たな相を描き出したいと思っています。

では、一九六〇年代と今回のテーマはどのように関係するのでしょうか。実は、ここに恰好のテキストがあります。一九六八―六九年の東大闘争が医学部問題から始まったことは周知のことと思います。当時はインターンという無給研修医制度があり、これに反対する青年医師連合(青医連)や学生たちが東大病院内で医局長を軟禁する事件が起こります。大学側は退学を含む厳しい処分を下しますが、ところが処分された者の一人が事件当時久留米にいたことがわかり、問題は「冤罪事件」へと展開していきます。医学部講師の二人が久留米に赴き調査した結果、アリバイが立証されたにもかかわらず、大学側は処分を撤回しなかったため、医学部はストライキに入り、学生たちは安田講堂を占拠します。その後、大河内一男学長が安田講堂から学生を排除するために機動隊を学内に導入したことを機に、東大闘争は全学的な広がりをみせ、若手の教員も大学側と対立していくことになります。

さて、このストーリーのなかでこの企画にとって重要な人物が二人います。一人は、久留米に処分学生のアリバイ調査に行った医学部講師二人のうちの一人、高橋晄正です。佐藤純一さんの講義にしばしば名前が出てきましたが、近代医学を科学的でないとして批判し、漢方医学も科学的に間違っていると糾弾した人物です。彼は、結局、講師のまま東大を退職しました。

もう一人の重要な人物は、東大闘争が全学的な広がりを見せたときに助手共闘が結成されますが、そのスポークスマンの役割を果たした人物です。最首悟という名前です(笑)。その東大闘争の影の黒幕とでも言うべき方が、『朝日ジャーナル』一九六九年一月一九日号、奇しくも安田講堂が機動隊によって陥落させられたその日付の号に、「玉砕する狂人といわれようと――自己を見つめるノンセクト・ラジカルの立場」という論考を載せています。

医者は患者を待ちかまえているだけでよいのか。患者は公害とか労災でむしばまれてくるかも知れない。その患者を治療して、再び労働力を搾取しようとする元の社会に帰さざるを得ないのであれば、医者という存在は、全く資本主義の矛盾を隠蔽し、ゆがみの部分をになって本質をかくす役割をになっているだけではないか。

では医者になることを拒否するのかといえば、そういう形で問題は立てられない。いわば否定の否定として二転三転して医者になろうとする。しかし同時に受身的な医者になることを拒否して闘争を続けたときに、結果として医者になれないかも知れない。

自分は医者になってもならなくてもよい。けれど、闘争はまさに続くんだ。その闘争は医療の分野でだ。そこから自分らが抜けたら、だれがやるのか。自分たちこそ医者になるんだ。このようなねばりつく思考法から生れる運動形態が、どんなにラジカルであろうと、それは革命的敗北主義からも玉砕主義からも抜け出た運動であることは自明なのだ。〔一〇一―一〇二頁〕

最首悟三二歳のときの論考です。この論考のこの部分に最も鋭く反応した人物がおそらく高橋晄正で、当時五〇歳です。『社会のなかの医学』(東京大学出版会、一九六九年)の「はじめに」には、こう書かれています。

はからずも、東大闘争のなかで一人の若い生物学者がおこなった厳しい解析のなかに、わたくしたちは医療矛盾の鋭い集約をみる。

「医者は患者を待ちかまえているだけでよいのか。患者は公害とか労災とかでむしばまれてくるかも知れない。その患者を治療して、再び労働力を搾取しようとする元の社会に帰さざるを得ないのであれば、医者という存在は、全く資本主義の矛盾を隠蔽し、ゆがみの

部分を担って本質をかくす役割をになっているだけではないか」(最首悟氏)

この問いにたいして、わたくしたちはいま、誠実に答えなければばならない。〔同書、ii頁〕

別の論考では、この同じ箇所を引用した後で、次のように述べています。

私はこの短い文章を前にして必死に抵抗しようと試みている自分を意識した。出血多量で死に瀕している何人かの人びとを私は助けたことがあったはずだ。だから、医師は決して資本主義の矛盾の隠蔽だけをしているのではない、といま一人の自分は反論する。それにもかかわらず、助かった患者たちは助けた私に感謝するだけで、自分たちを傷つけた社会矛盾の摘発にのり出さないとしたら、最首氏の批判はやはり真実性をもつといわなければならない……。〔高橋晄正「こんな教育がつくるこんな医師」、朝日新聞社編『医療を支える人びと』朝日新聞社、一九七三年、一九九頁〕

まず最首さんに対する質問。この文言の背景には直接には青医連の運動の論理があると思いますが、もちろん、最首さんご自身の問題意識としては、医学・医療だけではなく学問・科学全般に関する思いがあったものと考えます。学問や科学が社会のなかに位置づけられなければならないという点はよくわかりますし、医師が診療をするのみであれば、現存の社会をそのまま肯定し、その再生産に寄与するだけではないかという論理もよくわかります。たとえば、聖職者に関しても同じことが言われました。「貧しい人を助けようとすると聖人扱いされ、彼らがなぜ貧しいのかを説明しようとすると共産主義者扱いされる」〔ヘルデル・カマラ『創造と環境——姉妹なる大地に謳う讃歌』原著一九八七年。伊従直子訳、フリープレス、一九九八年、参照〕。これは、「解放の神学」を展開したブラジルのヘルデル・カマラ司教の有名な言葉です。個々の「いのち」や魂を救うだけではなく、彼らを傷つけ、病ませている社会構造を変えることが必要だという論理が、この言葉の背景にはあります。

しかし、いま一つピンと来ないのは、では具体的に医療の場でどのような変革がありえると展望していたのか、です。たとえば、水俣や四日市に調査に行く、そうした社会活動を行なうことはわかりますが、結局、医師は最終的には患者一人一人と向き合うのが仕事なのだと思います。その具体的、日常的な「医療」の場で、何を変えようとしていたのか。原田正純先生のように、診察室ではなく患者の暮らしのなかに入って行って診ることによって患者の抱えているトータルな問題が初めてわかる、と考える方は、とくに地域医療関係の方には多いだろうと思います。しかし、最首さんの発想は、そうしたこととは異なる次元のことだと思います。社会変革の論理と医療改革の論理がどのように関連づけられるのかを明らかにしていただきたいと思います。さらに、四〇年以上前の「若き生物学者」としての問題提起を、最首悟自身がその後どのように引き受けてきたのか、「後期高齢者」となった現在(笑)、どのように四〇年以上前の自分の文言と向き合うのかを語っていただければ幸いです。

最首　一世代というと三〇年ですが、一九六八年からそれを超える四〇年以上の年月が経ってしまいました。一九六八年は、一九四五年から見ると感覚的には一世代違うように思います。敗戦後に突然民主主義がやってきますが、民主主義と言っても理解はさまざまで、社会主義と緊密に結びついて理解されることが多かったように思います。そして、沸騰するような民主主義への渇望が一九六〇年代にやってくるわけです。その頃の大人の感覚では、民主主義が制度として根づくには二世代かかる、思想として根づくには三世代かかる、というものでした。そんな悠長なことを言っていられるか、というのが当時若かった私たちの感覚です。

さて、今回のテーマである「医療」は、「食うこと」と同じような切実さをもっています。東大のなかで結成された「医学連(全日本医学生連合)」(一九五四年結成)は、明確に社会主義革命を掲げて闘いますが、そのなかの医師の役割は、自明のごとく必要不可欠な存在で、自分自身あまり変革しなくてもいい存在です。医学連と密接な関係はあるものの「青医連(青年医師連合)」(一九六六年結成)になると、社会主義革命という理念はぼやけてきます。むしろ、医学部における絶対封建制とでも言うべき体質への不満、自分たちが医師として育成される過程の合理化要求が主眼となっていきます。森永ヒ素ミルク事件でも活躍した山田真も青医連の東大支部長ですが、ものも言えない、唇寒しの医局のなかで、自分たちの能力が発揮されるわけがないという思いが強かったと思います。

医者を目指して入学試験を突破したら、何としても医者になっていきます。なってもらわなければまた困るのです。医者をつくるにはたいへんな金がかかる。国立大学で学生一人にかける金は文系学部に比べて一〇〇倍を超えるだろうと思います。そうするといくら暴れたって何をしたって、医者になっていきます。安田砦の防衛隊長を務めた今井澄は、三度退学、三度復学です。私は理学部でしたが、同じ大学のなかにいながら「おれたちとは違うなあ」と思っていました。まして文系学部ならば全然違う感覚になるはずです。必要不可欠な存在である医者は、逆に言うと並の人間では困るのです。ただ手が器用なだけの医者になど誰もかかりたくないし、いくら器用だって失敗することはあるでしょう。そして失敗したら、もう取り返しがつかない。

野口晴哉は「全生」を掲げて「医者には一か八かの危険はできない」と喝破します。だから並の器用な人間では困る、医者は特別製の人間でなければならないのです。

そんなわけで、医学部闘争は、閉じた世界の闘争で、外部からは連帯のしようがないようなものでした。ところが、東大の冤罪事件と日大の使途不明金問題で、一挙に他人事ではない闘争に膨らんでいきます。文系、理系の研究者の卵である大学院生や助手にとって、事実問題には敏感にならざるをえませんし、また自然科学の方法およびその結果の加害性の問題が社会的背景としてありました。米ソ冷戦、ベトナム戦争は、当然ながら科学技術の戦争でもあったわけです。

では、特別製の人間を外部からつくれるかと言ったらつくれない。自分たちでつくっていくしかない。東大闘争が「コップのなかの嵐」と見られたのは、所詮エリートの問題でしかなかったと判断されたからでしょう。医者はエリートとして、「特別製の人間」として自らを叩き直さなければならない、そのためにはどうすればいいのか、というのが私の問いでしたが、私もまた一つ格下のエリートに属していて、その問いはブーメランのように私自身に返ってくるのです。医学部に対して投げ掛けたつもりの問いが、科学技術文明社会における科学の役割とは何かという問題として、科学者たる自分に向かってきました。

科学および研究者の自立・自律とは何か、科学の社会化とは何か、現在の医療は体制維持の補強ではないか、という指摘はできても、有資格の医者は人を診るという日々の業務は欠かせません。医者は仕事放棄という意味でのドロップアウトはできないのです。ドロップアウトは廃業であり社会的損失です。ところが、職業的自然科学者のほうは自然を相手とするので、不可欠な業務は定義されておらず、その意味ではドロップアウトすることは可能、逆に言えばドロップアウトでは問題は解決しないのです。じゃあ、どうすればいいか。原子力資料情報室の山口幸夫さんから、刈羽のおばあちゃんが「すべてはアインシュタインが悪い」と叫んだ話を聞きました。「科学する」〔橋田邦彦の造語〕こと自体の問題に行き着き、さてどうするのか。

とりあえずは、科学にとどまりながら研究拒否運動をするしかありません。権力支配を捨象できず、目的も方針も組織も行き詰まることが目に見えている運動ですから、各個の不協和音的自立・自律を基にした、「ひとりでに展開する」中枢なき運動体、つまりノンセクト・ラディカルの展望しか見いだせません。その具体的様態としては、各自別個に打って出るか、少人数の分裂含みの協同を模索するか、二つに一つでした。どちらにしても自己のありようは否定的にしか捉えられない。そしてその先は？　自己否定を重ねて「ただの人」になって物理の研究をしたいと山本義隆は言いましたが、「ただの人」ってどういう人だろう。端的に言いますと、途方に暮れてしまったのです。どうしようもない。これは、科学の世界におけるパラダイム問題と通底しています。トーマス・クーンによれば、一定のパラダイムの下に科学の営みがあり、パラダイム・チェンジによって科学は様変わりすることになります。科学にいろいろな枠組みがあるとすれば、商品化された科学を抜け出る、現行科学の目的を変える枠組み変換を図る、ひょっとすると変換の暁には、しかしその枠組みのもとにおける科学は科学と呼ばれないかもしれない。そのパラダイムは科学者自身がつくれるものではありません。社会全般がつくると言ってよいでしょう。パラダイムが変わることによって、科学者は初めてそれまでにないことに気づくことになるのです。決して自分で気づくのではありません。

途方に暮れるなかで、しかし自分なりに問題と向き合うきっかけをつくってくれたのが、進行性筋ジストロフィーの石川正一君という少年でした。不治の病いのためにおよそ二〇歳で死が約束されている彼は、実際に二三歳で亡くなります。彼とつきあうことで、エリートの問題がマイノリティーの問題として、絶えず捉え返されることになります。彼は、ご両親と同じく敬虔なクリスチャンでした。進行性筋ジストロフィーを抱えて生きる自分には舞台が用意されていて、そこで精一杯自分の役割を果たしますと、その少年が言うのです。「たとえぼくに明日はなくとも／たとえ短かい道のりを歩もうとも／生命は一つしかないのだ／だから何かをしないではいられない」〔石川正一『たとえぼくに明日はなくとも――車椅子の上の17才の青春』立風書房、一九七三年、二一二頁〕。しかし唯一神のキリスト教の下で近代科学は誕生したのです。石川正一という少年に畏怖するとともに、この枠組みを変えられるのか、キーはおそらく生命だったのです。そして、一九七六年に、重度重複障害の三女・星子《せいこ》が生まれてきます。星子の登場に助けられた〔と言って強く批判されましたが〕、ほんとうにそう思うのですが、それは「科学する心とは」などと言っていられない日常的な問題に直面することでもあったのです。

星子を育てるには平静さが必要です。すべてはどうでもよい、陽はまた昇る。そう思うあっけらかんとしたニヒリズムが必要です。反面、待ったなしの現実にまみれ、目の色を変えなければ星子は育てられません。親はなくても子は育つとは言え、全面的介護がなければ育たない子もいる。旧約聖書「伝道の書」に書かれたニヒリズムは、どうせ生まれて死んでゆくだけだ、何を思い煩うという無常感とも重なりますが、それと反射的対症的忙しさの日常との折り合いをどうつけるのか。しかし、考えてみれば、これこそ大学闘争が提起した問題なのかもしれなかったのです。

高草木　いきなり、核心部分に入ってしまいました。ご自身の問いに途方に暮れた四〇年の問題をそう簡単にはまとめられないと思います。この問題にはまた立ち返ることにして、東京大学から大阪大学に場を変えたいと思います。日本における細々とした「医学概論」の歴史は大阪大学が担っていますが、一九六八―六九年はどんな意味があったのか。

「医学概論」講義を一九四一年に始めた澤瀉久敬が大阪大学を定年退職するのが一九六八年です。澤瀉は「哲学者は自ら実践はいたしません。彼は、狭い書斎にとじこもっております。しかし、この書斎から生れ出る哲学こそ社会を変革し歴史を創造する原動力なのであります」（澤瀉久敬『哲学と科学』NHKブックス、一九六七年、一九頁）と書いているくらいですから、大学闘争の意義を認めていたとも思えず、当時の学生から見たら「旧世代」と映っただろうと思います。この時期に澤瀉が退職したことは一つの区切りであったのかもしれません。しかし、一九六八年の和田心臓移植事件には、澤瀉も中川米造も基本的には反対の陣営で社会的に発言をしていきます。澤瀉の心臓移植に関する見解については、私が講義で紹介しています（⇒本書、四―五頁）。

実は高橋晄正と中川米造は、一九七三年に「医療の質をどうよくするか」というテーマで対談をしています（朝日新聞社編『どう医療をよくするか』朝日新聞社、一九七三年）。そこでも、高橋は最首悟の医学批判を再度引用しています。中川はそれを無視するかたちで話を進めていくのですが、大学闘争が提起した問題は中川「医学概論」に一定の影響を与えていたのか、あるいは、もっと大きく言えば、大学闘争は、医学や医療のあり方を変える基点になったのか。そのあたりの評価を佐藤さんにお願いしたいと思います。

佐藤　六〇年代末の「医学部闘争」―大学闘争―全共闘運動の時代に提起された、日本の医学・医療に関しての批判の言説は、さまざまな視点・論点からの多様なものだったと思います。その多様な批判のなかで、大学闘争の思想と関連させて議論してみたいと思います。

「大学闘争からの医学・医療批判の言説」は、次のようなものだったと言えます。

まず、（1）「医学部内での医局講座制批判」。これは、インターン闘争からつづいた「医学部闘争」での原初的論点であり、「医局講座制―封建的医師管理・医療労働収奪システム」批判として出現します。これは、「医局（医師共同体）の民主化闘争」の性格をもっていたと同時に、ある意味では高級労働力商品の医師になる医学生のプチブル的権利要求闘争の面もあったと言えます。

この「医学部闘争」が発展または弾圧されていく過程で

大学闘争になっていくと、（2）「医療の帝国主義的再編・合理化批判」という批判的視点が出てきます。この批判的視点は、「医師・医学生の身分・待遇・教育」問題の批判ではなく、「社会的に行なわれている医療」と、その医療の社会的機能・医療によって生み出されるものを問いなおし、現在の医療を、社会的〔階級的？〕視点から批判する論点をたてたもので、そこから、現在の医療は「医療被害」を生み出す医療であるという視点も出現します。

さらに、この大学闘争の過程で、（3）「日本の近代医学の非科学性と、そのように歪めている営利的医療」批判という論点が出てきます。これは、さきほど高草木さんによって紹介された高橋晄正に代表される論点で、封建的医局講座制と営利的医療の資本の論理と現在の医療制度が、日本の近代医学を非科学的医学にしている。そして、その非科学的医学による医療が、多くの薬害・医療被害を生み出しているという批判でした。

今述べた(1)(2)(3)の論点は、すべて、医学部・医師・医学生からの論点でしたが、医学部の外で、大学闘争―全共闘運動を担った主体からも医学批判の視点は提起されます。その一例が、さきほど、高草木さん、また最首さん本人によって紹介された最首悟の論考の論点で、（4）「資本主義社会で医療と医師がはたしている機能(役割)への根源的批判」とでも表現すべきものです。このような最首たちの批判的視点は、科学批判・公害批判・資本主義批判、そして「近代」批判を通して提起された批判であり、まさに「大学解体＝自己否定」というベクトルを内包した全共闘運動の本質的批判的視点であったと言えるでしょう。

では、「この大学闘争(による医学批判)が医学や医療の在り方を変える基点になったのか」という問いには、あまりにも多くの事象・構造・関係性に関連する問題なので、ここでは簡単に答えることはできません。ただ、実証的議論抜きに大雑把に言ってみれば、「大学闘争からの医学批判は、(日本の)医学・医学部・医療制度を変えることにはならなかったが、医療のある部分――医療現場で患者と関わっていく実践の一部を変える基点になった」ということができると思います。この大学闘争の後でも、医学部の医局講座制は実質的に変化しなかったし、産学(医学)協同により医療産業としての医療＝営利追求の医療は、さらに進んできています。ただ、全共闘運動を「経験した」医師・医学生たちが、医学部や医学部支配病院の外、つまり地域医療と呼ばれる領域で、先の批判的視点を内包させながら様々な形で医療実践を試みはじめ、その視点と志と運動を受け継ぐ人たちが今日まで、そのような医療実践を行ないつづけているからです。

次に、「大学闘争が提起した問題(これらの医学批判)は、中川医学概論に一定の影響を与えたか」という問いについては、中川の論文・著作物の検討と、中川本人の回想の聞き取りから、次のように議論してみたいと思います。

まず、中川医学概論の「先見性」ですが、中川はすでに、医学史・科学論・科学史・社会医学の研究から、先に述べた大学闘争の医学批判(1)(2)(3)の論点には、原理的に同調する論考を切れ切れではあるものの出していて、医学批判理論としては好意的に受け取っていたようです。ただし、最首たちの(4)の批判的視点に関しては、近代主義者である中川、医学・医師を前提とする医学概論からは、医学・医師を、また近代をも否定しかねないこの批判的視点は理解できないものだったようです。

しかし、理論的に一部シンパサイズを示した中川は、大学闘争の闘争手段に関しては「批判的」でした。彼は、大学闘争の時期、批判や問題提起や相談に来る学生に、学生たちの問題意識を汲み取って研究会や読書会を開くことをして、そこで、「北風と太陽」のイソップ寓話をもちだして、「北風」では体制側を余計かたくなにさせるだけだから、「太陽」で相手が自らコートを脱ぐように仕向ける必要がある、と言っていたようです。

私が聞き取った中川の弁では、「あの時代、大阪大学での紛争はマイルドで、医学部でもチョボチョボだったので、教官だった私(中川自身)が学生たちから吊し上げをくらうことはなかった」とのことでした。中川は、最後まで「大学闘争」とは言わないで「大学紛争」と言いつづけました。吉本隆明が、当時でも「大学紛争」と言っていたことと同じで、彼自身の思い込みが「紛争」という言葉にあったわけです。

この大学闘争の直接的影響か否かは明らかにすることはできないのですが、この時期に中川(中川医学概論)は、社会に向かって「医学批判」提示の働きかけを始めます。

その一つは、先ほど山田真さんの話で出てきた「森永ミルク中毒症追跡調査」へのコミットです。一九六八年から阪大の丸山博たちの「森永ミルク中毒症追跡調査」(森永ミルク中毒事後調査の会編『一四年目の訪問——森永ひ素ミルク中毒追跡調査の記録』せせらぎ出版、一九八八年、参照)が始まると、中川はそれに中心的に関わり、その活動の延長上に、「森永ミルク中毒訴訟」裁判の原告側証人に立って、医学概論研究者として近代医学批判を提示しています。また、森永ミルク中毒被害者の救済機関の設立などの活動もしております。この後、中川は、「薬害」、「医療被害」批判の運動から、「医学批判する医学者」として理論提示を求められ、「医学批判の理論的支持者」としてかかわることになるのです。

この時期の、中川のもう一つの「医学批判」の活動は「和田移植批判」です。時代的には同じ一九六八年の八月八日、札幌医大で和田寿郎が心臓移植手術を強行します。

レシピエントの宮崎信夫君は術後八三日めで亡くなり、その後和田移植に対して様々な疑問と批判が沸き起こります。和田移植を法的に告発したのは大阪の鍼灸師、増田公孝氏を中心とする「東洋哲学医学漢方研究会」で、「未必の故意による殺人罪」と「業務上過失致死」などで一九六八年一二月三日に大阪地裁に告発する。この告発を受けた札幌地検の捜査・起訴検討が一年以上も長引いていた一九七〇年七月二七日、中川は医者や医事評論家や元厚生大臣に声を掛けて、「和田心臓移植を告発する会」を組織化します。この会は法的な告発はしていませんが、和田移植が「患者の基本的人権尊重に欠け、医師倫理にも反する」として、法務委員会、医道審議会、人権擁護委員会に、和田移植の調査を要請し、またマスメディアを通して医学部の密室性、封建制および権力性を批判することも行ないます。しかし、この会の発足の一カ月後の一九七〇年九月、札幌地検は「和田教授を殺人罪と断定する決め手が無い」ことを理由に証拠不十分で不起訴処分にします。

これらの医学批判活動は、「紛争」前からの中川理論からの帰結であり、それが実行されたのが紛争時の状況だったとも言えるかも知れませんが、「紛争」が明確に中川医学概論に影響を与えたのは、中川医学概論への「医学教育」導入であると思います。

中川は、インターンの身分・報酬・医学教育を問題にしたインターン闘争から始まった医学部闘争を、「医学教育」の問題として捉え返し、世界の医学教育制度・内容・カリキュラムを調査して比較研究し始めます。そこで、欧米「先進国」では、医学教育の改革がどんどん進んでいるのに、日本の医学教育制度は明治の医制による近代医学導入以降ほとんど変わっていないことを明らかにします。そして、闘争鎮圧後の「医学部体制立て直し」の一環として、全国医学部長・病院長会議が医学教育の改革を掲げ、そのための「日本医学教育学会」が設立されると、中川は、そこに医学教育学としての医学概論研究者としてかかわっていくことになります。ここから、中川は日本の「医学教育者を教育する医学教育学」の第一人者となり、中川医学概論には、医学史・医学哲学・医療社会科学の三本柱に、医学教育(学)が付け加えられることになります。これ以降、中川医学概論の語りから「医学批判」の言説は希薄になり、「気づく、共感する、患者を大事にする医者をつくること」は、今後の医学に求められる」との医学教育の重要性が強調されることが多くなっていきます。そして、市民・患者への語りにも、医学批判よりは、市民・患者も「変わらなければならない」という、ある種の「医学教育」の語りが出てきます。それらの医学教育の語りのなかでは、あの「北風と太陽」の寓話がたびたび出てくるようになります。

医学批判から出発した中川医学概論は大学闘争を契機に、

または基点として、「医学が変わるには、医師が変わらなければならない」との視点から、「医師を変える」医学教育の医学概論へと方向変換して行ったとも言えるのです。中川の下で医学概論を学んだ大学院時代に——一九八〇年代初めですが、大学院生同士の研究会で、この中川医学概論の方向転換を、「変節」か「転向」か「回帰」か「論理展開の必然」か「新地平の開拓」か、などと議論したことがあります。その際に、その議論を中川本人にも向けたのでしたが、中川本人は、笑いながら、「私は変わってない。ただ、非常に大事なものに気がついただけだ」とのコメントをしてくれた記憶があります。

高草木　山口さんは、一九六九年当時、医学部浪人生だったと思います。当時は予備校生までが授業をボイコットする時代だったというお話を以前に聞いたことがあります。山口さんも、リアルタイムかどうかはともかく、最首悟、高橋晄正の問題提起に鋭く反応なさった方だと思いますので、まずその点について自分史を振り返っていただけますか。そのうえで、大学闘争と地域医療の関係についてお考えをお願いします。すでにご講義で解説されていますが、地域医療の草分け、佐久病院の若月俊一にしろ、堀川病院の早川一光にしろ、大学闘争よりもだいぶ前の時期から地域医療に取り組んでいます。大学闘争の後、多くの若い医師が地域医療に入っていきましたが、彼らにとってこの地域医療は、「社会のなかの医学」を目指しての積極的行動だったのか、夢破れて田舎に逃げ込んだのか、よくわからないところがあります。大学闘争の問題意識と地域医療の理念とがどのようにクロスするのか、ご自身のお立場から解説していただければと思います。

山口　私は、大学闘争の頃、一九六八年に高校を卒業しています。長崎で生まれ育ちましたので、原爆問題に対する市民的な関心と意識をもっていました。一九六八年一月にアメリカの原子力空母エンタープライズが佐世保に寄港しましたが、そのときは高校の先生たちの多くが授業をボイコットして現地闘争に行ってしまい、私たち生徒は教室にとり残されたことを覚えています。そういう風土で私は育ちました。

高校卒業後、京都で浪人生活を送っていましたが、六八年八月に、いま佐藤さんがお話しになった和田移植がありました。私自身医者になろうと思って勉強していた時期だったので、当時マスコミで大きく取り上げられていた和田移植に対して、最新医学への憧れとともにどうもうさん臭いという印象をもったことを覚えています。

その頃、通学していた関西文理学院〔一九五一年開校の老舗予備校。二〇一〇年三月閉校。「カンブリ」の愛称で親しまれる」で経理上の不正問題があって、予備校生が授業をボイコットする事態となり、延々四カ月間くらい休講の状態でした。その結果、毎日大学や学問について討議するために予備校に通っていたような状況でした。また当時は、反戦浪人連合〔略称「反戦浪連」、ちなみにヘルメットは灰色〕という浪人生の全国組織が存在し、京都の円山公園で定期的な集会も開催されました。

そんななかで、六九年一月、最首さんの問題提起が『朝日ジャーナル』に出ました。その頃は予備校生も『朝日ジャーナル』を読んでいましたので、私たちは、医学部に入る前の段階で、医学とは何かを問われてしまったことになります。医学部の学生たちが、このまま大学を卒業して医者になっていいのかを問うていたように、予備校生の私たちは、自分たちは何のために医学部に入るのかを自らに問いかけ、医学部に行くべきではないかもしれないとまで考えました。その結果、一年めの浪人のときは入試をボイコットする気持ちが強く、受験に対し真剣に取り組めませんでした。

その後いろいろな経緯がありましたが、最終的に二浪して七〇年春長崎大学医学部に入りました。そこでぶつかったのが、大学医学部が歴史的に果たしてきた社会的役割という問題でした。戦時中の七三一部隊の問題です。明らかに七三一部隊出身と思われる人たちが教授として教壇に立っていたのです。私は、全国の医学部で大学闘争が起こった一つの大きな要因がこの問題だと思っています。

講義でもお話ししましたが、十五年戦争時において大学医学部は、当時の京都大学や東京大学を中心として多くの医師、医学者を中国東北部、いわゆる「満州」へ送り出し、関東軍の配下にあった七三一部隊〔「関東軍防疫給水部」と呼ばれた〕を中心とした生物・化学兵器部隊を組織します。そして、三〇〇〇人余りの中国、朝鮮、モンゴル、ロシア人民を対象に、ありとあらゆる人体実験を行ないました。医学の名において最も残虐な戦争犯罪行為を行なった歴史があるのです。そんなことをやってきた医学部が、まともなものであるはずがない。しかも、当時医学犯罪に加担した医学者や医師が何の反省もなく大学や研究室に返り咲き、基礎研究や臨床、学生の教育に携わっている。なかには学部長や学長に昇進したり、戦時中の「業績」により日本学術会議の会員になった人もいたのです。医学部における大学闘争の根底には、当時の学生が意識していたかどうかはともかく、戦時中から引きずっている問題があったと思っています。

最首さんの問題提起は、医者は機械を修理するように患者を修理して社会に送り返す、社会で酷使されて壊れるとまた修理する、そういうことの繰り返しでは、医者は結果的に病人を絶えずつくりだす社会の矛盾を隠蔽しているだけではないか、ということでした。ところが、実際に医学部に入学してみると、医者が社会矛盾の隠蔽どころか犯罪行為そのものに加担していることに気がついたわけです。戦争という特殊な状況下ではあっても、人体実験によって罪のない人を傷つけ、殺している医学は、もしかしたら平時においても同じことを行なっているのではないか。医者という肩書で社会的に認められているけれども、実態としては犯罪者、殺人者という側面もあるのではないか、と考えるようになりました。

医学部を卒業しても、一般に言われている「医者」という立場になかなか身を置けず、私は地域医療を選んでいきました。地域医療は、若月俊一先生や早川一光先生たちがすでに一九四五年から五〇年当時に長野や京都で始めておられましたが、実は、戦前から「無産者診療所」の歴史があります。では、大学闘争を担った人たちの多くが、その後なぜ地域医療のなかに身を投じたのか。それは一言で表わすならば「医療の社会化」ということになります。大学闘争が提起した問題と地域医療は、三つの点でクロスしたと考えます。

第一に、最首さんが一九六九年に提起された問題は、その後一九七一年四月、同時期東京で行なわれた「日本医学会総会」に対抗して開催された「反医学会総会」としての「日本の医療を告発するすべての人々のつどい」に引き継がれていった、と私は考えています。翌年の第二回全国集会へ向けて、呼びかけ人の高橋晄正氏は、「日本の医療は破産に瀕している。それは日本の自然と社会が破産していることの医療の場における現われなのだ。そして医療は、私たちの社会がかかえている矛盾に対する告発の原点であるのだ。それを矛盾のどん底にある生存の物質的破壊の現場から告発し、経済的収奪と差別・抑圧・管理という現代社会への基本構造へと迫ろうとするのだ」(編集代表・高橋晄正「はしがき」、日本の医療を告発するすべての人々のつどい編『日本の医療を告発する』亜紀書房、一九七二年、ii頁)とアピールしています。地域医療は、部分的にではあれ、この問題意識に応えるものでした。地域医療の具体的実践内容は、患者の生活の場を念頭に置きながら医療活動に取り組もうというものでした。そのために在宅訪問診療・看護は当たり前のこととなり(「待つ医療から出かける医療へ」、「出前の医療」がスローガン化された)、地域住民の参加による「健康教室」がいたるところでもたれ、また年に一回の「病院祭」なども開かれています。

第二に、これまで最首さん、佐藤さんが指摘されてきたように、医学部における動かし難い前近代性、封建制の問題がありました。一九六三年に山崎豊子氏が著した小説の題名である「白い巨塔」が示すように、教授が絶対的に人事権を握り、医局員は思い通りに動かされる「将棋の駒」

と呼ばれていました。これに対して、「医局講座制解体」のための一手段として「インターン制度〔医学部卒業後一年間インターンと呼ばれる無給の研修医として医療に従事することが義務とされ、その後国家試験に合格して初めて医師免許証を与える制度〕廃止」が闘われたことはご承知のとおりです。地域医療は、そうした医学界の権威主義を突き崩す運動でもあったのです。長野の佐久病院では、医療を住民の手に取り戻すために「民間療法」を積極的に医療行為に取り入れています。これは農民たちから生活における健康の知恵を学んでいこうとする画期的な試みだったと言えます。また、京都の堀川病院では、病院を運営、経営する理事会への参加を地域の人々にも促し、地域住民が「手も出し、知恵も出し、金も出す」病院運営を行なっています。医療を大学の閉ざされた権威から、広く「生活者」の手に取り戻すものだったのです〔⇒本書、二〇九―二一四頁〕。

第三に、大学医学部が薬剤企業や医療機器メーカーと癒着していることに対して、学問の中立性、純粋性を破壊するものとして徹底した批判が行なわれました。「産官学協同路線反対」のスローガンの下、大学における研究や学問的活動に政治や産業が介入することは絶対にあってはならないとされ、監視の目が向けられたのです。こうした問題意識をもって、医療を受ける人たちが自らお金を出しあう「住民出資」の地域病院づくりが始められたと思われます。病院建設や設備投資のために銀行から多額の借金をすれば、その返済のために利益を上げなくてはならず、その結果必要でない検査や治療をする羽目に陥ってしまいがちです。住民出資には、具体的方法として純粋な寄付もあれば、病院債券を買ってもらい数年後から返済というやり方もありましたが、当時数億円もの資金を集めることができた地域の病院もあったのです。

II　インフォームド・コンセントのパラドックス

高草木　一九六〇年代の大学闘争の問題意識から現在の医学・医療にも直接かかわるさまざまな問題を三人の方に語っていただきました。次に、医療はどのようなものであれ、医師と患者が向き合って行なうものですから、この両者の関係をどうするかは避けて通れない問題です。そこで、「インフォームド・コンセント」について考えたいと思います。ナチスの人体実験に対する反省からニュルンベルク綱領で「被験者の自発的な同意が絶対的に必要である」とインフォームド・コンセントの概念が初めて規定され、のちに一九六四年の世界医師会のヘルシンキ宣言にも明記されています。その後、アメリカではベトナム戦争や公民権闘争を背景とする患者の権利運動のなかで大きく取り上げられ、バイオエシックスの中核的な理念になっています。

世界的にみれば、一九六〇年代、七〇年代の運動の一つの成果とみてよいと思われます。

日本では一九八〇年頃バイオエシックスが導入されますが、その主体となったお一人の木村利人氏は、「人権運動をバイオエシックスのもっとも重要な形成要因」(木村利人『いのちを考える――バイオエシックスのすすめ』日本評論社、一九八七年、二七八頁)とする立場をとっていますから、「患者の権利」であるはずのインフォームド・コンセントが「説明と同意」という単なる手続き問題にすり替えられてしまうのはきわめて不本意だと思います。その意味では、「インフォームド・コンセント」はまだ日本に定着していないと評価することもできるだろうと考えます。

中川米造の晩年を取材したNHK・ETV特集「中川米造の遺言」(一九九七年一〇月六日)という番組のビデオを最首さんからお借りして、そのインフォームド・コンセント理解に私は強い関心をもちました。中川はあまり長く話していないので背景等がよくわからないのですが、要するに、インフォームド・コンセントは、患者に治療方法、治療方針、リスク等を説明してその同意を得ることでも、選択肢を示して選んでもらうことでもなく、患者一人一人が自分自身の生老病死のなかにその病いの体験を位置づけることができるようにする、患者にそのストーリーを描かせることだ、というのです。病いを得たときに、医師が患者の心の葛藤にまで手を差し伸べる姿勢をとってくれるのならば、ほんとうにありがたいことだと思いますし、そこには必ずや医師と患者の信頼関係も醸成されるはずです。ここまで来れば、もう「患者の権利」という理念を超えてしまっています。まさに、「患者が主人公の医療」の実現と言ってもいいでしょう。

しかし、ではそうした中川流の「インフォームド・コンセント」を普及させていけばいいのか、というと話はそう簡単ではありません。まずは、理念としては理解できても、そんなことは実際には実現しないだろうという疑念が先に立ってしまいます。中川ほどの人物であれば、そして患者の数を限って診療するのであれば可能かもしれませんが、現実には凡人たる医者が日常業務として診療をこなしているのですから、患者の心の襞にまで触れるようなことが可能であるとは到底思えません。

しかし、問題はその先にあって、そうした「インフォームド・コンセント」が可能であったとして、それ自体のなかに問題性は孕まれていないかが問われなければならないと思います。一般に、患者の権利としての「インフォームド・コンセント」は、近代的「人権論」を基礎にしていて、「自律的な主体としての個人」を前提にしています。ところが、現実にはそのような理想的な「自律的な主体」は一般に存在しません。

話を大きくすれば、フランス革命ではル・シャプリエ法によって労働者の団結権が禁じられます。同業組合(ギルド)は解体して、営業の自由が認められたのだから、労働者の側も一人の「市民」として資本家・経営者と対せばよい、として徒党を組むことを禁止したのです。労働者の側が資本家・経営者の側と同じような独立性、自律性をもっているはずがないにもかかわらず、同じ「市民」という論理で、労働者に「自律的な主体」であることを強要したことになります。

同じように、患者の側は対医師との関係においてつねに「弱者」です。その人たちに「自律的な主体」を要求することは、一般的には患者に過大な負荷をかけることになるのではないか、という疑念はつねに投げかけられています。そうしたインフォームド・コンセントが孕んでいるパラドックスは、たとえ中川流の「患者主体のインフォームド・コンセント」であったとしても免れていないのではないか。主観的にどんなに良心的なものであろうとも、おそらく教養も財産もある特定の社会層にしか通用しないのではないか。そんな疑問が湧いてきます。

だからと言って、もちろんパターナリズムに逆行することはありえないでしょう。インフォームド・コンセントを基盤にしながら、どのような医師―患者関係を求めたらよいのか。この点はきめ細かい議論が必要だと思います。まず、中川のインフォームド・コンセントに関して、その詳細を佐藤さんにご解説いただき、それを議論の出発点にしたいと思います。次に、中川との間の思想的な違いを含めて、佐藤さんの考える医師―患者関係についてもお話しいただければと思います。

佐藤　いま我が国で言われているインフォームド・コンセントは、米国の医療倫理から紹介されたインフォームド・コンセントです。その米国流インフォームド・コンセントには、二つのルーツがあると言われていまして、その一つのルーツは、ナチスの医師たちの人体実験を裁いたニュルンベルク裁判以降の、医学の人体実験に対して被験者の同意を得ようとするインフォームド・コンセントです。もう一つのルーツは、患者の人権運動のなかで一九七二年に法的理念になったインフォームド・コンセントです。これは、「患者の自己決定」が医療においては必要であって、自己決定をできるようにするのがインフォームド・コンセントであるという考え方で、アメリカではそれが法的な義務になっています。日本の医療倫理の人たちが、このアメリカのインフォームド・コンセントの概念をそのまま日本に導入して、大学病院での治験といわれる人体実験や先端医療と言われる「実験的治療」でも、また普通の病院での通常の医療のなかでも、これをどうするかを問題にしています。

中川「医学概論」のなかでは、インフォームド・コンセントは、特別なテーマ・項目・タームとしては出てきませんし、彼は、そのような特別の項目としては、どこにも書いていないはずです。ただ、八〇年代初めに、中川と一緒に、米国の医学雑誌の記事の翻訳をしていたときに、中川が医学雑誌の記事のなかから、インフォームド・コンセントについて論じた記事を取り上げてきて、一緒に翻訳しました。その時に、インフォームド・コンセントの訳語は、「熟知同意」がいいか、「納得同意」がいいかとか言いながら、インフォームド・コンセントの概念について議論した記憶があります。その当時から、中川は、インフォームド・コンセントは患者が主体の医療においては、過渡的に必要なものだとして限定的に認めていたと思います。「患者の自己決定」を最良の価値とする米国流医療倫理では、「患者の自己決定」のために必要なインフォームド・コンセントは、重要な、もしくは「神聖」な概念になるわけです。これに対して、中川は、さらに、「患者の自己決定」は何のために必要かを考え、その先に「よりよい医療の実り」と「よりよい医療者と患者の関係性」の必要性・重要性に、求めるべき価値を見ていました。中川医学概論が要求したのは、「患者が主体になる医療」であると同時に「患者のためになる医療」でしたから、そのためには医療者は患者が自己決定できるように、そして「よりよい医療の実り」を得られるようにサービスしなければならないとしていました。そういう意味でのインフォームド・コンセントの重要性は指摘していたと思います。論文の形にはしていませんが、講演では、とくに、医療者向けの講演やワークショップなどでは、話していたと思いますし、私との議論のなかではよくでてきました。

しかし、米国発のインフォームド・コンセントは、市民社会で理知的主体がもう一つの理知的主体と契約するときの概念ということもできます。「もう一つの理知的主体」は、他者でも国家権力でも構いません。そこでは、市民社会の理知的主体としての人間のあり方が求められることになります。「患者はこうあるべし」という近代的主体としての患者像が要求されるのです。では、その要求に応じられない主体はどうなるのか。うまく自分を表現できない人、他人の話をよく聞くことができない人、ラポールのとれない人、あるいは「意識がない」とみなされる人、新生児、乳児、子ども、いわゆる「痴呆」老人、「精神障害」をもっている人、また「死にゆく人」――これらの人々は、インフォームド・コンセントできない人として、その概念から外されていくわけです。米国流医療倫理では、そうした人たちの自己決定は誰かが代行できるはずだという、いわば「自己決定の代行」という――自己決定からは矛盾する概念です——議論になっていきます。

インフォームド・コンセントは、ある種・ある状態の患者を差別する。これに中川は当初から気づいていたようです。そこで、中川は、インフォームド・コンセントの目的——最終目的は、自己決定ではなく、医者と患者の信頼関係だと切り替えていきます。

このような中川独特なインフォームド・コンセントの解釈があり、それで、先ほど高草木さんから紹介があった死の床で、「インフォームド・コンセントは患者に説明して同意を得ることではなくて、患者一人一人が自分の生老病死のなかにその病いの体験を位置づけることができるようにする、患者にそのストーリーを描かせることだ」と言うことになるのです。

中川のこのセリフでのインフォームド・コンセントは、既存の概念からは遠くかけ離れてしまっていて、実は「ナラティヴ(Narrative)」と言われる方法論に近いものです。

社会科学のある領域において、人が語ること——自分の物語を紡いで語る行為(=ナラティヴ)を取り上げて議論していこうという、いわゆる「ナラティヴ・ターン(物語論的転回)」が出現したのが一九七〇年代で、社会学領域でも、「ナラティヴ・アプローチ」、「ナラティヴ・ストーリー」、「ナラティヴ・セラピー」などの概念や「臨床社会学」と自称する領域が出現します。さらに、近代医療においても、この「ナラティヴ・アプローチ」を治療と結びつけていく医療、たとえば、治療者と患者の共同作業で患者のストーリーをつくり上げていくのが治療になるという「ナラティヴ・ベースド・メディスン(Narrative Based Medicine)」が出現するのが一九八〇年代で、これは日本には一九九〇年代後半から、紹介・導入されています。中川は、社会科学のナラティヴ・ターンの頃から、自分の医学概論の言説や論文のなかでは、とくに取り上げて重点的に議論するようなことはなかったようです。むしろ、ナラティヴ概念には関心を寄せていたようですが、クールに見ていたようでした。ところが、がんの末期になって病床生活で自分の死を考えるときに、ここ、つまり、ナラティヴの重要性にたどり着いたようです。先ほどの死の床での発言のビデオを見ると、中川は、先ほど紹介した「ナラティヴとしてのインフォームド・コンセント」のセリフの後に、傍らにいるおそらく主治医に向かって、「先生は大丈夫でしょうけど、これからの医療はインフォームド・コンセントが重要で、これを中心の医療を行なうことは医療者にとってはたいへんしんどいものですよ」と言っています。インフォームド・コンセントの概念をここでナラティヴの概念と結びつけて、医療者—患者関係の理想を語っているのだと思います。

アメリカ発のインフォームド・コンセントは、自己表現のできない人、ラポールのとれない人等を排除し、市民社会の理知的主体を強制するものとも言えます。ですからここに「ナラティヴ・アプローチ」を新しく導入するのは参考になるだろうと思います。ナラティヴ・アプローチの初期の代表的なものとして、アーサー・W・フランク『傷ついた物語の語り手――身体・病い・倫理』(原著一九九五年。鈴木智之訳、ゆみる出版、二〇〇二年)やアーサー・クラインマン『病いの語り――慢性の病いをめぐる臨床人類学』(原著一九八八年。江口重幸、五木田伸、上野豪志訳、誠信書房、一九九六年)があります。最近では、「ナラティヴ・ベースド・メディスン」の紹介本もたくさん訳されており、また、ナラティヴ・ベースド・メディスンとして、患者にストーリーを語らせることをベースにした治療法を実践している医療者もいます。最近、結構、流行っています。

しかし、私には、このナラティヴ・アプローチもかなり問題があると思われます。近代医療・近代医学が支配的で、「医療化」が生活の隅々まで貫徹している近代社会においては、多くの人にとって、病者の病むというリアリティは、医学によって簒奪され、「患者」という、医学が指し示すリアリティが押しつけられているとも言えるのです。社会学的に言えば、近代医療は「病者」という存在を「患者」という役割に組み入れることで、医学・医師の治療という管理の下におき、医療の社会統制の機能を発揮してきたのです。このような患者に、医師が、「病い」の経験とその意味を語らせようとすることは、ややもすると、その病者の「語りの(医学への)譲り渡し」や、「医学的言語による語りの創出〔捏造?〕」となる可能性が高いのではないかと思えるのです。そこをきちんと担保してナラティヴ・アプローチを行なわないと、また新たな患者選別につながりかねません。つまり、語ることのできない人、医師・医学が好まない語りをする人に対してどう対応していくのか、医学の側が選別する方法論を生み出すのではないか、という危惧があります。

高草木　それでは実際にクリニックで医療の現場で診察に当たっている医師の立場から、インフォームド・コンセントにどんな問題があるのかを、山口さんにお話ししていただきたいと思います。山口さんはとくに現在高次脳機能障害の問題を専門に取り組んでおられますので、単純なインフォームド・コンセントは通用しないようなケースもあるだろうと思います。問題点を、具体的にお話しいただければと思います。

山口　私は一九七〇年代の後半に医者になりまして病院に勤め始めましたが、その当時はまだ「インフォームド・コンセント」という片仮名文字は日常診療の場では使われていませんでした。医師が治療したり手術したりして患者さんに関わろうとするときは、時間をかけて丁寧に説明することが、医療現場での自然な約束事になっていたという気がします。一方で、研修医として指導を受けた大学病院では、「患者や家族とは、時間をかけて話をするのは禁物。適当に距離をおいた方がいい」といった指導医からの「アドバイス」があったことも確かです。

その後一九九〇年近くになると、この片仮名文字が急速に医療現場で使われ始めます。九一年に私は大阪にいましたが、その年の京都で開かれた第二三回日本医学会総会のメイン・テーマが「インフォームド・コンセント」でした。これは患者・家族の問題でもあるので、医者だけではなく市民も参加させてほしいと総会事務局に要求し、医療被害者団体や住民団体の参加が実現しました。市民の立場からは、インフォームド・コンセントは医療者側に都合よく使われているのではないかという危惧がありました。一つは、当時増加傾向にあった医療過誤訴訟に対する対策として使われるのではないかという危惧です。訴訟を起こしても、病院側が「十分な説明の末、納得が得られ、患者・家族の自主的決定のもとで行なわれた治療、手術であり、その結果予期せぬ事態が生じても医療側の責任ではない」と強弁する口実を与え、責任回避の一手段として使われてしまうのではないか、ということです。また当時、一九九二年一月に脳死臨調(臨時脳死及び臓器移植調査会)が約二年間の調査活動をまとめ「最終答申」を発表し、脳死・臓器移植に関する討議が国会で始まる頃でした。脳死・臓器移植を前提にしますと、ドナーになる患者さんの側にきちんと説明しなくてはいけないと医療現場で強調されるようになりました。インフォームド・コンセントは脳死・臓器移植を進めるための方策ではないか、という危惧もありました(ちなみに九一年四月、日本医学会総会の後援で開催された患者と医療者の公開討論会「納得のゆく説明とは?――インフォームド・コンセントの現状について」においては、指定発言者八名中三名が現場の医師、看護師、家族による「脳死・臓器移植」に関する問題提起でした)。

余談になりますが、二〇一〇年七月に改定臓器移植法が施行されて以降、「本人の意思表示」が絶対条件でなくなったことから、家族が脳死判定を承諾し、臓器提供を納得するための「グリーフワーク」、臓器提供を決断し、提供した後の「グリーフケア」の大切さが医療現場で叫ばれています。二〇一二年六月、六歳未満の幼児からの移植が初のケースとして大きく報道されましたが、自分の子どもの臓器が他人の体のなかで生きることが、残された家族にとって生きがいに結びつく、悲嘆から自己回復する「グリーフワーク」「グリーフケア」になる、と患者家族に対して繰り返し吹き込まれるのです。本来、「グリーフワーク」

や「グリーフケア」は、病いの進行によって死が近づいた患者さん本人やその家族の精神的な支えをどうするかという問題意識のもとに提唱されたはずですが、現在臓器移植のための方策として歪められて使われているように思います。かつてインフォームド・コンセントが医療者側に都合よく使われたのと同様、危惧されるところです。

私自身の日常的な診療活動では、頭部外傷や脳卒中(脳内出血、脳梗塞、クモ膜下出血)、ウイルス性脳炎、低酸素脳症などの後に生じる記憶障害や注意力、判断力の低下、感情コントロール不良などの精神症状である高次脳機能障害に対する認知リハビリを中心に行なっています。患者さんは交通事故や脳の病気など、人生途上のアクシデントをきっかけに私のクリニックを訪れることになります。一般的に言って、医療者と患者との関係は、病いという「不幸」をきっかけにした出会いと言えるでしょう。その出会いを大切にして、医者が患者さんの意を汲みながら一緒に手を携えてやっていくのが医療の本来の姿ではないかと思っています。専門職と当事者という違いはあっても、互いに対等な関係性のなかで病いに対してともに立ち向かっていくことが重要だと思います。そこでは、言葉を介した意思疎通が大きな意味をもつことは自明の理でしょう。医者の一言一言が舞台劇での役者の台詞と同様に重要な意味を帯び、患者に生きる力を与えることもあれば、一切の希望を失わせることもあることは肝に銘じておかなければならないと思っています。

しかし、実は医者としてできることは限られています。特に「高次脳機能障害」の方の場合は、言葉によるコミュニケーションにかなりの制約があるのは事実です。また、その場で理解できたことでも、数時間後には記憶障害のために忘れてしまっていることもあるのです。そのような現状ゆえに、私が高次脳機能障害を含む脳障害の方に対し取っている方策は、患者さん同士をつなぐコーディネーターになるということです。一般の医療機関において、患者同士が病院の待合室で診療を待っているとき、互いに言葉を交わすことはほとんどありませんが、同じ病いをもつ者同士のつながりや家族による情報交換は、三〇分や一時間の外来診療以上の意味をもつことがあるのです。最近、「患者・家族の会」が、「ピアカウンセリング」や「ピアサポート」の役割をもつものとして再認識されるようになりました。なかには患者会活動を通じて病前以上の生きがいをもち、生き生きと過ごす人々がいることも確かです。

先ほどの「医療の社会化」の問題にも関わってきますが、医師は一人ひとりの患者が抱える問題を、狭い診察室のなかにとどめずに、患者会活動などを通じて、より広く社会に周知させることが重要ではないかと考えます。その作業が、病いのなかに潜在する環境的、社会的、精神的要因を明らかにし、一般の人々にも気づかせ、社会を変えていく原動力にもなるはずです。医師としてできる「インフォームド・コンセント」の究極の姿は、そうした「医療の社会化」に一歩でも寄与するためのコーディネートではないかと考えています。

高草木　最首さんには、むしろ患者の立場、非医師の立場でご発言いただきたいと思います。最首さんは小学校を九年かけて卒業するほど病弱な少年であったようですし、片肺の摘出をはじめとして数々の病いを得て、医師との付き合いも他の人に比べて濃密であったと思われます。三女の星子さんのこともありますから、医師と対面する機会を多くおもちです。さらに、いまも予備校の医学部進学コースで、医師予備軍の人たちに対して、「いのち」を預かる特別な職業としての医師の職業倫理を厳しく説かれていると思われます。しかし他方において、近代医学そのものについて懐疑的な目を向けていらっしゃいます。極論すれば、「医者なんかに「いのち」が救えるわけがない」という諦観、達観が先生の言動に見え隠れします。近代的なシステムに組み込まれた「宗派なき聖職者」として医師を見ているようにも受け取れるのですが、医師の「職業倫理」について、インフォームド・コンセントとの関係でお話しいただければと思います。

最首　インフォームド・コンセントは、六〇年代末の患者権利運動が獲得した患者の「マグナ・カルタ」、「権利章典」に匹敵するものです。患者は子どもではないという宣言です。しかし、同時に医療訴訟に備えるために医者側はテープを取ることを始めます。米国での医療保険会社と患者を相手にした医者の自己防衛としてのインフォームド・コンセントです。「私は治療のリスクについて説明し、あなたはそれを承諾したでしょう」と、医者からテープを出されても困ります。患者に承諾を求めること自体が間違いとしか言いようがない。私も肺がんの手術のときに、輸血をしたらどれだけの病気にかかるリスクがあるか延々と説明されました。こちらは不安の塊になるだけで、何の利益もありません。「これだけの危険がありますが、手術の途中で輸血が必要になったときには、輸血を承認しますか」と訊かれました。患者が「ノー」と言えるわけがない。「イエス」と言うしかないでしょう。

インフォームド・コンセントは、医師は真実を言わなければいけないという「トゥルース・テリング(truth telling)」と患者側の「自己決定(self-determination)」とが一組になっています。「自己決定」との関係でインフォームド・コンセントの問題を掘っていくと、一つは、ヴィクトール・フランクルが提唱した「ロゴセラピー(logotherapy)」に行き着きます。「ロゴセラピー」は、アウシュヴィッツ以後、世界的に広まっていきますが、生きる意味があればどんな苦しみにも耐えることができる、とフランクルは説くのです。「納得する」ことが「治る」ことの本質である、と言ってもいいでしょう。

もう一つは、佐藤さんが解説してくれた晩年の中川の立場です。中川は、医師像を呪術師型から神父型、学術型、技術者型、そしてパートナー型へと変遷すると捉えていました。技術者型からパートナー型へ変わらざるをえない局面で、インフォームド・コンセントのあり方の変容が語られたのだと思います。つまり、最終的にはインフォームド・コンセントの有意義性を掘っていけば、「病気が治る、治らない」の問題ではなくて、「患者と医者がどう一体化していくのか」という問題になります。それは、人間が遥か以前、「自然人」から飛翔したときに捨ててしまった考えです。「自然人」とは、また後で言及するかもしれませんが、端的に言えば「結婚できる人、子どもを産むことができる人」です。そこから飛翔して「法人」や「経済人」や「学人」が出てくる。自然人のある部分が肥大化していった存在です。つまり、医療に尖鋭に現われてくる「自然人」からの乖離を、インフォームド・コンセントが批判し、抉《えぐ》っていく可能性を秘めているとも言えるのです。

私の直接の相手である星子は何も言わない。言葉がないので、付き合うには相手の気持ちを忖度《そんたく》するしかありません。「シンパシー（sympathy）」＝同情はできませんが、しかし「エンパシー（empathy）」＝思いを馳せることはできる。そこで「星子と私」になれる。医者は、修理屋として病気が治せないというときに、勝手に匙を投げてはいけない。そこから何かをしてくれなければ困る。そこがインフォームド・コンセントの問題なのです。患者が主体的に納得することに医者がかかわっていく、そのときに実は自他の区分がどこかで消える、その「消える」ことを共有することが問題なのです。消えるとか融け込むと言っても直接そうなるわけにはいかない。物が物に力を及ぼすと言っても直接及ぼすわけではないのです。場を通して及ぼします。人も合体するわけではなく、ただ「姿」においてそうなのだと菅谷規矩雄は言いますが、菅谷規矩雄についてはまた述べることにして、直接応答する部分を含みながら、場を介して共感、感応していると考えます〔⇩本書、三八四―三八五頁〕。

結局、医師は、自分が全権をもったかのような存在であることを強いられながら、患者に仕えなければならないのです。矮小で無力な存在であることをわきまえながら、それを内に押しこめておかなければなりません。そうすることで、患者は医師を全面的に信頼するかのようにして自己治癒系を活性化させるのです。

Ⅲ　近代医学・近代医療へのまなざし

高草木　佐藤さんの講義で、ほとんどの病気は、実は自然治癒力で治ってしまう、頭に草履《ぞうり》を乗せておけばそれで実際に治るから、草履に神秘的な力があるように見えてしまう、というような話がありました。また、約一割の病気は近代医学・医療の力で劇的に治る、しかし、約一割は近代医学・医療に頼ったがためにかえって悪化するというフランツ・インゲルフィンガーの説が紹介されました(⇒本書、一一五頁)。

ここで、「近代医学・近代医療」について議論してみたいと思います。ここは経済学部ですので、ちょっと経済学の世界に置き換えて話をしてみます。私が大学生時代には、経済学には近代経済学とマルクス経済学という二大陣営があって、しのぎを削っていました。マルクス経済学の原論は、マルクス『資本論』(一八六七年)をベースにしていて、近代経済学は、一八七〇年代におけるジェヴォンズ、メンガー、ワルラスによる限界効用理論、いわゆる「限界革命」によって基礎が確立された経済学です。現在では、マルクス経済学は、完全に近代経済学に水をあけられてしまっています。カリキュラム上でも近代経済学のミクロ、マクロが主流でその添え物のような位置しか与えられていません。いずれ大学のカリキュラムからマルクス経済学が一掃されるのも時間の問題かもしれません。しかし、だからと言ってマルクス経済学にまったく意味がなかったのかと言えば、もちろんそんなことはありません。近代社会の構造を見るうえで、マルクスの理論は現在でも重要な基礎になっています。一方、マルクス経済学に勝利し、完全に主流派経済学の位置を占めるようになった近代経済学も、実は大きな批判に晒されています。近代経済学は、いわば一つの学問領域をつくり、そこでさまざまな論理操作により論文を量産させることのできる基盤をもっていると言えますが、では、そうして量産された論文や著作が現実の経済を説明できているのか、端的に言って何かの役に立っているのかと言うと、経済学は「経済学者とその家族の生計のためだけにある」と言われることがあるほどです。

少し乱暴ですが、マルクス経済学を東洋医学、近代経済学を近代医学と置き換えて考えてみると、おもしろいかもしれません。東洋医学は、古いし、時代遅れだし、科学的ではないかもしれませんが、それ自体一つの体系をもっていて、人間の身体に対する一つの見方を示している。東洋医学が信用できない、役に立たないというのなら、近代医学のほうだって、信用できないし、役に立たない。どこまで科学的であるかもきわめて怪しい。

近代医学を批判することは、近代経済学を批判するのと同じように、ある意味ではたやすいことです。以前、私は、現在名誉教授となっておられる飯田裕康先生とご一緒に「経済学の危機と再生」というテーマで講義を組み立て、それを著作にまとめたことがあります〔慶應義塾大学経済学部編『経済学の危機と再生 市民的共生の経済学4』弘文堂、二〇〇三年、参照〕。そのときにも、近代経済学に対して根源的な批判を投げかけました。近代経済学の理論で、社会を裁断することほど愚かなことはない。経済理論が有効なのは社会現象のごく一部に過ぎないし、それもごく限られた条件の下でのことに過ぎません。市場原理主義ですべてが解決できると考えるような経済学者は、完全に逆立ちしている。隣接諸科学と連携しながら、経済学は謙虚に自らを語らなければならないし、常に自らの理論の過誤の可能性を省みなければならない。こうした批判はできるわけですが、問題はその後なのです。では、近代経済学に代わって何があるのか。マルクス経済学に再び主戦場に登場してもらうわけにはいかないでしょう。もちろんオルターナティヴを探求する努力はしなければいけないし、近代経済学の有効性に対する検証はつねに行ない、批判的視座は維持していかなければならないのは当然のこととして、しかし簡単にオルターナティヴが体系化されない以上、そして近代経済学が制度化された経済学として社会システムのなかに組み込まれてしまっている以上、それを無視するわけにはいかないし、それとうまくつきあっていかなければならない、というところに落ち着いてしまうわけです。

ちなみに、私は「社会思想」、「社会思想史」を専攻しておりますが、こうした科目が経済学部の専門科目群のなかで「基本科目」の位置を占めているのは、世界で慶應義塾大学だけだろうと思います。この科目は小泉信三が創設したものですが、小泉の意図はともかく、私は、「社会思想」、「社会思想史」の役割は、経済学理論が所与のものとしているもの、たとえば「経済人」といった概念を検証し、現存の経済学理論を相対化することによって、経済学理論の刷新、あるいはオルターナティヴの立ち上がりを準備することにあると思っています。そういう意味では、医学部における「医学概論」に近いものがあるかもしれません。そんなものがなくても、とりあえず誰も困らないという点も、同じでしょう。

近代医学・医療は万能ではないし、むしろ有害である面もありうる、という点では近代経済学と同じです。しかし、それに代わるいわゆる「代替医療」にもまたそれほど多くの期待が寄せられるわけではありません。しかも、経済学の場合と違って、医学の場合には、私たち一人一人の「いのち」と直接関わっていますから、現にある近代医学・医療を完全に無視するわけにはいかない。問題は、現場の医師がどれほど近代医学・医療の限界性や危険性を認識しているかでしょう。私たちは、どのようにこれとつきあっていくべきなのか。

まず、山口さんに、近代医学・医療の限界性について一般の医師がどの程度の認識をしているのか、あるいは患者サイドがどう認識しているのか、という辺りから始めていただけますか。

山口　近代医学の立脚点は、佐藤さんが一連の講義において詳しく説明されたように、人間ないし人体を各臓器や組織の集合体とみなし、それが個々にまた互いの関係性において円滑に活動している状態を「健康」と見なすことにあります。したがって、「病気」とはその反対の状態、すなわち臓器・組織が何らかの原因で故障し、機能を失い、各器官同士が円滑な関係性を喪失した状態です。その結果、「治療」とは、故障した部分を切り取るか、薬物によってそれを修理する、「正常化」することになります。

しかし現実には、身体の変調をきたす原因として、本人が生活する場の環境的要因があり、本人を取り囲む社会的要因が引き金になることが多いのです。その場合、身体を周りから切り離す傾向が強い近代医学は、まったく無力と言わざるをえません。唯一可能なのは、身体を周りの環境や社会に無理に慣れさせることのみになってしまいます。近年増加の一途をたどる精神疾患に対しても、効果を発揮しにくいばかりか、かえって治療そのものがさらに精神面を悪化させることになりかねないのです。

日常的に患者と接する機会を持つ臨床医の多くは、こうしたことにすでに気がついています。確かに、感染症に対する抗生物質の使用や、各種の痛みに対する鎮痛剤の使用が効果をもつことは多いのですが、それ以外の多くの病気に対して一〇〇%確実な診断を下すことはありえませんし、治療においても一〇%か二〇%の可能性はあっても、多くの病気はそう簡単にはよくならないのです。そうした「医療の不確実性」について多くの医師はよくわかっています。不確実性を知りながら患者さんを診ているのです。近年盛んに行なわれてきた予防的検査である人間ドックも、二〇〇八年春から始まった「メタボリックシンドローム」キャンペーンによる特定健診も、後期高齢者医療制度によって推奨されている高齢者健診も、(費用対)効果の点を考えれば、それほど意味のあるものとは言えません。

さらに、治療行為として行なわれる日常的な内科的・外科的治療も、ときに害をもたらすことは一般に知られていることです。医学者クロード・ベルナールは一九世紀、医療が有する「治療的実験」や「生体解剖」的要素について述べています。また、私たち臨床医は若い頃先輩医師から、「医者は多くの患者さんの屍《しかばね》を越えて一人前に成長していく。治療や手術で患者に悪いことが起こっても、それによって自分が成長させていただいたと思いなさい」といった「激励」を受けて育ったのです。

私がこれまで多くの方々から相談を受けた事例に「脳ドック」の問題があります。予防健診の一環として受けた脳の精密検査において、将来クモ膜下出血の原因になるとされる脳動脈瘤〔脳内動脈の一部が瘤状に膨らんだ状態〕が見つかることがあるのです。残された生涯、瘤が破裂してクモ膜下出血を生じる可能性は一〇%程度と必ずしも高くないにもかかわらず、予防手術を勧められるのです。その結果、五%程度の確率で身体障害や言語障害、高次脳機能障害を生じたり、なかには遷延性意識障害〔いわゆる「植物状態」〕や死亡に至る人たちまで存在しています〔一〇%と五%を比較すると、前者の方が確率が高そうですが、実は一〇%は余命二〇~三〇年の間のことであり、五%は手術から術後に至る四~五日間のことで、単純に比べることはできません〕。

相談に来られた方の場合、「将来破裂する可能性があるかもしれない脳動脈瘤をもちながら生きていくことを選択するのか」、または「障害や死亡の可能性もある手術を選択するのか」、の二者択一に問題がすり替えられてしまっているようです。一方的に、「脳動脈瘤というい つ破裂するかもわからない不発弾を毎日抱えて生活しているようなものです」という威《おど》しともとれる「インフォームド・コンセント」を受けた上で、手術を受けることを承諾する場合が多いのです。その結果、取り返しのつかない後悔と絶望の日々を送ることになってしまう方が数多く存在します。

一方患者の側は、さまざまな医療不信が叫ばれながらも、医療や医師に対して強い信頼感をもっていて、この先生に診てもらえば一〇〇%治してくれると思い込んでいる場合が多いように思います。そこまで過信していないにしても、自分の苦痛を医師には共有してほしい、せめて共感してほしいと願っているのではないでしょうか。

医師と患者の間のその認識の違いが、確執やトラブルの基になっているように思えます。医師と患者との意識のギャップを埋めるためには、医師側から医療の不確実性、限界性について懇切丁寧に納得いくまで説明することが必要でしょうが、それは患者を諦めさせることではありません。

静岡県清水市で内科医院を開業なさっている乾《いぬい》達《すすむ》先生は、患者さん向けの院内新聞『いのち』を一九七三年八月以来毎月発行されていましたが、それを一冊にまとめた縮刷版のなかで、「時に治し、しばしば支え、つねに慰む(Guérir quelquefois, Soulager souvent, Consoler toujours.)」というトルドーの言葉を紹介しています〔乾達『いのち――開業医の健康新聞II』径書房、一九八三年、二五三頁〕。医者はときどきは治すにしても、つねにできるのは慰めることだ、ということです。また、教育学者の林竹二先生の『授業人間について』を評して、文部大臣だった永井道雄氏が述べた「小さな子どもは、大人の支えを必要とし、不安な気持をもっている。これを力によって支配するのではなく、やさしくうけとめ、子どもの可能性をひきだすことから教育がはじまる。こうして子どもは授業の主体となるが、それは教師の責任の回避ではなく、教師の役割は、そういう授業をつくる工夫と努力をくり返すことにある」という「生徒―教師の関係」についての考えを、医療の世界に当てはめて、乾先生は「患者―医師の関係」を次のように言い換えています。

　患者は、医師の支えを必要とし、不安な気持をもっている。これを権威によって支配するのではなく、やさしくうけとめ、患者の治癒能力をひきだすことから治療がはじまる。こうして患者は治療の主体となるが、それは医師の責任の回避ではなく、医師のもっとも重要な役割の一つは、そういう治療をつくる工夫と努力をくり返すことにある。〔乾、前掲書、二六〇頁〕

私は、乾先生の姿勢に強く共感します。もしも患者の病いが現在の医療の限界性を越えていて、治らない、治せないという結論に達したときには、「私はこれ以上あなたの病気を改善させることはできません。しかし、それは治療を諦めることではありません。今後いつまでもあなたの病気を見守り、つきあっていきます」と医師が伝えることができれば、患者は心から安心し、納得するだろうと思います。私自身は、そうした医師―患者関係をつくっていきたいと願っていますが、現在の先端医療のほうにばかり目が行くと、そうした医療の原点が失われてしまうように感じています。

高草木　佐藤さんには、近代医学・医療に対する批判を総合的、体系的にご講義いただきました。佐藤さんは、近代医学・医療を批判しながら、なおかつ「医学概論」を通して医師を育てるという試みをされてきたわけですが、「医学概論」は医学部のカリキュラム全体のなかでどのような位置を占めていたのか、「医学概論」担当者としてどんな医師を育てたいと思っていたのか、お聞きしたいと思います。

佐藤　「医学概論」については、私がかかわってきたことの自己批判を要求されていると受け取りました(笑)。ここでは、「医学概論」は、「医学哲学」という意味で使います。

阪大で澤瀉久敬が行なった「医学概論」講義(一九四一―六八年)が日本で最初の「医学概論」ですが、それは「医学とは何か」を考えるだけの講義であって、その方法のなかに、医学生教育、医師教育という側面は組み込まれていません。哲学や医学哲学を考えることができる医師への教育というのが、この講義の教育目標でした。もちろん、澤瀉「医学概論」のなかには、「医道論」など、実際の医療行為にかかわる・議論する項目内容もありましたが、澤瀉自身が医者でなかったために、医学生たちはそれを教養として聴いたとしても、医学教育・医師教育として受け取ることはなかっただろうと思います。当時(戦前)、医師でない人が医学部で講義することはかなり特異的なことだったことも関係しているかもしれません。ですから、澤瀉「医学概論」は「医学哲学」の講義というかたちで終わっています。

中川米造がその「医学概論」講義(一九六八―八九年)を引き継ぐのですが、中川は医師です。阪大の医学概論講師に、京大医学部耳鼻科の医局員であった中川が赴任したというのは、もちろん中川は優秀な医学哲学者だったのですが、医師である中川に医学概論を引き継がせる人事だったかもしれません。医師(医学生)を教育するのは医師しかできないと考える「医学部における医師至上主義」――これは、現在の日本の医学部や医学教育でも支配的な考え方です――の視点からは、そのようにうがって見ることもできます。

中川が澤瀉の下で講義をしていた初期の頃は、医学生教育をする様子はありませんでした。歴史学的、社会科学的に医学を捉え返すという学問的な営みの成果を講義していくスタイルをとっていました。ところがさきほど申し上げたように、一九六〇年代末の「大学紛争」を契機に、「医学教育」というまなざしを取り入れることになります。「医学概論」講義で、自分の「医学概論」に合わせたような実践をする医師をつくれないかと、七〇年代以降は、彼は全身全霊とでも言えるほどに「医学教育」にのめりこんでいきます。その医学教育は、医学生、医師、医療関係者だけではなく、患者やその家族をも巻き込むようなものでした。彼がそこで最終的に目指したのは、医学の歴史、医学の社会科学的な位置づけ、医学理論の論理構造を認識・理解して、さらに医学・医療をめぐる人文科学・社会科学の言説・成果を理解し、それらを自分のかかわる医学・医療に役立たせることができる医師――このような医師こそほんとうの意味で患者の役に立つ医師なのだと措定して――をつくることでした。これが一九七〇年代初めの体制側の医学部を立て直すための医学教育改革と、時期と方向(手段)において一致し、そこに医学批判をしていた中川の、医学体制側との「合流(野合か?)」が出現するのです。医療をめぐる社会科学・人文科学に造詣が深く、さらに欧米の医学教育学をも研究した中川は、「医学生を教育する医学教育者」ではなく、「医学教育者(医学部の医師)を教育する医学教育者」、つまり医学教育のスーパーバイザーとして、日本の医学教育の第一人者になっていくわけです。

実は、この一九七〇年代はじめには、阪大医学部以外の医学部・医大で「医学概論」講義が設置され、「医学概論」の名前の書籍も多数出版されます。これは、新設医大(多くが単科医大)の出現と、大学教養部教育の改編・解体(教養教育の大綱化)にともない、「二年間の教養部教育と四年間の医学部教育」だった医学教育が、「六年間一貫の医学部教育」にシフトしていく過程で、多くの医学部・医大に「医学概論」と称する講義が新たに設置・開講された現象なのです。

少数の医大の医学概論を除き、この新設医学概論の多くは、医学概論専任教員を置くことはせず、講義は、各領域の教授などによる医学諸分野の紹介のオムニバスによる「医学入門」講義か、学長や医学界の重鎮・成功者・有名人による「先輩医師の訓話・成功談」のオムニバスによる講義のようなものでした。それらの多くは、医学哲学も医学批判も(新しい)医学教育学もない「医学概論」講義でした。ですので、この新設「医学概論」講義の多くは、阪大で澤瀉―中川と培われてきた医学哲学としての「医学概論」とは、別の「医学概論」であったと言えるのです。また、この時期に出版された「医学概論」の名前の書も、少数――たとえば、高橋晄正氏や川喜田愛郎氏の「医学概論」――を除けば、多くは、近代医学の正当性、正統性を自明のものとしての「医学入門」や「医学紹介」であり、医学哲学も医学批判も、そこには見ることができないのが多数でした。これらの七〇年代からの新設「医学概論」講義は、九〇年代には医学部のカリキュラムから削除されたり、実質的に他の科目と置き換えられたりして、ほぼなくなっていきます。

さて、私の関わった医学概論講義に関してですが、中川の下で「医学概論(医学哲学)」を学んでいた際には、中川の医学教育の方法には批判的でして、そのことで中川と何度も議論をしたこともあり、中川には(太陽派でなく)「北風派」と揶揄されたことを思い出します。当時は、私は医学概論講義にも医学教育にも、関わろうとは思っていませんでした。

ところが一九九〇年代後半のある時期――私自身は臨床の現場に戻っていて、そこで、近代医学や医師に「うんざり・へきえき」していた時期だったのですが――、たまたま大学(看護学部)で医学哲学としての「医学概論」講義をしないかと誘われ、そこから看護学部の「医学概論」講義の教員になり、さらにその後、これもたまたまと言えるのですが、国立大学医学部で「医学概論」関連講義をする専任教員となりました。この医学部で、一二年くらい医学概論関連の講義をしました。

医学部でどのような医学概論を講義したかといいますと、医学部に赴任してすぐにカリキュラムの編纂に関わりまして、教養系・基礎系の社会科学、人文科学科目の多くを「医学概論」関連科目として位置づけました。ですから「医学概論」という名前の講義は一コマしかないものの、医学概論関連講義が一〇コマ程度になりました。それらの医学概論関連講義科目として、「学問論(哲学概論)」、「医療社会科学概論」、「医学哲学」、「医療人類学」、「医療社会学」、「医学史」、「現代医療史」、「代替医療論」、「医療倫理学」等の科目をつくって、相互関連させながら、ほとんど自分で担当、講義しました。教育目標は、近代医学・医療の歴史的形態、その社会科学的な位置づけ、近代医学理論の論理構造と思想性を認識して、自ら関わっていく近代医学・医療を「正当に再帰的に批判的に見る」ことのできる医師をつくることを目指しました。古い言葉で言えば「批判的主体」の構築です。

しかし、近代医学に批判的でありながら近代医学・近代医療を実践できる医師の教育というのは、幻想だったのでしょうか。一〇年以上手探りで医学概論講義をやってみて、その成果を自分でアセスメントしたら、「壮大なゼロ」というものでした。なぜゼロだったか。もちろん、提供側の私の医学概論の学問的能力と私自身の教授能力・教育能力が低かったというのが第一要因でしょう。受け取り側の要因でいえば、医学生がバカであったわけではなくて、非常に優秀でした。一緒に医学教育にかかわる医学部の教員の人たちも非常に優秀でした。バカだったのは、医学教育機関としての「医学部」であり、現在の日本の医学部が、すべて「バカ——医学教育には不向き」な構造になっているからだと総括しました。それで、定年までかなり年数が残っていましたが、「もう、ええだろう」と、大学を辞めて、プー太郎になりました。

批判的もしくは再帰的に医学を見るまなざしが私の考える「医学概論」の真髄なのですが、そのような「医学概論」構築の難しさは「医学概論」教育の難しさにそのままつながっているはずです。自分が仕掛けた「医学概論」自体が結局未熟だったということなのでしょう。仕切り直しをすべく、ぶらぶらしているところを高草木さんに引っかかってしまって、こういう場に引きずり出されています。最初に私が医学を批判的に見ようと思ったきっかけは、最首さんのアジだったので、何か再帰的な、とも言える場に出てきているわけです。

高草木　最首さんは、『「いのち」から現代世界を考える』の座談会のなかで、一九七八年にＷＨＯが採択した「アルマ・アタ宣言」に触れておられますし(二八七頁)、今回の講義でも言及されておられます(⇒本書、二七二頁)。これは、プライマリー・ヘルス・ケア(Primary Health Care)、つまり地域医療についての宣言ですが、その第七条では、

「地域や後方支援レベルにおいても、保健医療チームとして働くために、また地域社会が求める保健ニーズに応えるために、社会的にも技術的にも適確に訓練された保健ワーカー、すなわち、医師、看護師、助産師、補助要員、可能であれば地域ワーカーや、必要によっては伝統治療師たちの力を必要とする」としていて、近代医学の医師だけではなく、伝統医療の力もボランティアの力も借りることが言われています。

生物学ないしは「いのち学」の観点から、近代医学・医療の難点や欠陥はどのように見えてくるのか、近代医学・近代医療批判の行き着くところは、結局「アルマ・アタ宣言」という原点への回帰以外にないのか、「アルマ・アタ宣言」の思想的意義の解説も含めて、最首さんにお伺いいたします。

最首　私は水俣病に関わって、「法人」と「私人」が延々と闘って、ほとんど「法人」が勝ちつづけるのを見てきました。「法人」や「経済人」は、もちろん一人の人間ではなく、抽象化された人間、あるいは人間の抽象化です。法人化された会社は、「法人」であり「経済人」です。それが私人と同等の権利をもっている。法人と経済人ができないのは結婚と子どもを産むことだけでしょう。

一九六〇年、私が大学に入った頃に八幡製鉄事件が起こります。八幡製鉄の取締役二人が自民党に三五〇万円の政治献金したことが問題となり、法人は政治献金できるかを主な争点として一〇年かけて争われました。一九七〇年に最高裁は、法人も政治献金をする権利があると認める判決を出しました。公害訴訟では長らくお金も時間も知識もない原告が事実立証をしなければならないとされていて、それではとても訴訟など起こせませんでした。その後やっと被告の企業側が公害は出していないと立証しなければならないように変わりましたが、フランス人権宣言以来の法の前の平等は今でもにわかには信じられません。水俣でチッソ相手に訴訟を起こすことがどんなに大変なことであったか。しかしそうした事態は今でも同じはずです。

私は、医療が経済人化、法人化したことが、近代医学・医療の限界だと思っています。「単純系」と「複雑系」の話を入れて、問題を考えてみます。単純系は、数式によって未来が予測される、因果法則が貫徹している系です。それに対して複雑系では、各要素の不安定性、軋み合いが全体の動的秩序を生み出していますから、未来予測が利きません。一九六〇年代後半に醸成されたこの「単純系・複雑系」概念を導入して考えると、因果対応性を基にした単純系の厳密化が、近代科学技術、法人、経済人を生み出したのだと言えます。これらは、複雑系を単純系によって制御しようとする試みですから、反射的、対症的には機械系の見なしによって有効であるかのように思われたのですが、単純系の追求は結局破綻することになり、結果として複雑系の認識が深まるようになります。

法人、経済人に対立する概念として、私は「自然人」を措定します。法人や経済人と違って、「結婚し、子どもを産む者」と規定しておきます。その「自然人」の典型として、まったく無能の存在である、自分の子どもの星子を思い浮かべるのですが、法人や経済人が単純系であるのに対して、自然人は複雑系です。文明人は、自らを純化して単純系的存在になっていると言えます。

このような概念装置で近代医療を眺めると、それは単純系の法人化、経済人化した営みになっていることがわかります。複雑系から単純系だけを取り出してやりきろうとしています。そこでは、需要、供給、消費、廃棄がきれいに仕分けられています。山口さんがおっしゃる「尊厳死法」は、「経済人」から見れば単なる「廃棄」の問題に過ぎません。「法人」から見れば、星子のように自分の意思を表明できない者、あるいは「脳死者」等は、契約主体になりえないので、相手にしなくていいのです。法人化、経済人化した制度、機構が医療を取り込むのか、医療がそもそもそういう制度の萌芽をもっていたのか、それはまたの機会に論じるとして、「医療の社会化」は、私たちの意図と違って、まさに法人化、経済人化した需要、供給、消費、廃棄のシステムになっているわけです。それを見つめないで、近代医療には有用性があると言っても、あるいは逆に対症的な処置しかできないと批判しても、仕方がないと思います。

「プライマリー・ヘルス・ケア」は、このように考えると、「単純系の法人化、経済人化した営み」としての近代医療に取り込まれている私たちが、それを全面的に否定しようとする医療として浮かび上がってきます。一言で言えば、「自然人を相手とする医療」です。ですから、極端に言えば、医療が提示する病気など私たちは知らない、そんなことに惑わされて医者に行くことなどしないという態度こそがプライマリー・ヘルス・ケアを支えるのです。プライマリー・ヘルス・ケアは少なくとも病院を抜きにした治療です。病院に行かない治療、病気に対する対処法です。しかし、そこには医者はいてもいいし、医者が必要かもしれません。そもそも大学を追われた人間、病院を追われた医者はいるにちがいないと考え、そうした逸脱した医者を探し出して、プライマリー・ヘルス・ケアを担ってもらうことは可能でしょう。大学闘争の後には、実はそういう医者が出てきました。いま鳥取で「野の花診療所」を開いている徳永進はその典型でしょう。山谷や釜ヶ崎へ行きながら、いろいろなことを習って地域に戻っていくスタイルが、当時はありました。

脱病院化、脱学校化、脱管理、脱支配は、自分が「自然人」なのかどうかを問うことから始まるのです。

Ⅳ―「医原病」について考える

高草木　一九七〇年代から八〇年代に日本でもたいへんな人気があった、イヴァン・イリッチは、『脱病院化社会――医療の限界』(原著一九七六年。金子嗣郎訳、晶文社、一九七九年)で、「医原病」、つまり医療がもたらす病いについて考察しています。

「医原病」は、「臨床的医原病」、「社会的医原病」、「文化的医原病」の三つに分類されています。「社会的医原病」は、過剰な医療化現象を指し、本来「病気」の範疇に含まれないはずの出産や老化等が医療の対象として囲いこまれていくことが問題になっています。また、「文化的医原病」は、そうした医療化の拡大の結果として、各個人が自己の身体の自律的コントロールを放棄し、「健康」に対する主体性を失っていくことを指しています。しかし、「医原病」の基本にあるのは、イリッチが言うところの「臨床的医原病」です。医療を受けたがゆえに患者が不必要に被る不利益全体を指すと考えてよいでしょう。

「臨床的医原病」は医療の歴史とともに古いと言ってよいと思います。すべての薬には副作用が伴いますから、服用によってかえって病状が悪化することは医療行為につきものであったとも言えます。

いまとくに注目されているのが、さまざまな「医療過誤」です。医療過誤による死亡は、アメリカでも日本でも社会問題になっているほどです。ロバート・M・ワクター、ケイヴェ・G・ショジャニア『新たな疫病「医療過誤」』(原著二〇〇五年。原田裕子訳、朝日新聞社、二〇〇七年)は、カリフォルニア大学サンフランシスコ校メディカルスクールの教員二人が、なぜ疫病や流行病のように猛威を振るう「医療過誤」が起こるのか、どのようにしたらそれを防ぐことができるのか、患者の側にどのような自衛策があるのか、等を詳しく解説した本です。いまや、医学・医療を語るときに、「医療過誤」の問題を避けて通ることはできません。イリッチの『脱病院化社会』の原著副題は〈Medical Nemesis〉、つまり医療の復讐です。われわれは、医療をうまくコントロールしないかぎり、医療から復讐されるということです。

ここで、お三方に、「医療過誤」も含めて、イリッチの言う「医原病」、つまり医学・医療がもたらす害悪・デメリットについてお話しいただきたいと思います。

私自身は、「医学・医療がもたらす害悪・デメリット」と言えるのかどうか微妙ですが、「国家医学」の怖さを最大の問題に挙げたいと思います。二〇〇九年の改正臓器移植法の成立によって、「脳死」という概念が曖昧なまま「人の死」とされ、しかも本人の提供意思がなくとも家族の同意のみで「脳死」者からの臓器提供が可能となりました。「脳死」判定後の長期生存、つまり「長期脳死」の明らかな具体例があり、その他にも「脳死」にはさまざまな疑問が提示されています。「脳死」が「人の死」であるという根拠がないままに、臓器提供を行なうことそれ自体によって「脳死」者を殺すことが行なわれているわけですから、これは「殺人」以外のなにものでもありません。

近代法治国家においては、合法的殺人は、国家のみに許されています。死刑執行、緊急時の容疑者射殺、戦争時の敵兵殺害等を考えてみればわかるように、こうした「殺人」を行なうのは、国家に直属する軍人、警察官、官吏等です。ところが、今回の改正臓器移植法によって、医師が国家のお墨付きを得て合法的殺人を行なう道具となってしまった。理論的には、近代医学は「国家医学」として発展してきたのかもしれませんが、これほど明瞭なかたちで医師が国家の直接的な道具となるのを見ることに私は衝撃を受けました。

さらに深刻だと思うのは、「脳死」者が国家共同体の「敵」となったことです。国家が合法的殺人を行なう相手は、国家共同体を害する「敵」だからです。戦争時の敵兵も死刑囚も「敵」であるからこそ、殺されるわけです。言わば無垢の「脳死」者を「敵」とすることに私は戦慄を覚えます。それに医学が加担しているのです。「優生思想」がわれわれのなかに棲み着いている以上、いつでもそれは頭をもたげてくる可能性があるのですが、少なくとも国家の強制力とリンクするようなかたちでの「優生思想」の顕在化にははっきりと歯止めをかけなければならないと思っています。

まず、山口さんにご見解を伺います。山口さんは、ご講義で高齢者の問題をとりあげていらっしゃいますし、臓器移植問題、尊厳死問題に積極的な発言をされています。この点についても触れていただければ幸いです。

山口　「医原病」に関連して、「高齢者問題、脳死・臓器移植問題、尊厳死問題」についてお話ししたいと思います。実はいま、高齢者問題が尊厳死問題と一体となってクローズアップされている状況です。二〇〇八年四月に導入された後期高齢者医療制度のなかには「後期高齢者終末期支援料」という概念が入っていました。多くの反対があっていったん取り下げられましたが、終末期の診療方針を関係者で話し合い文書化すると、担当した医療機関に二〇〇〇円が支払われるという制度です。これこそ、「尊厳死」を推進するために国(厚労省)が目論んだ施策と言えるでしょう。

その背景には、日本が欧米やアジア諸国と比較して、突出して高齢社会を短期間に迎えつつあるという現実があります。六五歳以上の人口全体に占める割合を示す「高齢化率」は、従来の予測より早く二〇二四年に三〇%を越え、二〇六〇年には四〇%に達すると推計されています。それに拍車をかけるのが少子化現象です。

現実の厳しさはそれに止まりません。高齢者のなかでも「寝たきり」や「認知症」とされる人々が、二〇二五年、つまり団塊の世代が「後期高齢者」に達するとされる年にはそれぞれ二三〇万人、四七〇万人で計七〇〇万人になると見込まれています。しかもその半数近くが施設ではなく自宅に住み、在宅の人々の三分の二が単独か夫婦のみの世帯とされているのです。この現実を直視したとき、現在の社会保障の実態では決して立ちゆかないことは明白です（⇒本書、二二三―二二五頁）。

ところが、政府は「社会保障」を口では叫びながら、「来るべき高齢社会」をいかに乗り切るかを検討することさえ放棄しているように思えます。今年（二〇一二年）の三月（一案）と六月（二案）、超党派の「尊厳死法制化を考える議員連盟」より「終末期の医療における患者の意思の尊重に関する法律案」（いわゆる「尊厳死法案」）が公表されました。一案では、「終末期（傷病について行ない得る全ての適切な治療を受けても回復の可能性がなく、死期が間近と判定された状態）の患者が延命措置（終末期の患者の傷病の治療や疼痛の緩和ではなく、患者の生存期間の延長を目的とする医療的措置）を望まない場合、措置の不開始」、二案では、「同、既に実施されている措置の中止」を、医師が行なった場合でも責任を問われない、とするものです。ここでいう「延命措置」とは、人工呼吸器の装着や人工栄養・水分の補給を意味するとされています。また「終末期」とは、がんの末期や、重篤な神経難病の末期を指すものと思われますが、具体的な提示はありません。

従って、「措置」としては一般の医療行為として行なわれる点滴や薬物投与、気管内挿管や気管切開などへも拡がっていく可能性は十分にあります（『読売新聞』（二〇一二年六月二四日）は、日本透析医学会が、終末期の患者やその家族が望む場合には、重い慢性腎不全の患者が受ける人工透析について、中止や開始の見合わせも可能とする提言をまとめたことを報道）。

さらに「終末期」も、以前より対象になっているＡＬＳ（筋萎縮性側索硬化症）や遷延性意識障害（「植物状態」）の患者、さらには認知症高齢者や（超）高齢者へも拡がる危険性があるということです。これを梃にして、「無駄な医療・福祉を削れ」とするキャンペーンの下、「元気で不自由なく他人に迷惑をかけない高齢者」だけが住む社会を画策しているのではないでしょうか。

一方で、尊厳死問題は、高齢者問題のみに止まらない現実を突き付けています。二〇一〇年七月に改定「臓器移植法」が施行されて以来、多くの場合において本人同意のない臓器提供が、既に二〇一二年五月末時点で、二年弱の間に九二例に及んでいます。「臓器移植法」が施行された一九九七年一〇月から二〇一〇年七月までの一三年間、旧法下では八六例しかなかったのです。

思い返せば、「脳死移植」に関する「我が国初の試み」には様々な疑惑がつきまとってきました。一九六八年八月、初の「脳死者からの臓器移植」である札幌医科大学における和田心臓移植は、今やドナーに対する「明らかな殺人」であり、レシピエントに対しても「心臓を取り替える人体実験」だったことが明らかです。また一九九九年二月、「臓器移植法」制定(一九九七年七月)後初の高知赤十字病院における脳死移植は、「開頭手術によってドナーを助けることが可能であった」こと、「間違った無呼吸テストによってドナーの死を確実にした」ことが明らかになっています。そして二〇一一年九月、改定「臓器移植法」施行後第一例めの関東甲信越地方の「交通外傷」と報じられたドナーは、実は搬送された病院で「脂肪塞栓症候群」(骨折部の脂肪が静脈を介して全身に拡がり、各臓器内の血管を閉塞させてしまう病態)との診断がなされていたことが判明しました。事故加害者の加害責任の有無にも影響する事実でした(出河雅彦、橳島《ぬでしま》次郎「脳死ドナーはどんな亡くなり方をしているか」、『世界』岩波書店、二〇一二年一月号、参照)。二〇一一年四月、新潟における、初の「一五歳未満の子どもからの臓器移植」は、ドナーの少年が新学期を前にして列車に飛び込んでの自殺であったことを、『週刊文春』が報じた以外はすべての報道機関が隠しました。本来自殺者をドナーにすることは、身内への臓器提供のために恣意的に自殺を図ることを防ぐためや、精神疾患をもつ人をドナーとしないために「望ましくない」とされてきたはずなのです。ましてや「少年の自殺」となればさまざまな社会的背景を考えなくてはなりません。現実には、改定「臓器移植法」施行後約一割にあたる方が自殺によるドナーなのです。さらに二〇一二年六月、富山における、初めての「六歳未満の幼児からの臓器移植」は、ドナー男児の「低酸素脳症」がなぜ生じたのかまったく報道されていません。

「脳死移植」という(社会的)医療行為に関連した重要な事実が、あらかじめオフレコ扱いにされてしまうことは、深刻に考えないといけないはずです。しかし、マスコミはほとんどその問題点の重要性について触れていません。『読売新聞』が「六歳未満の臓器提供――幼児脳死　情報公開が必要」と題する科学部記者の署名記事において、「小さな子どもの脳死移植には、社会の関心が高い……。脳死は臓器提供という社会の仕組みを前提として作られた死であり、公共性が高い。……どんな事故からどういう経緯で脳死状態になったのか。病院側からどのような説明を受けたのか。情報が不足している」〔二〇一二年七月五日〕と論じています。しかし一方、この問題について『読売新聞』がもっているはずのさらなる情報は読者に公開されていません。こうしたことは「医原病」とは言えないかもしれませんが、医療にともなう一つの社会的な歪みだと思います。原発問題と極めて似通った構図がみられます。

もう一つ問題だと思うのは、とくに改定「臓器移植法」の施行以来、ドナー側の家族から、「誰かの体のなかで、体の一部が生きていてくれたら嬉しい」、「本人がどこかで生きていると思えることが心の支え」、「誰かの体のなかで生きて役に立ってくれることが家族の誇り」といった談話が、判で押したように発表されていることです。その極めつけは、二〇一二年六月一五日に実施された「六歳未満の幼児からの臓器提供」について論じた六月二〇日付『朝日新聞』「天声人語」でしょう。「天声人語」と言えば、『朝日新聞』の顔のようなコラムですから、読者のほとんどが読んでいますし、最近は「天声人語」を書き写す試みも流行っています。その「天声人語」のなかにこういう文章がありました。

男の子は、同世代の女児の体内で「生き」続ける。臓器を取り換えた彼女たちは、やがて恋をし、母にもなろう。人生の山谷《やまたに》が続く限り、坊やはその営みを、裏方で支えることになる。……わんぱく盛りの心臓と、汚れなき肝臓をもらい、少女たちは未来に歩み出した。会ったことも会うこともない恩人と、二人三脚の日々が待つ。

こんな文章がマスコミに載ったこと自体に信じられない思いがします。これは佐藤さんにお聞きしたほうがいいのでしょうが、かつて、パプアニューギニアのフォレ(Fore)族において、近親の死者の脳を食べるという儀式が行なわれていました。その結果、遅発性ウイルス感染による「クールー(Kuru)」という神経疾患が多発したのですが、その儀式は、脳を食することで死者の魂を自らの身体に取り込む、という考え方から行なわれたとされています。それと同一の「非科学的」思想が「天声人語」には貫かれているのです。

別の地方紙には、「六歳未満の幼児からの脳死移植」に関連した特集記事において、重い心臓病をもつ二歳の女の子の母親の以下のような声を伝えています。娘の海外における心臓移植に際し、「亡くなった子の心臓をもらってわが子を救うなんて、親のエゴじゃないのか」と自問をつづけたが、ドナー男児の両親の「息子が誰かのからだの一部となって長く生きてくれる」とのコメントを聞き、「脳死になった子と難病の子。二つの不幸が結びついて幸せを目指す。移植医療ってマルなんだと思えた」〔『中国新聞』二〇一二年六月二八日〕。障害をもつ人同士の一方が犠牲になってもう一方が生きていくことを誉め称えることのなかには、「優生思想」が明確に存在しますし、一方が他方に「いのち」を捧げるために死を早めることを賞賛するのは「尊厳死」の思想と同一だと思われます。

医療や医学は、その前提として常に「人助け」や「社会貢献」という大義名分があるが故に、ややもすると目的達成のためには報道を規制してしまう、あるいは人心を知らず知らずのうちに思わぬ方向へ促してしまう危険性を常に孕んでいるような気がします。この点も「医原病」と言わざるをえない現実ではないでしょうか。

高草木　佐藤さんは、「医学・医療がもたらす害悪・デメリット」をテーマにご講義されてきたとも言えるので、簡単にお答えいただくのは難しいかもしれませんが、ご講義とは若干視点を変えてお話しいただければと思います。

佐藤　「医学・医療がもたらす害悪・デメリット」または「医原病」について議論せよということですが、近代医療がもたらす具体的な害悪については、もうすでに、高草木さんと山口さんが的確に述べられていますので、私はここでは、「イデオロギーとしての近代医療」という捉え方と、そのイデオロギーが私たちにどのようなことを強いてきているのか、どのような害をもたらしているのか、を述べてみたいと思います。

イデオロギーとは、社会学では一般には「社会的・歴史的立場を反映した一定の思想・信条・理論の体系(観念形態)」を指す場合が多いのですが、このように定義されるイデオロギー(社会イデオロギー)は、社会のなかで、社会的範疇を定義し、社会的規範と合意をつくり出しているとも言えます。

治療を行なうには「患者の同意」を必要とする時代になった今日でも、何が(誰が)病気であるかを決める(診断する)のは医学(医師)であり、それ(その人)を、どのような治療をすべきかを決めるのも医学(医師)であり、実際に医療において治療行為を行なうのも医師である。この「医療における医師(医学)の裁定権」に関しては、ほとんどの人が社会的に承認していると言えます。つまり、医学・医療は社会のなかで、「何が正常(健康)であり、何が逸脱(病気)であり、何が原因であり、どのような方向を目指し、どのような矯正(治療)を行なうか」を一次的に一義的に裁定しており、このことから、医療を、社会的範疇を定義し、社会的規範と合意をつくり出している社会イデオロギーの諸形態の一つとして捉えることができると思います。

一八世紀フランスの労働現場における近代医学の言説を分析したファルジュは、近代医療イデオロギーの思想性を、その医学的言説に見いだして、次のように記述しています。

身体と病いとに関する言説はすべて、最終的には良俗と秩序とに関する言説である。……ただすべては、ひとつの目的をめざしている。すなわち、都市内を平穏無事にし、労働を耐えうるものとすること、である。〔アルレット・ファルジュ「労働現場の病いと医」福井憲彦訳、二宮宏之、樺山紘一、福井憲彦編『医と病い 『アナール』論文選3』新評論、一九八四年、新版、藤原書店、二〇一一年、二〇〇―二〇一頁〕

現代日本社会――私たちの時代での、近代医療イデオロギーの一つの表現形態に、「ヘルシズム(健康至上主義)」と呼ばれるものがあります。

ヘルシズムとは、社会学では、人々が健康状態を達成しようとすることが強制されることを通してではなく、むしろ積極的に自らすすんで心がけ、それを実践するという社会現象あるいはイデオロギーと定義されており、米国では一九五〇年代から、日本では一九七〇年代から、日常生活のなかにヘルシズムが出現してきていると指摘されています。

「誰でも病気になるより健康なほうがいいに決まっている」という人々の素朴な健康要求から始まった「人々の素朴なヘルシズム」は、近代医療が制度的医療として支配的な「先進国」近代社会では、「健康の定義をするのは近代医学である」ことと、「健康になるためには近代医学・近代医療が必要である」こと、この二つをもって、近代医療側にからめとられ、近代医療イデオロギーの一形態としてのヘルシズムとして形成されてしまうのです。

このヘルシズムにおいては、健康は何らかの目的を達成するための手段として有用である(価値がある)から追求されるのでなく、健康それ自体が目的(価値)として追求されるものであり、健康が他の価値に比較しても、一番大切なものであるということになります。さらには、健康それ自体の価値に合わせて、個々人の「健康になろうとする行為」も価値として追求されることになり、ここでは、人生よりも、「いのち」よりも、健康が大事で、「健康のためなら、いのちだって惜しくない」というブラックジョーク的なものにもなります。

かくして、このヘルシズムは、健康という範疇を定義し、人々に、その健康(状態になること)を要求するだけではなく、健康を獲得する行為(健康行動)を社会的規範として強制するイデオロギーになるのです。つまり、人々に対して、医学の定義する健康を、医学・医療を利用して(指示に従って)、追求しつづけることを義務として要求(強制)するヘルシズムが、近代医療イデオロギーのヘルシズムなのです。

このヘルシズムが社会のなかの人々の生活にまで浸透して徹底していくと、どうなるか。「どちらにしろ、健康になるのなら、それでいいだろう」ということにはなりません。

まず、人々の生活と日常的行為の隅々まで及ぶ近代医療の介入は、必ずしも人々の「健康」を達成することにはならないだけでなく、むしろ人々の生活に「害悪・被害」を引き起こすことが多々あることは、高草木さんと山口さんの議論が指摘している通りです。ヘルシズムに導かれた、「医学・医療を利用して(指示に従って)の健康追求行動」も、同じ意味において「害悪・被害」を引き起こすことになると考えられるでしょう。

次に、社会のなかには、どのように医学・医療が「進歩・発展」しても、健康になれない人、治らない病気や障害をもっている人は、必ず一定数存在しますが、ヘルシズムは、彼・彼女らを「健康義務の違反者」として非難し、差別し、排除することにもなるのです。この点において、ヘルシズムは、「病気になること・障害をもっていること・健康に反することは、反道徳・反価値・反人間的である」と主張するイデオロギーでもあるのです。

さらに、ヘルシズムは、「優生思想」と結びついて行きます。ヘルシズムでは、近代医学が定義する健康の概念から排除された人たち――健康になれない人、治らない病気や障害をもっている人などは、反価値的存在であり、生まれてきてはいけない存在であると見なすことができます。そこからヘルシズムにおいては、そのような反価値的存在(障害をもっている人)の出生を防ぐこと(出生前に排除すること)は、健康を追求する行動の一つとして、正当化され、推奨または要求されることになるのです。

この優生思想と結びついたヘルシズムは、富国強兵・社会防衛論に立つ国家や企業だけが受容・支持・推進しているのではありません。昨今のもろもろの健康ブームの担い手である人々はもちろんのこと、反公害運動や環境問題運動や自然食品運動など、「環境・エコロジー」思想の運動の担い手の間にも浸透し、支持・推進されようとしています。

たとえば、環境汚染があると、汚染物質で遺伝子や胎児が障害を受け、「奇形」や「障害児」や「変な子ども」が生まれてしまう。「奇形」、「障害児」、「変な子ども」、つまり健康でない存在はわれわれの社会にとって必要のない存在だ。だから環境汚染はいけないし、必要のない存在の出生は防がなければならない――簡単にこういう回路ができてしまいます。こうしたヘルシズムと優生思想の結びつきをドラスティックに支えているのが近代医学理論であることも確認しておかねばならないでしょう。

もう一つ、近代医療のイデオロギーについてふれるなら、さきほどちょっと話しましたが、われわれ自身の病いのリアリティは近代医学と近代医療イデオロギーによって書き替えられてしまっていることについて述べてみます。

素朴に「気持ちが悪くて」医者に行くと、医学的検査が行なわれ、たとえば「胃潰瘍があるから、お腹が痛いはずです」と言われる。そうなると、「ああ、気持ちが悪かったのは、胃潰瘍の痛みだったんだ」と「胃潰瘍の痛み」を感じ始めることになる。あるいは、どこにも不調がなくても、集団健診や人間ドックでデータを見せられて、「あなたは病気なんだ」と宣告され、患者であることが強制されることになります。

まったく別な病いを感じていた人、または自分は健康だと思っていた人が、医師に医学的に病気(疾病)であることを宣告され、そこから患者とされ、医学的治療のプロセスに乗せられて行きます。この過程で、病人の当初の「病いのリアリティ」は医学によって剝奪され、医療システムに方向づけられたかたちでの医学の提示する「病いのリアリティ」が患者側に構成されていくと言えるでしょう。

近代医療においては、病い(illness)という苦悩を処理するものとして医療システムが形成されているのではなく、既存の近代医療システムで何らかの処理が可能である苦悩が、疾病(disease)として位置づけられるのです。つまり、医学によって「都合の良い疾病」が、病者の病い(リアリティ)と交換に、患者に強制されるとも言えるのです。

ですから、ナラティヴ・アプローチを取り込んで、近代医療のセッティングのなかで、医師が患者に語りをさせるときに、病者としてのリアリティを簒奪してしまったり、リアリティのないところに患者のリアリティをつくらせたりする可能性が充分にあるのです。

このように、近代医学・医療がもたらす害悪・デメリットを考えるには、近代医学・医療のイデオロギーそれ自体を批判的に見ていかなければならないと考えるのです。

高草木　最首さんにも、佐藤さんと同じように、ご講義とは若干視点を変えてこの問題についてお話しいただければと思います。

最首　人間が自分を含め、仕分けし取り仕切ろうとし、それが可能だという世界観をひねり出したかぎりにおいて、際限のない逃げ場のない管理監視技術操作社会が進展していきます。遠からずiPS細胞が実用化され、医療に使われるでしょうが、iPS細胞の管理、そして自分由来のiPS細胞を移植される、あるいはiPS細胞を培養してできた臓器を移植される患者の管理は今とは想像できないレベルになるだろうと思われます。iPS細胞は免疫を徹底して叩く臓器移植を過去のものとするでしょうが、当分は設備投資の回収を含めて臓器移植はつづきます。

臓器は生きている有機物質です。だから腐りやすい。心臓は特にそうです。それで意識が不可逆的に失われた、生きている人を死んだと定義する必要が生じた。意識が不可逆的に失われたというのは、大脳皮質の表面の脳波がフラットになった、という恐ろしく大雑把な事実です。身体機能は人工呼吸器をつなげて保っている、人工呼吸器を外したら自発呼吸をしていないことがわかる（無呼吸テスト）、そもそも植物生存状態の人も人格を有するかどうか疑わしい、それで人の気配のない静かな病室でそっと寝かしておく、見舞いに来た父親に対して反応しているように見えるのに、父親はそんなことはないと否定する、娘はとっくに死んでいる、それをこのような状態にしておくとはと医療者に怒りをぶつける――これはＮＨＫ取材班の報告（立花隆、ＮＨＫ取材班『脳死』日本放送出版協会、一九九一年、一四四頁、参照）ですが、同じようなケースのナンシー・クルーザンの場合は、裁判で親の訴えがついに通って医師側に栄養補給処置の終了命令が出されます。このような人々の思いのうえに、意識がなくて機械で呼吸を維持しているとなれば死んだとみなしていいという、厳密にして論理的な哲学・倫理の結論がもたらされる。教会は、死は身体上の問題だからと異議を唱えない。勘ぐれば意識と魂は連動していて意識がなくなるとは魂が身体を離れることだとしたということです。これは生命倫理として加藤尚武らによって日本に導入されますが、日本はと言えば、オランダの安楽死の実際がテレビで紹介されたときの反響は、圧倒的に、意識がなくとも自分たち家族のために生きてほしい、そこに寝ているだけでも生きている張り合いになるというものでした（「スペースＪ」ＴＢＳ、一九九四年）。利己と言えば利己、でもどこかで個人が少し融けているつながりをもとにした人間観があることを物語っています。

アメリカ的には、ともかくも死んだ、と言っては不謹慎ですが、生きている肉体、臓器が残った、あくまでも物質である、これを使わず捨てるのはもったいない、という発想で心臓移植が可能になった。いや、違います。話は逆で、心臓移植ができればこの人は救える、心臓は生きた心臓でなければいけない、心臓が止まった段階を死とするのでは、いつまで経っても移植はできない、生きたままの心臓で死んだことにできないか、というのが現実に進行した過程です。

心臓移植、臓器移植をしても人を助けたいという発想は、そもそもキリスト教のもとでの、一回かぎりの人生での、心と身体は別物だという、四〇〇年の歴史をもつ心身二元論に基づくものであり、その発想のもとに人工呼吸器という機械も発明されたのです。基調は「目指す」です。語呂合わせ的に言うと、至高を指向して志向し試行と思考を重ねる、です。「目指す」はプラス、現実はプラスとマイナス、さすればマイナスを切り捨て減じて行く、このかぎりにおいて進歩思想は優生思想で、生物学、人類学、精神医学では優生学になります。脳死・臓器移植ではレシピエントはプラスの人であり、ドナーはふつう脳死者というゼロの人だけれど、マイナスとされた人はそれこそ生きながらドナーにされかねない。ＩＱ二〇以下は人間と見なさないなどはその表れです。国家存立のための線引き・切り捨て政策は進歩・優生思想で正当化されていると言ってもいいのです。

翻って私たち日本列島人はどうか。もちろん一％弱のクリスチャンがいますし、私の私淑する先生、西村秀夫も無教会派のクリスチャンで、そして遠藤周作のような許す神を思う人がいますが、総じて日本列島人の多くに突っ込んで聞けば、「いのち」を全うするという答えが出てくるのだろうと思います。目指すはあくまでもその埒内で、のんべんだらりと人の世話になって暮らさないという意味で、目標は一年以内（来年のことを言うと鬼が笑う）と限定し、理想は絵に描いた餅と揶揄する。そしてどこまでほんとうと思っているか、爪や髪の毛までその人だとする。波平恵美子『脳死・臓器移植・がん告知——死と医療の人類学』（福武書店、一九八八年）は御巣鷹山で、家族が肉親の指一本でもないかと探す場面から始まります。日本列島人にとって、移植は申し訳ないけれど肉親が他人《ひと》様の身体を借りて生きつづけることなのです。もちろん臓器提供は人助け、情けをかけることです。でもまさに「情けは人のためならず」、利己的な行為なのです。ＮＨＫのシリーズ（「心の旅人」プライム10、一九九二年）で、交通事故死したわが子の両角膜と両腎臓を四人に提供した父親が美談扱いされ、それを読んだ男の人が息子さんの腎臓に違いないと訪ねてくる。その人が亡くなったとき父親は、大丈夫、まだ息子は三人の中で生きていると叫ぶのです。そのシリーズに自分に移植された腎臓が女子高校生のものだと知ってしまった澤井繁男が登場します。小説家でイタリア・ルネッサンス文化の研究者で現関西大学教授です。直接お会いしたこともあるし著書も送ってくれます。移植された女子高校生の腎臓のあたりはサンクチュアリで家族にも触らせない、気が付いたら赤いＴシャツなど着て予備校で教え始めた。こういうことは『いのちの水際を生きる——透析・腎移植を経て』（人文書院、一九九二年）に書かれてあります。移植後の医師の対応のひどさへの不満、その女子高校生の腎臓がだめになると、その女子高校生を憎悪し始め、剔出する顚末など次々と発表していきます。

レシピエント側からの報告、気持ちの吐露は少ないので、澤井繁男の著作は重要ですが、その大きな提起の一つに免疫抑制の維持がどれほど大変かということが挙げられます。免疫抑制剤は生物がつくりだした自分が異物ではないという煙幕であり侵入した相手・宿主に働きかける物質です。宿主にとってそれがどんなに不快で危険なことであるか。

そもそもは進化の過程で大型単細胞が小型単細胞を取り込む、消化してしまうのか、小型細胞が居座ってしまうのか、それとも多細胞という共生へ向かうのかのドラマにかかわるのです。脊椎動物の高度かつ複雑な異物排除の免疫システムが解明され始めたのは一九五七年のバーネットのクローン選択説からと言ってもいい。そのシステムの主役ともいうべき免疫担当細胞をやっつけるエイズウイルスが、エボラ出血熱ウイルスなどと比較して、免疫システムを破壊して宿主を斃すとなれば自分も生き延びられないことをわきまえているという一面性が知られるようになるのですが、いずれにしても気の遠くなるような歴史の時間を担っているのです。

営々と築きあげられてきた免疫システムを無力化することが医療に値するのか。野口晴哉は、ウイルスの出入りと言ってよい風邪を、生きて行くのに不可欠なものと見なして、風邪の効用を説いたのですが、全般には「せめて損なうな」と医療を戒めた。そこから臓器移植ははるかに遠く、しかもその推進者も含めて誰もが過渡的医療だと認めている。行く先はiPS細胞による自前の組織や臓器の補充ですが、それらががん化しないかどうかを含め、その管理監視は臓器移植よりも厳しく規模は大きくなっていきます。何のための管理か、国民総背番号制による個人情報の一元管理の導入から、街や店の監視カメラまで。それにかぶさるのがDNA照合、組織適合性抗原の登録、出生前診断、体外受精、生活習慣病管理、そして人口の管理。一七世紀後半ヨーロッパの都市に街灯が設置されて犯罪が大幅に減るのが監視社会の始まりだと言われますが、「狂人」の隔離にかかわりながら医学は秩序ある社会づくりに大いに貢献する。もっとも軌を一にしてストリートチルドレンも登場したと言われますが。

理知的な西欧人の代表とも言えるバートランド・ラッセルは、人が人を取り仕切る安定した社会像として、世界政府の樹立、戦争の抑止力としての核の一元管理に加えて、第三世界の人口抑制を挙げましたが、人口の管理こそは二一世紀の科学技術社会の最大の課題と言ってもいいのです。端的に言えば、増えつづける高齢者の削減です。生きているとは言っても、「人間失格」の老人の合法的抹殺で、リビング・ウィル(生前発効遺書)の整備を進めながら、ついには本人の意思にかかわりなく、家族の承諾により尊厳死法、与死法の条項に照らし合わせて、医師が自動的に安楽死を執行することになります。考えてみれば生きた死体を強引に生み出した脳死・臓器移植導入の事態とまったく同じなのです。そして脳死・臓器移植が可能になったのは、科学が支える先進テクノロジーです。第二次世界大戦後のイギリス労働党の「ゆりかごから墓場まで」の福祉社会が、医療・医師が大きな役割を果たす健康で明るい人工的な出産から人工的な死で終わる管理監視社会になるのです。どうしてそんなことになるのか。わかりやすい権力に代わって不可視の権力が社会を統合しているのだとフーコーにはじまる哲学者たちは言いますが、「生の権力」というようなネーミングは西欧の文脈ではそうなるのかもしれないけれど、飛びすぎです。私たちはそもそも人間の思いの一つである「明るく健康に」が、どのようにして「いのちを全うする」を振り捨てて、強迫観念にまでなるのか、なったのかを考えて行かねばなりません。

V　放射能被害をめぐるアンビヴァレンス

高草木　それではきょうのメイン・テーマである「三・一一後の問題」を考えてみたいと思います。実は、福島原発事故に関しては、このメンバー＋数人で以前に若干議論しています。そのときも、これがたいへんデリケートな問題であること、しかし、だからこそ考える価値のあるものであることが示されたと思います。

放射能被害に関する医学的言説は、完全に真っ二つに分かれる傾向にあります。一方は、どんな少量であっても健康に対するリスクがないとは言えないので、受けないに越したことはないとする立場です。私はアリス・ステュワートの低線量被曝に関する一九五〇年代の研究について、講義で紹介しましたが、彼女は妊婦の低線量被曝について警鐘を鳴らしています〔⇒本書、三八頁〕。

リスクはできるだけ回避したいというのは一般的な真実ですが、これが現実世界のなかではくねった政治的動きをします。事故の責任をできるだけ過小評価したい政府や東電や原子力関係者は、低線量被曝を根拠のないものだとして退ける傾向があり、彼らの責任を追及する「市民」層がこちらを支持します。被害と直接的に関係のない場にいる人々や被害地域から逃れることのできる比較的富裕な層にとって、この普遍的な言説はきわめて受け入れられやすく、しかも日本政府、東電等との対決の論理にもなりえます。

ところが、普遍的な「人権」概念がときに差別や排除の論理を発動させるように、普遍的な「リスク論」は汚染地域への差別、排除にもつながってきてしまう可能性をもちます。その汚染地域に残るほかはない、他に選択肢のない人々がどうしても一定数存在するからです。「リスク論」的な発想それ自体が階級的な側面をもっています。教養ある市民層には受け入れられても、生活手段の限られる貧者には桎梏でしかないという面も否定できません。

某国立大学の教授が福島の農民を「サリンをつくるオウム信者」に準《なぞら》えたのは、普遍的な「リスク論」がもつ差別・排除の側面をよく表わしていると思います。彼は自分の学問的良心に基づいて発言したつもりでしょうが、このような状況のなかでの彼の発言は明らかに社会的なセンスが疑われてしまうでしょう。批判の矢は、被害者たる農民ではなく、政府、東電の側に向けられるべきものでしょう。

先日〔二〇一二年五月一二日〕、原子力資料情報室の総会に出席してきましたが、二〇一二年度活動方針案のなかに「高い放射線量率のなかで暮らす人々の問題、食品の放射能汚染問題、災害廃棄物の広域処理など放射能に起因する諸問題がある。これらの問題に対して、原則を踏まえつつ現実的に取り組んで行くこととする」という文言がありました。「原則」というのは、「低線量であってもできるかぎり回避する」ということだと思いますが、「原則を踏まえつつ現実的に取り組んで行く」では、実際には「活動方針」になっていません。しかし、このように書く以外にないのが現実なのでしょう。その苦心の玉虫色の表現に異議を唱える人はいませんでした。とくに「災害廃棄物の広域処理」については、放射能をこれ以上撒き散らすなという、ある意味では命懸けの激しい抗議活動があり、それが必ずしも地域エゴ、住民エゴによるとは言えない側面をもっているので、どのように対処したらよいのか苦慮がつづいています。

他方で、「ニコニコしている人には放射能は来ない」というまったく根拠のない言説をまき散らした放射線研究の権威がいます。私には、御用学者の典型としか見えませんし、他にもあまりにもいい加減と思えることを平気で言ってのける放射線の専門家が多いので、心底腹が立っています。

ところが、最首さんは、もう一捻りして考えていて、御用学者であるという側面は否定してはいないと思いますが、放射能にすでに汚染された地域で生きている人たちに対しては、「大丈夫だ」と言うほかはないだろう。そうやって傷ついた人、苦しんでいる人の心を癒し慰めることこそが、最終的な医師の役割であるとお考えのようです。

最首さん的な発想は、「いのち論」体系それ自体がそうなのだと思いますが、政治的にはきわめて「危うい」部分を抱えているように思います。「大きないのち」の普遍性、永遠性に焦点が合わされると、個々の「いのち」のことは、あるいはどうでもいいようにも取られかねない。おそらく最首さんの言説を突きつめてゆくと「死んでもどうってことはない。そんなことは大した問題じゃない。いのちはいのちなのだ」ということになってしまうのではないか、という気もします。

この問題については、まず山口さんのほうからお願いできますか。山口さんは一九四九年に長崎生まれですから、原爆投下四年後にお生まれで、その地でお育ちになっています。広島、長崎の原爆被害の実態は実はよくわかっていません。被害データはアメリカにもっていかれてしまったので、日本国民は放射能被害がどのようなものか知らされずに生きてきたことになります。被害が認定されずにたいへんなご苦労をされた方も多数おられるはずですが、広島、長崎は今から振り返るとあっと言う間に復興してしまったようにも見えます。長崎でのご経験と今回の福島を比較して、コメントをお願いします。

山口　私の父は、敗戦後戦地から復員し、一九四八年、被爆二年半後の長崎市郊外〔爆心地より約五キロメートル地点〕に医院を開設しました。一九四九年八月に生まれた私は、幼いころから被爆地長崎の姿を見て育ちました。住む家もないため、戦時中に使われていた防空壕で生活する人々がいたことが幼少時の思い出として残っています。私が通った長崎大学教育学部附属小学校は、原爆投下の標的とされた三菱兵器製作所大橋工場〔爆心地より一二〇〇メートル〕の跡地にありましたので、大学構内に入ると、まだ周囲は瓦礫の山で、そこをかき分けて登校したものです。高熱や爆風で曲がりくねった工場の鉄骨はそのまま残っていました。「危険なので工場跡で遊ばないこと」が「一週間の学級規則」で定められていました。

小学校の高学年となり、毎週日曜日、市内各地をスケッチして回った私は、ときに市内中心部中島川の上流に位置するABCC(Atomic Bomb Casualty Commission)の建物を描くことがありました。周囲にはそれ以上に白い建物はなく一見して目立つ存在でした。それが、終戦直後米国が被爆者をモルモットとして「被爆後の人間はどのような変化をたどるのか」を研究するために建設した「原爆傷害調査委員会」の建物であることを知ったのは随分後になってからのことです。白い建物は当時の私たちにとって「憧れ」や「畏れ」の存在だったのです。

広島大学名誉教授だった芝田進午氏は、山口研一郎編『操られる生と死——生命の誕生から終焉まで』〔小学館、一九九八年〕に収められた「医学者の倫理と責任——医学者の戦争犯罪の未決済と戦後被害」において、戦後設立された国立予防衛生研究所とABCCとの関連について以下のように書いておられます。国立予研は、戦時中七三一部隊の本部であった陸軍軍医学校防疫研究室の跡地に建設され、歴代の所長の多くが元七三一部隊隊員で占められた研究所です。少し長くなりますが引用させていただきます。

別のところで詳論したので、論証を省略するが、原爆による広島・長崎の破壊は、日本人を使った大量人体実験だった。そこで、米軍は、占領直後、原爆被爆者の治療を全力をあげて妨害した。実験動物を治療しないように、「実験動物」視された被爆者を治療すれば、原爆の「効果」が判らなくなるからである。米軍は、広島・長崎にABCC〔日本語で「原爆傷害調査委員会」と称した)を設置し、被爆者を治療するのではなくて、追跡調査することだけを行わせた。それは加害者が被害者を「調査」するという非人道的・反道徳的な所業にほかならなかった。

予研設置の一三日後、米軍は予研にABCCへの協力を要請した。ただちに予研はそれに応じ、ABCCの被爆者調査計画を作成した。四八年、予研はABCCと同じ建物に広島・長崎支所を設け、その支所長がABCC副所長になり、混然一体となって被爆者への人権蹂躙の所業を行った。ABCC＝予研は、米兵の支援をうけ、「協力しないと米軍軍事法廷にかけられる」と被爆者を恫喝して、裸体写真・レントゲン写真をとり、血液を採取し、人権を蹂躙した。被爆者が死ぬと、遺体の解剖を遺族に要求し、ケロイドの皮膚や臓器を奪っていった。ABCCの実態は米軍の軍事施設であって、初代所長は米陸軍大佐であり、それらの研究データは公開されず、米国防総省や原子力委員会・エネルギー省に送られ、核兵器や原発の開発に利用された。ちなみにABCC所長が四〇六部隊長に昇進したケースもある。米軍戦略下では、四〇六部隊とABCCは〝姉妹機関〟の関係にあり、予研は両者に犬馬の労を尽くした。

ABCCへの予研の協力は、占領下でやむをえなかったとは弁明できない。なぜなら、予研は七五年まで協力をつづけ、しかも予研所長自身が予研の公式の報告書『ABCC　20年の歩み』(一九六六年、予研とABCCの連名の出版物である)で予研が「ABCCと一体になって調査研究を遂行」したと、予研の「功績」を誇っているからである。

七五年、世論の批判に直面し、ABCCは「放射線影響研究所」に組織替えになるが、前者の体質は後者に引き継がれている。(同書、二一八―二一九頁)

中学・高校時代になると、クラスに「被爆二世」の級友たちがいました。なかには、疲れやすく体育の授業を休む人たちがいて、当時「ブラブラ病」という言葉が使われていました。また、鼻血が出やすかったり、風邪を引きやすかったりしたクラスメートのなかには、若くして白血病などの血液疾患に罹る人もおり、親の被爆との因果関係が推測されました。

一九七〇年代前半の大学時代、爆心地から五〇〇メートル圏内の長崎大学医学部構内で過ごした私たちにとって、被爆者問題は決して無縁ではありませんでした。とくに私が強い印象を受けたのは、被爆者には日本人のみならず朝鮮籍の人々が数多くいたという事実です。

それまで「被爆問題」については、米軍による原爆投下の結果もたらされた許すことのできない虐殺行為であり、日本人は一方的な被害者であるという認識しかありませんでした。しかし、日本の地で被爆した朝鮮の人々が多く存在したという現実は、日本がそれまでアジアの人々に対して行なってきた戦争犯罪行為を浮き彫りにするものでした。

戦時中の長崎市内には、現在平和公園になっている、爆心地から二五〇メートル地点の浦上刑務支所や、爆心地から一五〇〇メートルの三菱造船所近くに長崎捕虜収容所があり、そこには朝鮮半島から日本国内に強制的に連行され強制労働に従事させられた数万人とされる朝鮮人が収容されていました。原爆投下時、彼らの多くは逃げることもできず、死亡するか重傷を負いました。そのうえ、戦後祖国に帰った彼らは「被爆者援護法」〔一九五七年に制定された「原爆医療法」と、一九六八年に制定された「原爆特別措置法」が統合され、一九九四年に成立した。対象者には「健康管理手当」や「医療特別手当」、「特別手当」などが支払われたが、「被爆者」認定のためには様々の複雑な条件が定められた〕の対象外とされたのです〔現在は、韓国人被爆者の長期にわたる裁判闘争などにより、海外に在住する被爆者も被爆者手帳が取得可能〕。

被爆の問題は決して被害者意識だけで済むものではないと考えるようになりました。一九七九年から九五年まで長崎市長を務めた本島等氏は、「原爆が投下されたのは、侵略・加害の結果だった。……わたしたちがやるべきことは中国や朝鮮半島をはじめ、アジア・太平洋の人たちに向かって、心からの謝罪を続けていくことです」〔『朝日新聞』二〇一二年六月二九日夕刊〕と、市長当時もいまも語りつづけています。

学生時代親交のあった西村豊行さんが書かれた『ナガサキの被爆者――部落・朝鮮・中国』〔新報新書、社会新報、一九七〇年、日本図書センター、一九九一年〕によれば、浦上という爆心地から五〇〇メートルの地域に、「クロ」とか「クロシュウ」と呼ばれ差別されていたキリシタン〔切支丹、カトリック信者〕の人々が数多く住んでいました。また、長崎近郊に「バンゾウ〔物乞い〕部落」と呼ばれた被差別部落も存在しました。カトリック信者のなかには、「原子爆弾」のことを「爆弾」を省いて「原子」と「優しくいとおしむように」表現する人々がいました。『長崎の鐘』の著者で原子物理学者、長崎医科大学放射線科教授、カトリック信者、アララギ派歌人であり、大学病院のラジウム室で仕事中に被爆し負傷した永井隆氏の影響が大きかったようです〔『ナガサキの被爆者』に永井隆氏の以下のような原爆への解釈が紹介されています。「……戦争の最後のころ、私たち日本人はいわゆるじり貧におちいって、まったく絶望状態にあった。そこへピカドンと原子爆弾がはじけたしだいだった。原子爆弾は人類に、まったく新しい資源のあることを教えてくれた。ここに大きな意義がある。石油は乏しくなる。石炭の底は見えてきた、動力源がなくなるとともに人類の文明も終わるのではあるまいか？　人類生存の前途には絶望の黒岩が立ちふさがっていた。——その岩をあの原子爆弾は吹き飛ばしたのだった。原子爆弾の吹き飛ばした穴を通して、新しい世界の光が射し出すのを人類は見た」（四二頁）」。また、「原爆は部落を解消してくれた」と言う被差別部落の人もいましたが、一方で、「一〇万人もの人間を殺してしまった原爆でも「差別」は殺せなかった」という人もいました。このように差別問題が長崎の被爆地にも渦巻いていました。原田正純先生が水俣病に関連して、「被害者が差別される以前に、いわれなき差別や抑圧のあるところに被害が起こる」とおっしゃっていますが、長崎の被爆問題も、決して加害―被害関係は単純ではなく、重層的に考えなければならないと思います。今回の福島原発事故問題も同様の重層的な問題を抱えているはずです。

私は、脳神経外科医としての一年め（一九七九―八〇年）には研修医として、六年め（一九八四―八五年）には助手（指導医）として長崎大学病院に籍を置きました。その二年間で約二〇〇名の患者さんを主治医として担当しました。半数近くが脳腫瘍の方でしたが、その病歴から多くの人に被爆体験のあることが確認できました。検査や治療に従事することに精いっぱいで、疫学的な追跡調査までは手が回らなかったのですが、原爆症の一つとしての腫瘍（悪性新生物）の発症が疑われました。

また、私が「脳死」の九歳の女児について『有紀ちゃんありがとう——「脳死」を看続けた母と医師の記録』（共著、社会評論社）を出版した一九九二年、長崎で開催された出版関連の講演会に、秋月辰一郎《たついちろう》先生も参加されました。秋月先生は自らも被爆しながら戦後一貫して被爆者医療に携わってこられた方です。爆心地から一五〇〇メートルに位置する浦上第一病院、現在の聖フランシスコ病院の院長を務めておられました。一九七二年に講談社から出版された秋月先生の著書『死の同心円——長崎被爆医師の記録』（二〇一〇年、長崎文献社より再刊行）は、「悲運の長崎原爆の実態記録は、忘れられていったのではなく、はじめから空白だった」（八頁）で始まり、「賢くて愚かな人間は、あの八月九日からぜんぜんかわっていない。悲しいことに、おなじあやまちをくりかえそうとしているのである。あれから、とうに四半世紀がすぎたというのに——」（二六三頁）で終わっています。現在の原発問題についても、そのまま言えることです。

秋月先生が著書のなかで、「長崎原爆の実態が、はじめから知られてはいない、正確に調査され、記録されていない、という不満が私をいらだたせるのである。被爆の直後から、これを知らせまいとする、またくわしく調べさせまいとするなにかがあったのではないだろうか」（二五八頁）と語っておられる部分があります。被爆の実態を第一線の医師として診てきた先生の偽らざる実感ではないでしょうか。

同様なことを、広島で被爆者の治療にあたり、現在も特に放射線の内部被曝に関する講演活動や著作、翻訳活動などで活躍しておられる肥田舜太郎先生が、本年〔二〇一二年〕一月に行なわれた「市民と科学者の内部被曝問題研究会」の設立記者会見において、以下のように述べておられます。

「日本の医師、医学者は当然こういう被爆した人間から診療を求められる。その場合は医者としての義務として診療をしても宜しい。ただ、その結果を詳細に書いて複数の医師同士で研究をしたり、論文で学会に出したり、日本の医学界が放射線の被害について研究、調査することは一切いけない。これに違反した者は厳罰に処す……」と。これがマッカーサーのやった事なんです。で、その指令が出たもので、被爆者は全部、黙りました。それに逆らった時のアメリカ占領軍や日本政府からの処罰が、おっかないですからね。それと、まず真っ先に、広島大学と長崎大学が黙ってしまったんですね。〔肥田舜太郎「原爆の放射能被害と向き合って――被爆医師の体験と研究から」核戦争に反対する医師の会(反核医師の会)、一四―一五頁〕

また『死の同心円』には、「怒りの広島」に対して「祈りの長崎」と称される長崎の被爆に関連して、長崎大学医学部放射線科の先輩医師でもあった永井隆氏が、被爆一年目のミサにおいて朗読した慰霊文に関する次のような記述があります。

私は永井先生の考えかたには、ついていけないものをもっている。

「神は、天主は、浦上の人々を愛しているがゆえに、ここに原爆を落下させた。浦上の人々は天主からもっとも愛されているがゆえに、幾度も苦しまねばならぬ……」

そう永井先生はいう。しかし、私はどうしても肯定することができない。〔秋月、前掲書、二一三頁〕

さらに、永井氏に対する以下のような論評もあります。

〔永井〕先生が長崎の原爆を世界に紹介した功績は大きい。〝原爆の長崎〟〝長崎の永井〟というイメージが日本全国を風靡した。しかし、その訴えが、いささかセンチメンタルにすぎ、宗教的にながれてしまったきらいがないではない。そのために、長崎の原爆は、永井博士がひとりで証言を引きうけたような結果になってしまった。放射能の二重苦に悩まされ、肉体的に疲れ果てていた先生は、原爆というものを宗教的にとらえるよりほかはなかったのだろう。〔同書、一九四頁〕

私が現在懸念していることの一つは、被爆後の広島や長崎におけるＡＢＣＣと同様、原発事故後の福島でも、「検診」に名を借りた集団追跡調査が行なわれようとしていることです。その内容は、血液所見や細胞、染色体、遺伝子検査にまで及んでいます。既に国から約五〇〇億円という多額の研究資金を取りつけ、東北大学医学部を中心に進められています(「東北メディカル・メガバンク機構」と称する研究プロジェクトが立ち上げられ、被災地域住民約七万人から引き出されたゲノム情報をもとに、製薬会社との協力で新薬の開発が画策されている)。原発事故の被災者をモルモット扱いするようなものであってはならないと思います。

最後に被爆二世問題については、脳障害者や被爆者問題に関するルポを続けている中村尚樹さんが『「被爆二世」を生きる』(中公新書ラクレ、二〇一〇年)のなかで、一九七六年七月に東京都議会での被爆二世に対する医療費助成に関する審議中、自民党の近藤信好議員(歯科医)が、「遺伝の問題があるので、被爆者の絶滅の方法はないか」と発言し、またその後の記者の取材に対し、「(原爆症は)遺伝の傾向があるので、優生保護法を適用するか、子供を産まないよう都が行政指導すべきだ」と述べていることを紹介しています(一四三—一四四頁、参照)。被爆者の健康問題と差別問題がここにも重層的に現れています。

高草木　佐藤さんは、福島県南相馬市ご出身です。現在も福島に定期的に通っていらっしゃいますから、現地で住民が二分あるいは三分されている状況を痛切に受け止めておられるだろうと思います。佐藤さんは近代医学・医療を痛切に批判されておられますが、医療が「人の苦しみ、悲しみ、痛みに関わっていく」営為であるというご自身のお考えからすると、この福島原発事故問題に対して医学者あるいは医師としてどう関わっていったらいいと思われているのか。大きな問題ですが、これを近代医学・医療の批判の総括としてお話しいただければと思います。

佐藤　南相馬市は平成の大合併で、三つの市町が合併してできた新しい市で、合併前の行政区分では、まんなかに原町市(現在は原町区)があり、北に鹿島町(現在は鹿島区)、南に小高町(現在は小高区)がありました。これらの三市町(現在は三区)は、福島県北部の太平洋の海岸線に沿って南北に三つ並んでいるのですが、南の大熊町の「福島第一原発」からの距離で表示しますと、小高区が一〇〜二〇キロメートル、原町区が二〇〜四〇キロメートル、鹿島区が四〇〜五〇キロメートルの距離・範囲に位置しています。原発事故後、この原発からの距離によって、これら南相馬市の各地域が、強制避難・立ち入り禁止区域(小高区)、屋内退避・自主避難・緊急時避難準備区域(原町区)、まったく自由に居住できる区域(鹿島区)に、区分・分断されてしまい、それぞれの指定区域の名称・避難指示内容が少しずつ変更になっても、これらの区域が分離・分断された状態は今日までつづいています。

私は原町区の町の中心部の小さい家で生まれて、そこでほぼ二〇年生活して育ちました。南の大熊町に、原発が導入され建設されていく過程を、また原発設置の反対運動・推進運動をも、中学・高校時代に、同時代的に見てきました。

東京に電力を供給する原発が、なぜ福島のその土地につくられなければならなかったのか――多くの識者が原発事故後になってから指摘しているように、東北という「差別と貧困を強制された土地」と「資本の論理」が、そこに原発を建設したのですが――、自分がこの地域で同胞と一緒に生きてきたことで、大体、理解しているし、わかっているつもりです。

この地域には大学も大企業の仕事先もないので、ここで育った同郷の若者の多くは二〇歳近くになると、教育や仕事を求めて、この土地を出て行きます。私自身も、同じように故郷を出て、そのまま他所で生活をしつづけてきていますが、生まれ育った実家の家族は、まだ南相馬(原町区)で生活をしつづけています。

今回の原発「事故」の後、頻繁に南相馬に帰って、一時避難する家族を引き取ったり、送り迎えしたりして、この地に育った同胞の一人として関わっています。ただ、医学者・医者として、または社会科学者としては関わっていません。原発事故から数カ月は、社会的存在としての医者や社会科学研究者として関われるようなインフラストラクチャーがすべて崩壊していて、帰っても何もない、行ったけれども何もできない状況でした。

何もできない私が、そこで見たのは、多くの人たちが不正確な情報と混乱のなかで強制的に退避させられる様子でした。私の実家のある原町区地域は、原発から二〇~四〇キロメートルの距離で、初めは公的にも私的にも全く情報が無く、南の大熊町の原発周辺の地域から避難してくる人たちの人伝《ひとづて》の情報(噂)で「避難」が開始され、その後、政府から「屋内退避」区域とか、さらに「自主避難」の区域だなどとの指示もあり、その後の市の行政判断で「避難」となり、結果的にこの地域で生活していた人たちも、原発近隣地区の人たちと同じように、住み慣れた家・コミュニティー・町から、遠く離れた見ず知らずの土地へバラバラに避難せざるをえなくなりました。まさに、物理的な暴力と同じように、目に見えない「放射能への恐怖」を道具にして、「ここから立ち去れ」と、国は、そこで生活している人々を、その土地―空間―関係性から分断して排除・放逐したのです。しかし、その地域に残った人たちもやはりいました。まず、すべての交通機関が動いていない状態で自力での避難に必要な「自家用車」などの手段を用意することができなかった人たちや、避難に関する情報を伝えられなかった、受け取ることができなかった人たち――多くは周りの人たちと離れて生活していた人たち、また、若い家族と一緒に逃げられなかったお年寄り――、病気や老齢で寝たきりや身体不自由な人たちです。これらの人たちは「取り残される」形で、避難せず、あるいはできず、その地域に残るのですが、その地域は、商店も閉鎖され行政サービスも停止し、周りの人も誰もいなくなったので、一切のソーシャル・サポートをも失ってしまいます。そのような人たちのなかには、食糧などの生活資源を手に入れることもできなくなり、餓死してしまった人も複数います。この餓死のケースは、「強制避難区域」ではもちろんのこと、私の実家のある「屋内退避区域」でも、報告されていました。この人たちの死は、国による「棄民」によるものであり、国と(電力)資本による、「虐殺」ということもできるのではないでしょうか。

このような「ここから立ち去れ――避難」を強いられることで、家族は分断され、また、コミュニティーも分断されました。南相馬の場合、国と行政が勝手に線を引いて、「強制避難・立ち入り禁止」区域、「屋内退避・自主避難」区域、そして「何もしなくていい区域」の三つに分けてしまったからです。それは放射線の被曝量や空間線量によって分けたのではありません。冒頭で申し上げた「第一原発」からの直線距離を根拠に、かつての市町の行政エリアで分断しただけです。ですから、道路一本を隔てて、向こうの地域の人たちは、そのままそこで生活しているのに、こちらは避難しなければならないとか、自分の家が立ち入り禁止区域になってしまったが、自分の職場は何もしなくていい区域になったとか、お隣さんが避難して何処かに行ってしまったとか――人々が形成してきたコミュニティーは、そこで生活してきた人々の思いと繋がりに関係なく、ズタズタに分断されてしまいました。地域のこの区分は、義援金の配分や東電の補償金の金額にも影響してくるので、「あの地区は、何の震災被害もなく、避難も強いられていないのに、義援金や補償金を請求している」とか、「あの地区のあの人たちは、避難先で援助金や住宅提供を受けながら、実際は自宅に戻って生活している」という噂も流れ、分断された地域同士の対立も出てきています。

原発事故後、放射能汚染地域として隔離隔絶空間とされていた南相馬の行政の末端の人たちの、地域内の避難施設設置、遠方への避難先の確保、ライフラインの復旧・維持、行政サービスの復旧・維持などに対する真摯な努力は、まさに頭が下がる思いで見ていました。しかし、「政府―行政」のレベルでの対応は、当初は、放射線被曝量・空間線量も人々には教えず、何らの実証的根拠に基づかない避難区域を設定して、地域の人々の生活と行動を、当事者たちの疑問や疑義や反対も受け付けず、同意もなしに、強引に「管理」していくものであり、これは震災被害・原発汚染被害を受けた住民に、セカンドレイプ的傷害と屈辱を与えることにもなったのではないかと思われるし、また地域住民間の対立を生み出すようなことになったのではないかとも思われるのです。

巨大な企業資本のほうは、資本の論理を貫徹させて、この南相馬地域での工場や会社や販売店は、もう採算に合わないと判断して、この地域から引き揚げています。これらの工場・会社・販売店に現地採用になっていた人たちは、この引き揚げによって解雇され失業するしかありませんでした。一部の「良心的」企業では、解雇でなく、他所の工場・会社への転勤という対応をしたところもありましたが、そのほとんどが、遠く離れた土地への「単身赴任」となり、家族はこの土地に残ることになり、ここでも、家族の分断が生み出されることになっています。

また、私が医学者として見いだしたのは、でたらめなほどの錯綜した医学的言説が地域の人々に不安と混乱をつくり出していることです。たとえば、低線量被曝に関する医学的言説も、ある医学者たちは低線量被曝でも高い発がんリスクがあると主張し、ある医学者たちは低線量被曝は低い発がんリスクでそれほど心配ないと主張し、挙げ句には、「ニコニコしている人には放射能は来ない」などと語る放射線医学専門家(医師)まで出現する。もともと、低線量被曝の人体へのリスクに関しては、まだ確定した医学的実証データがなく、何もわかっていないというのが本当なのです。しかし、一定の立場と暫定的なデータを使ってスペーキュレーションを加えて、高リスク論も低リスク論も、どちらも主張することは可能なのですが、それは「仮説」または「推論」にすぎないのです。これらの錯綜した仮説的言説が、放射線被曝の恐怖に曝されている地域の人に向かって、医学専門家の言説として発せられるのです。

低線量被曝・高リスク論は、そこの地域の人たちに、さらなる健康不安を煽り、とりわけ「子どもをもっている、もつ予定のある」多くの若い人たちが、遺伝子・胎児・子どもの身体への影響を恐れて、この地域から去り、故郷を捨てました。小さな子どもがいる、私の親戚の家族も、子どもの健康のためと言って、避難先から戻ってくる気配がありません。

逆に、低線量被曝・低リスク論は、放射能汚染・被害の過小評価に繫がるものであり、人々の不安・不満・批判を慰撫し沈静化させる働きを意図しているかのように、人々の不安・不満に対応して発せられており、おそらくは意図的に、放射能汚染に関する東電と国の責任の中和化と事故の免罪化をリードしているのではないかと思われます。

問題にしなければならないことは、これらの言説の目線は、その地域の人たち・被災者・放射線被曝の可能性の高い人の位置と立場と状況に立つものではなく、あくまでも、高所・外部・傍観者・「専門家」の位置の目線だということです。

さらに問題にしなければならないのは、互いに矛盾する、低線量被曝・高リスク論と低線量被曝・低リスク論が、二つ同時に人々に向かって発せられたことです。低線量被曝に関する医学専門家の説明として、この二つの言説を同時に受けた人々は、何を・どちらを信じていいのか混乱に陥り、専門家の言説を自分の行動の根拠にしようと思っていた人は、ある種のダブル・バインド状態に陥り、人々の心は引き裂かれたのです。

被災者・被害者の目線に立てない医学。要するに医学は、医学が認めた病気には関心があっても、その空間に生きている人々の苦しみ、患いには関心がないのか関わろうとしない。放射能被害に関して、わずかながらも治療や予防の方法の可能性はあるにもかかわらず、それはまったくしないで、ただ、健康への影響調査だけを膨大な費用をかけて行なっています。その調査には、本当の意味でのインフォームド・コンセントもありません。不安を負っている人は、内部被曝を調べてくれると言われれば、喜んで測ってもらいに行くかもしれませんが、そこでも、内部被曝を調べることにどんな意味があるかは説明されないのです。ただ、医学的な関心で、さまざまなデータを取ろうと躍起になっているだけと思われます。その空間(現場)で生きている人の苦しみ・患いに関わろうとする、その患いを認知し、共感し、寄り添って、援助しようとする「まなざし」が、近代医学には不在または希薄であったという、「医学概論」の基本的テーマの一つが、目の前で展開されているのを見ている思いでした。

また社会科学の言説も福島のリアリティを表現していないということも言いたかったのですが、それはともかくとして、いま福島・南相馬で行なわれているのは、「資本の論理」、「政治的言説」、「医学的言説」の三つが中心になった壮大な共謀とでもいうものです。福島・南相馬まで来てくださった歴史家の松村高夫さんは、放射能汚染を理由に、津波の襲来した惨状がそのままで放置されている南相馬のある地域の風景を前に、「緩慢なる大虐殺」だと言っていましたが、この言葉を引き継いで言えば、これは「予定された大虐殺」なのです。東北は、戊辰戦争以降、国家の中央から、差別され収奪されつづけた空間であって、日本の外、まさに植民地のように扱われてきた土地であり、だからこそ原発がつくられたのです。つまり、原発には放射能汚染事故が起きうることが予定に入っていて、それでも(汚染事故が起きても)いい土地に、原発がつくられたのです。さきほど山口さんが原田正純先生の言葉を紹介していましたが、原田さんは、「公害(水俣汚染)が出たから差別されるのでなく、差別のあるところに(差別された地域・人々に)公害が出るのである」と言いつづけていました。まさに差別のあるところに原発事故が起こったのです。そういう意味で、決して大袈裟な表現ではなく、医学と政治と資本による「予定された大虐殺」が進行していると私は思います。

最首　先日、朝のゴミ出しに行くと、坂上の小学校のほうから泣きながら降りてくる小学校二、三年生の子どもがいて、ほとんどパニックになりかけていました。それで、「大丈夫だよ」と声を掛けると、やはり少し収まります。泣くのをやめて、ゆっくりした足取りで家のほうに向かって行きました。「大丈夫だよ」は咄嗟に言わなくてはいけない言葉なんです。

「大丈夫だよ」となぜ私が言うのか。わが家に居座っている星子は、自分では何もできない。食べることもしないし、排便の始末もできない。ＩＱテストはそもそも受け付けないのでＩＱいくつ以下は人間ではないという条件にテストなしにあてはまるわけで、そうなると本人承諾なしの臓器提供体になりうる存在です。星子はいくら親が望んでも臓器のレシピエントになれる存在ではない。もっぱら提供だけです。その星子と暮らしていると、「やっぱり星子は〈大丈夫だよ〉という信号を発している」と思えるのです。何も言わないし、いつも不機嫌そうだし、世話をされてたまるかという感じにしています。もちろん放っておけば死んでしまう。それでも「大丈夫だよ」と言っている声が聞こえると思うときがあります。

そういう重度障害のある子が生まれてから、水俣へ調査に行きました。調査団で、水俣病の人たちが暮らす水俣市立明水園を訪れたのですが、最重度と言われる胎児性水俣病患者に会いました。石牟礼道子の『苦海浄土　第二部』には、「生まれてこの方、一語も発せず、一語もききわけぬ十三歳なのだ。両方の手の親指を同時に口に含み、絶えまなくおしゃぶりし、のこりの指と掌を、ひらひら、ひらひら、魚のひれのように動かすだけが、この少年の、すべての生存表現である」(『石牟礼道子全集』第二巻、藤原書店、二〇〇四年、二八二頁)と書かれている少年です。土本典昭の映画『不知火海』(青林舎、一九七五年)にも描かれている少年です。絶えず頭を叩いているところは絶えず網膜剝離の目に指を突っ込み頭を叩く星子に似ていました。一言も声を発することもできず手を握ることもできませんでした。いわゆるヒューマニスティックな観点からは正視することも叶わない根こそぎ奪われたような人間の姿です。しかしそれゆえにこそというか、「いのち」そのものに化したような、人間がけっして奪うことのできないような、なにか大きなもの、自存自若の何かに触れたような気もしました。それはどこかで「大丈夫だよ」という声につながってゆくような気もしました。

「大丈夫だよ」というのは「何もしなくていいよ」ということです。さしあたり「思い煩うな」ということです。そしてそれに反応、感応する心がなければならない。その心は誰でももっている。ただし「いのち」に開いていないといけない。「いのち」に対して閉じていればその心も閉じて大丈夫ではなくなる。「いのち」に開くとは、今、ここで生きていることについて、どうやって生きているのかほとんど知らないという思いがサブリミナルに活性化していることで、つまり意識はしないけれど思っていることですが、身体の成り立ちや働きについて習うことは、生きているということについてほとんど知らないという思いを刺激するものでなければならないのです。二〇世紀の分子生物学や生理学は、人間的な尺度で言えば驚異的に進歩したのですが、それは食う食われる、寄生する寄生される、相手をやっつけ共生する、偶然性に左右されながら環境との相互作用のなかで環境も自分も新たにつくっていくという、「いのち」のあり方の途方もない複雑さを明らかにしたということであり、それが「いのち」の複雑さのどれくらいを明らかにしたか見当がつかないということでもあるのです。生物学の研究者や学校の教師がこれだけわかったと自慢し教えるとすれば、それは人々の「いのち」に対する心を閉じさせるように働きます。

今、ここで生きているという「いのち」の在り方についいて、そして「いのち」そのものについて、わからないという思いが、諦念とともに、それはどうしようもない、あがいてもしょうがないという無為自然の思いでもあるのですが、任せるしかない、委ねるしかないという、あれこれ考える選択のない安心をもたらすのです。

昨年〔二〇一一年〕、「三・一一特集」で『朝日ジャーナル』が刊行されるというので、「切れ目のないいのちから遠く離れた文明国家」という文章を書きました。重度胎児性水俣病の少年と、わが家の星子が福島の爆心地に居座り、居直るという設定にしました。当然、私もそこに一緒にいるつもりです。では、退去命令が出たとき、それに違反するとしてこの子たちを有罪にすることができるのか。そこに居座り、居直った少年と星子が「大丈夫だよ」と言っているとしたら、何が大丈夫なのか。

「大丈夫だよ」と発する特定の人物は、宗教者と医者です。加えて、まったくのいわゆる無能の存在が発することができるかもしれません。宗教者と医者は、本来「大丈夫だよ」と言ってくれる存在なのです。いや日本では救われるにはどうしたらいいかという本来の仏教を、親鸞を経ながら「大丈夫だよ」と言ってくれる宗教に変えてしまったと言ったほうがいいのでしょうが、「ダメだよ」なんて言われたら困る。その二つの職業は、そういう役割を期待して社会がつくり上げた存在で、彼らはその役割を引き受けたのです。

もちろんだますつもりで「大丈夫だよ」と言う者がいることは問題です。たとえば、「ニコニコしている人には放射能は来ない」という言葉も、言う人によっては、「まあいいか」と笑えて、一つの癒しになります。「ニコニコしていれば大丈夫だよ」という言葉自体にはおかしさはない。いや、おかしさがあって、笑ってしまう、というのが言う人の器量の問題です。

私自身が一九九九年に肺がんの手術を受けたときには、「これで二〇世紀中に死ぬか」という思いでした。青医連のメンバーだった長田博昭医師が、肺がん手術のベテランになっていましたが、彼を全面的に信頼しないかぎり手術は受けられません。彼も「治してさしあげます」と言います。そのときにメスが滑って私が死んだとしても、それはそれで仕方がない。そして滑ることは必ず起こるのです。私も長く医者をつくる、その前段階の医学部受験の仕事に関わってきましたが、一〇年も経って便りをよこしたり、記憶に残る受験生がいます。これからいよいよというときに、内視鏡手術で血管を切ってしまう。その道のスペシャリストになることを嘱望されていたのに、その失敗一つで、外科医としての彼の一生は終りです。医師免許を取り上げられることはないので、不本意な内科医としてやってゆく。医師はほんとうにたいへんな仕事で、自ら望んでなろうとするのはどこか錯誤があるのです。

「大丈夫だよ」と言われ、しかし実際にはうまく行かずに「仕方がないですね、まあいいか」と言って死んでいくこともあるでしょう。重度の胎児性水俣病の少年や星子には、少なくともこちら側から見ているかぎり、バラ色の未来はないし、美味しいものを食べるとか、きれいな服を着るとか、どこかにお出かけするとかという希望はありません。そういう子どもたち、そういう人たちと一緒に座り込む、居座ることが、「大丈夫だよ」と言うことの根拠です。一緒に座らないで「大丈夫だよ」とは言えないし、ましてや自分だけ逃げるわけにはいきません。「星子とともに」は、口幅ったいけれど、達成することなき生涯闘争なのです。

言い換えれば、「大丈夫だよ」という思いを奪い、人々の対立と差別を深めてゆく権力と闘い、闘うことで「大丈夫だよ」という言葉を育ててゆくということです。

VI――いま何をなすべきか

高草木　つい最近〔二〇一二年六月一一日〕、水俣病研究で著名な医師の原田正純先生がお亡くなりになりました。二〇一〇年度の「現代社会史」にはご体調を考慮して「ビデオ出演」という変則的なかたちでご参加いただき、講義録『一九六〇年代　未来へつづく思想』にもご執筆いただいております。昨年〔二〇一一年〕六月東京での講演では、先生は、水俣の体験から今回の福島原発事故をたいへん憂慮されていました。

さて、佐藤さんがおっしゃるように、医学・医療が「人の苦しみ、悲しみ、痛みにどう関われるのか、どう関わるべきなのか」という課題を負っているとしたら、三・一一後の状況のなかで、医学・医療は何をなすべきなのか。最初の最首さんの問題提起に帰ることになるかもしれませんが、最後にお三方にご自由にご発言いただきたいと思います。

私は、原田先生の水俣病への取り組みが、「治療」するものではなかったことに注目しています。水俣病は基本的には治癒しない病気ですから、原田先生には「治す」ことはできなかった。しかし、五〇年以上の間、水俣病患者とつきあい、「治らない病気のときは医師と患者の関係がないということだったら、いったい私たち医師はどうすればいいのか」という問題提起をされています。そして、「治らない場合には、……しなければいけないことがたくさんある」〔一〇四頁〕と断言されています。

実は、熊本であったご葬儀には私も参列させていただきました。参列者一三〇〇人という盛大なご葬儀でしたが、私にとっては何よりも原田正純とは何者だったのかがよくわかるように思えるご葬儀でした。水俣病患者の方たちが弔辞を読まれたのですが、カネミ油症患者の方が、「先生は私の話を聴いてくれた。私の言うことをそのまま受け入れてくれた」と強調していたのが印象的でした。カネミ油症の場合でも原田先生は医師として何か有効な治療をしたわけではないと思いますが、それでもこれほど感謝される。つまり、どん底にいる人も「まなざし」によって救われる、ということでしょう。具体的には何もしてあげられなくとも、「ともにある」ことで苦しみを和らげることも、慰めることもできるのだと改めて思いました。

ただし、三・一一後、いまでも頻繁に使われる「被災者に勇気を与えたい」、「私を見て被災者が元気になってくれればいいと思う」といったフレーズに、私は強い違和感を覚えます。要するに、被災者を思う気持ちさえあれば、あとは、自分は自分の持ち場で精一杯頑張ることが重要なのだという「過剰なる自己肯定」の発想でしょう。そして、マスコミが、被災者の方々の「元気をもらいました」、「勇気をもらいました」という心優しきお世辞をそのまま垂れ流すので、「勘違い」が社会全体に伝染してしまっているように思われます。

「ともにある」ということは、言い換えれば、苦しみを共有するということでしょう。そのための第一歩は、まず自分が「無力」であるという自覚だと考えています。そう簡単に特効薬的な現状打開策が見つかるわけはないし、ましてや新しい社会原理や未来へのビジョンが早急にできるわけもありません。しかし、「無力」を前提にしたうえで、人類史的事件ともいうべき福島原発事故について、ローカルな寄り添う視点と、近代科学、あるいは近代的思考全般への懐疑の視点を結びつけて、考え抜くべきなのだと思います。「いのち」の危機が目に見えるかたちで現れているいま、「新しい社会」を展望することは不可欠ですし、それなくして、「ともにある」ことの思想的実践はありえないと私自身は思っています。

私は、三・一一後の日本を考えたときに初めて、一九六九年の最首さんの葛藤に対して、ある程度リアリティを感じることができたように思いました。日々の諸問題に対応しながら、なけなしの理念で社会の未来へと向かっていこうとしても、せいぜいできるのは足掻くことだけでしょう。しかし、とりあえず足掻いてみるほかはない。そうした「不毛」とも思える足掻きを半世紀もの間つづけてこられた最首さんに敬意を表すると同時に、いまこそ一九六〇年代の問題提起が活かされなければならないと考えます。このシンポジウムは、一九六九年の最首悟の論考を基点にして三・一一後を展望するという視点で企画されましたが、最後に言い残した点、今後への展望等をご自由にご発言いただきたいと思います。

山口　本日のシンポジウムにおいて、私の方からは、医学・医療というものが人々の生活や人生にどうかかわるのか、かかわっていかなくてはならないのか、についてお話ししたつもりです。特に私は、医学・医療が有する社会的影響力について問い、かつて「地域医療」が目標として掲げた「医療の社会化」に関する具体的実践についても紹介しました。

一方、私の立場は臨床医として、病いのために苦悩し、障害のために不自由な生活を強いられる患者さんたちと、日常的に接する機会を多くもっています。「人の生命や生き方をコントロールするのではなく、いつもそっと陰で見守り、後ろから支え、そばにいて安心感を与える」ような診療ができればと常々考えています。

しかし、現在の医療や福祉の動向、医学の発展は、「医療の社会化」や「見守る医療」を許さないほどに大きく変化しています。そのような動きに対する私の立場として、三点について提案したいと思います。

第一は、「高齢者問題」が、今後私たちが医療を担い、地域医療を進めていくうえで避けて通れないということです。国(厚生労働省)はメタボリックシンドローム・キャンペーンや高齢者健診の義務化、「認知症施策推進五カ年計画(オレンジプラン)」などによって乗り切ろうとしていますが、それで乗り切れるはずもないことは厚労省も分かっているでしょう。各地域での高齢者を支える新たなコミュニティー(共同体)の構築のみがそれを保証する鍵になるだろうと思います。それには、早川一光先生らが、京都・西陣において戦後五〇年余り実践してこられた「助成会活動」が最もいい見本になるものと考えられます。

第二に、医療にはますます資本の介入が激しくなっています。医療技術そのものが利潤追求の対象、経済再生の切札になろうとしていると言わざるをえません。特に、TPP(環太平洋戦略的経済連携協定 Trans-Pacific Partnership)などを契機にもたらされるアメリカ型「市場原理」が日本の医療に導入されることに警戒の目を向けていかなければならないと考えます。それは、一九六一年の施行以来堅持されてきた国民皆保険制度の崩壊を意味するからです。当面、国(経済産業省)の後押しで国内の医療機関や健診機関が取り組みつつある「医療観光(メディカルツーリズム)」(外国人、特に中国や中東の富裕層を対象とした、最先端医療を用いた健康診断や治療・手術)への警戒が必要です。また、「日本の先端技術を海外の人のために使おう」との謳い文句により計画されている医療技術・医療機器・医療スタッフ・病院の海外進出(医療市場の開拓)も、医療を外貨獲得のために利用することであり、見過ごすわけにはいきません。

第三に、現代の先端医療が窮極的な人体利用、人体リサイクル化を進めていることに対し、歯止めをかけなければならないと考えます。人体、つまり細胞や臓器、組織、さらに染色体、遺伝子に操作を加えることは、人間の尊厳にかかわる問題であり、医療・医学の名において何をしてもよいということには決してならないと思います。人体の医療材料化は、医学が医療産業(企業)と一体となって初めて可能となるものであり、「産(官)学協同路線」抜きには成り立ちません。その結果、一人ひとりの病いからの回復や幸せの追求とは無縁な「産業化された人体改造」に結びつくことは間違いありません。窮極的には、「健常、健全」な身体や精神のみをめざす優生思想が蔓延することになりかねないのです。

佐藤　三・一一後を見据えた「医学概論」をテーマに講義を組み立てたいという話が高草木さんからあったときに、自分なりに考えていたことがありました。

「予定された大虐殺」が進行する空間でなお生きつづけようとする人々の日々の生活は、苦しみと悩みに満ちています。ところが、既存の近代医学システムは、先ほど述べましたように、医療者・医師たちは、人々を救おうと真摯に活動しているのですが、その医学的介入は、人々の苦しみや悩みを増すようになっているとも言えるのです。人々を何らかのかたちで癒す手段だけでなく、苦しみに対して共感を持ち、寄り添って援助しようとするまなざし・思想が希薄か、ない。つまり、まっとうな医学哲学、「医学概論」がなかったということです。私自身が学び研究してきた「医学概論」も、福島原発事故に対して、リアリティをもっていなかった。これは私自身の「医学概論」研究家としての反省ですし、そこに、私自身がある意味でショックを受けたのです。

新しい「医学概論」を構築することは、生活空間を奪われて、苦しみ、患っている人たちに対して寄り添って援助しようとするまなざしをつくることだと思います。その実践として「新たな医療」が求められているのではないかと思います。それは、医学でなくてもいいし、医者でなくてもいいと考えます。それが、今回の企画につきあわせていただいた私自身の思いです。

放射能汚染地域として制限管理されている津波に襲われた土地は、一年以上過ぎたいまでも泥沼のままになっています。建物の残骸も車も、ひっくり返ったまま、泥沼のなかに横たわっており、その泥のなかにペンペン草が生えていて、もうそこは立ち入り禁止で戻れない。避難所(仮設住宅)にはまだ多くの人がぎゅうぎゅう詰めで住んでいる。そういう光景を前にして、私たちに何ができるかと考えたとき、また医学概論に何ができるのかと考えたとき、ふと宮沢賢治の「雨ニモマケズ」を思い出しました。

雨ニモマケズ
風ニモマケズ
雪ニモ夏ノ暑サニモマケヌ
丈夫ナカラダヲモチ
〔中略〕
東ニ病気ノコドモアレバ
行ッテ看病シテヤリ
西ニツカレタ母アレバ
行ッテソノ稲ノ束ヲ負ヒ
南ニ死ニサウナ人アレバ
行ッテコハガラナクテモイヽトイヒ
北ニケンクヮヤソショウガアレバ
ツマラナイカラヤメロトイヒ
ヒデリノトキハナミダヲナガシ
サムサノナツハオロオロアルキ
ミンナニデクノボートヨバレ
ホメラレモセズ
クニモサレズ
サウイフモノニ
ワタシハナリタイ

〔『宮沢賢治全集3』ちくま文庫、一九八六年、四六九―四七一頁〕

この「デクノボー」のイメージの医学概論を福島の地で

思い浮かべた、ということで私の発言を終らせていただきます。

高草木　私がいま思い出しているのは、中原中也の詩「汚れつちまつた悲しみに……」です。

　汚れつちまつた悲しみに
　今日も小雪の降りかかる
　汚れつちまつた悲しみに
　今日も風さへ吹きすぎる
〔後略〕

〔『新編　中原中也全集』第一巻本文篇、角川書店、二〇〇〇年、八三頁〕

この詩の解釈はいろいろとあると思いますが、私は「清潔」であることを強要する近代的イデオロギーに対するアンビヴァレンスを表現していると勝手に思っています。フランス革命後の「清潔」という衛生概念の普及について、歴史家のクセルゴンは、その正当性の根拠が、医学、科学、技術等の進歩および道徳的思弁に求められたとし、「身体衛生の学習の目的は、体の垢を落とすことではなく、むしろ市民を飼いならすことではなかったのだろうか」〔ジュリア・クセルゴン『自由・平等・清潔——入浴の社会史』原著一九八八年。鹿島茂訳、河出書房新社、一九九二年、二八八頁〕と問題提起をしています。中原中也の詩は、「清潔」への淡い「憧れ」を現実によって奪われ、その奪われたことを起点にして今度は主体的な「訣別」へと向かう出発のときを表現しているように思えるのです。詩の解釈はともかく、生きることそれ自体が「死の種子」を抱えることだと考えれば、病気や障害はその種子が少し育ったものであり、「汚れる」ことは「冥土の旅の一里塚」に過ぎません。「汚れた」という自覚から、「飼いならし」を拒否し、近代的イデオロギーへの逆襲を始めてもいいだろうと思います。「汚れながら生きていく」ことは、最首さんの専門分野でもあると思いますので、後はよろしくお願いします。

最首　佐藤さんの言われた宮沢賢治を引き取って、「外面菩薩《ぼさつ》内面修羅《しゅら》」と言ってみたいと思います。「外面菩薩内面夜叉《やしゃ》」は別に女の人に限らないのですが、そのもじりのようにして内心は修羅のごとくなのです。宮沢賢治は、「自分は修羅だ」と言って闘いつづけます。おれは修羅なのだ、青じろい戦慄すべきおれの影、じっとしていられない、安住していられない、走りつづけるしかない。人間を目指して「まだ私は人間ではない」と、修羅としての自分に「否」を突きつけて走りつづけるのです。「内面修羅」です。いっぽうで、他人に対して「大丈夫だよ」と言う人でありたい。「外面菩薩」になりたい。内面と外面を分けると完全な非対称です。見つめているのは巨きな「いのち」です。

ひば垣や風の暗黙のあひだ
主義とも云はず思想とも云はず
たゞ行はれる巨きなもの

（「火祭」、『宮沢賢治全集2』ちくま文庫、一九八六年、三七七頁）

「内面修羅」にならざるをえない人、そのように他人から押し上げられてしまう人はいます。医者を目指す人には、実はそういう人が多いのだと思います。彼らには、「あなたは〈外面菩薩内面修羅〉になりたいのだ」とこちら側から暗示をかけてやる必要があるのです。医者は、よしとしない体制のなかで、暮らしのなかで頼りにされてしまった存在として、「外面菩薩内面修羅」の双面子として生きなければならない存在だと言えます。

さて、人体の「部品」の修理がどれだけ効果をもつかを私たちは実感しています。しかし医者の「部品」修理がどんなに素晴らしいとしても、それで私が「治った」わけではありません。私の肺がんの手術は、長田医師を信頼してお任せして、無輸血で六時間半の手術をしてもらった。それは、技術的にはすごい手術だったのだと思います。しかし、彼のやったことは、要するに切って縫って、抗生物質をくれただけなのです。そのあと治したのは私自身の体です。「体」は、物質とエネルギーと情報の複雑系です。切った傷口に、情報として「大丈夫だよ」という「気」が行き渡らなければ、傷口は活性化しません。あえてこう言ってみると、世迷言、眉唾を超えて、言い難いことを何とか言い表したいという気迫が感じられる、というわけにいきませんか。「情報」を「気の流れ」として想定しています。複雑系のなかで単純系が部分的に働くことは認めながらも、私たちは複雑系そのもののなかに生きていて、複雑系そのものを私たちは捉えることができないのです。

現代の科学技術文明社会のなかに生きる人間は、誰もが不治の病いにかかっているのではないか。超微量化学物質複合相乗体内汚染症、放射性物質汚染症、電磁波攪乱症などです。それを全部ひっくるめて、やまいだれのなかに「否」と書く「痞《ひ》」という病いと呼ぶことにしました（最首悟『「痞《ひ》」という病いからの　水俣誌々パート2』どうぶつ社、二〇一〇年、参照）。「胸が痞《つか》える」と言いますから、「痞」は昔からある、つかえたりふさがったりする胃がんや食道がんなどの病気のようですし、天候によってキレてしまう病気のようでもあります。「松の廊下」の浅野内匠頭はそういう発作を起こしたとも言われます。この「痞」という病いにかかった病人は、どのようにして「治る」のか。いや、ここでは、石川憲彦に従って、どのようにして「直る」のかと言い換えましょう（石川憲彦『治療という幻想――障害の医療からみえること』現代書館、一九八八年、三六―三八頁、参照)。さらに、私はそれを、どのようにして「居・直る」のか「居・座る」のかと言い換えて、自分にも人にも問いかけたいのです。

娘と水俣を扱った『星子が居る――言葉なく語りかける重複障害の娘との二〇年』(世織書房、一九九八年)の「居《い》る」は菅谷規矩雄に負うています。私と同年生まれ、六八年の東京都立大のいわゆる造反教官四人衆の一人ですが、五三歳で亡くなります。一歳年下の寺山修司と同じく私よりはるか年上に思えます。菅谷規矩雄の「言葉と死」(菅谷『死をめぐるトリロジィ』思潮社、一九九〇年、所収)は「居る」ことの意味を追求します。「生きてある」ことと「生きている」ことはちがう。そもそも日本語では「生きてある」とは言いません。それがヨーロッパ語では区別できない、しかしそれを区別したのがハイデガーで、ハイデガーの「現存在」という難しげな言葉は「いる」と読めばいい。同様に難しげな「情態性」も、「いる」ということをことさらに意識しないで「いる」ということができている状態だと思えばいいと菅谷は言うのです。

ハイデガーは「人間」という言葉が死ぬほど嫌いで使わないで済むときは絶対に使わない、「〈私たち〉はこう考えている」と使うか、「死すべきもの」とか「現存在」と言うと菅谷は指摘します。すっと一つ軽くなったような気がしたものです。ハイデガーが日本語を知っていたら「人間」という言葉を大いに使ったであろうと。ハイデガーは晩年、日本語を習って親鸞の『歎異抄』を読んでいたら、ギリシア語なぞ習う必要はなかったと言ったそうですが。「人間」は人の住む場所から「世間にいる人」という意味に変わります。人場から場人へ、です。人間は少なくとも二人概念です。一人を指す場合は「一人の人間として」と言わなければいけませんが、もともと「人」は人が人を支えるという象形文字です。ヨーロッパ語のperson、Person、personeは一人です。

菅谷規矩雄は「庭に桜の木がある」は前に置く、あるという対象認識、判断だけれども、「桜の花が咲いている」は、私がいま、ここにいて、桜の花の〈姿〉のなかに溶け込んでしまっている、自分が「今、ここにいる」という、その〈今、ここ〉を花の〈姿〉において経験しているのだ、と言います(同書、九八頁、参照)。〈姿〉においてということに詩人の感性を感じますが、即物的な私としては、〈姿〉は「場」に置き換えたい。桜の花が咲いている場があって、そして私も同じ場に居る。同じ場に居るということがガサツイテいる自分にもなにがしかの感興をもたらしている、らしいのです。言葉としては桜の花が咲いているのを見て、「ああ」とか「きれい」だとかしか言えないけれど。ある場に居るとそれに応じてサブリミナルに活性化する「有情」を「情態性」というのだと解したいところです。

というのは、私たち日本列島人は、暖かくてぬくぬくして、親密で、一心同体と言いながら徹底して独り性のところがある。それをお釈迦さんの「唯我独尊」に対して私は「結我独存」と言ったりしますが、もちろんそれはヨーロッパ的「個人」の屹立する尊厳ではなくて、冷たい世間にぶつかって養われる独り性なのですが、そしてまた私なる私はごちゃごちゃと雑炊みたいだけれど、網のように絡み合って、どれが私だかわからなくなるけれど、やっぱり他《ひ》人《と》とは違うよなあ、という独存なのです。その独存が場に開かれてあるというのが人間です。たいていは居心地の悪い場であるけれど居心地のいい場もある。居る場がないとほんとうに独りぼっちになってしまう。

「大丈夫だよ」と言い、それに感応するのは居心地のいい場の形成、成立なのです。場のあり方が生理に影響することは大いにありえることです。物質の介在にこだわるというか、物質を出さないと説得力がないという文明では、ハワード・ブローディのように、プラシーボ反応は体内の未知の製薬工場に心が働いて、それぞれの部位に効く薬の基になる万能薬が創られるのだという説にもなります（ハワード・ブローディ『プラシーボの治癒力——心がつくる体内万能薬』伊藤はるみ訳、日本教文社、二〇〇四年、参照）。プラシーボ反応とは偽薬（プラセーボ）が効くプラシーボ効果と異なり、「大丈夫だよ」という言葉であったり、そばに黙って座っているだけで効く事態を指します。「製薬工場」という言葉には驚かされますが、三〇億年くらい前からの大腸菌の鞭毛回転推進装置は人間のつくりだした機械モーターと同じだし、緊急事態に脳からエンドルフィンという恍惚剤が分泌されるのですから、ブローディの言い方もそう奇異ではありません。

究極的な「いのち」の場、あるいは「いのち」が場そのものであると考えると、私たち人間（場に居る人）は時と状況に応じていろいろな場にいるのだけれど、「大丈夫だよ」という発語が効き目を発揮するのは、言った人も言われた人も共に、いちばん大きいというか根底というか、「いのち」という場に居るときではないか。私たちは場を介して交感しているのです。そして水俣病の少年も星子も「いのち」＝場で生きているのです。安心立命と言いますが、それは「いのち」＝場に居るということなのだと思います。

高草木　長時間ご議論いただき、ありがとうございました。お三方のご意見はそれぞれの厳しい「現場」を踏まえた貴重なものだと思いますが、まったく同じ方向を向いているようでもないようです。ここで安易にまとめることはしませんが、私自身は、長年「医学概論」講義を実践されてきた佐藤純一さんが、福島の地で「デクノボーの医学概論」を思い浮かべたという点に激しく心を揺るがされました。これまでの「医学概論」がいかに無力であったか、という痛切な思いを語られていると同時に、新たな「医学概論」の方向性を示唆されているとも思います。

この企画は、すでに述べましたように、澤瀉久敬『医学概論』全三巻をベースにして、「いのち」の危機の時代に見合った、新しい「医学概論」を構築することにありました。新しい「医学概論」を目指して、私を含めて四人で講義やシンポジウムを行ない、やっと到達したのが、「ゼロ地点」だったのだと思います。「ゼロ地点」を確認できたことは、まさにここから何かが始まるということですから、決して私たちの営みが無駄であったことは意味しないだろうと思います。私たちの議論を聞いてくださった方のなかからも、おそらく新しい「医学概論」が目指されるでしょうし、私たち四人の間でも、今後さらに大きなスケールで問題を展開できる機会が来ることを祈っております。

あとがき

二〇一一年六月と九月の二回にわたって、私は天理大学附属天理図書館に赴き、そこで澤瀉久敬蔵書等の資料を閲覧する機会を得た。澤瀉久敬ご令息の久明氏のご高配により、澤瀉門下生である飯田照明・天理大学名誉教授、池辺義教・奈良県立医科大学名誉教授、大阪大学文学部での澤瀉の後継者、三輪正・大阪大学名誉教授にも、同図書館にて面談の機会を与えていただいた。お蔭で、澤瀉の人となりについて勘どころを摑むことができたように思う。また、久明氏のご厚意で、澤瀉久敬『おもかげ』（私家版、一九四七年）の内容もある程度知ることができた。これは、最初の妻みゑ子が逝去した一九四六年一月二〇日から翌一九四七年一月二〇日までの日記を製本し、ごく親しい方たちにのみ謹呈したものである。

澤瀉は、その生涯において三人の妻に先立たれている。最初の妻・沓掛みゑ子とは一九三九年二月一五日、三四歳のときに結婚し、七年足らずの四六年一月二〇日に失っている。二番めの妻・荻野和子とは一九五一年一一月八日、四七歳のときに結婚し、約二〇年後の一九七一年八月一七日に失っている。三番めの妻・松井喜代子とは一九七四年四月二三日、六九歳で結婚し、一九八四年九月一九日、八〇歳のときに失っている。澤瀉が日本学士院会員に推挙されるのはその後の一九八六年のことであり、澤瀉は一九九五年二月二六日に九〇歳の天寿をまっとうした〔澤瀉久明編『命――澤瀉久敬追想集』私家版、一九九七年、参照〕。

最初の妻みゑ子が亡くなったのは、『医学概論』第一部を刊行した一九四五年一〇月から三か月後のことだった。逝去翌日の一九四六年一月二一日の日記には、「棺には『医学概論』第一部も入れてやる。あれは全くみゑ子のお蔭で出来たのだ。私はあの序文を三月三日に書いた。みゑ子の誕生日に書いた。私は心からみゑ子への感謝を籠めてあの序文を書いたのだつた」とある。さらに一九四六年三月三日の日記には次のように書かれてある。「昨年の今日私は『医学概論』の序文を書いた。結婚以来私は三月三日にはみゑ子に何か喜び相うなものをお祝ひに買つてやることにしてゐた。それで昨年も何かと考へたが戦争も烈しくなり思ふ様なものもなく、どうしようかと迷つた時、さうだ『医学概論』をみゑ子に捧げようと思ひつき、自分の考へに自ら胸をとどろかし乍らあの「まへおき」を書いたのである。勿論、私はあそこへみゑ子の名前は出さず、みゑ子自身にさへそれを話しはしなかつた。併し心の底からみゑ子の内助を感謝しつつあれを書き上げ、昭和二十年三月三日と記したのだつた」。

ところが、現在入手可能な誠信書房版(二〇〇〇年)にある「まえおき」には、「昭和二十年三月三日」ではなく、「昭和二十年十二月三十一日」の日付がついている。調べてみると、「昭和二十年三月三日」の日付があるのは「昭和二十年十月二十日発行」の「初版(刷)」だけで、「昭和二十一年七月十五日発行」の「再版(刷)」以降は、「まへおき」はわずかに書き換えられて、日付も「昭和二十年十二月三十一日」に換えられていた。澤瀉が妻の死の翌日、日記に「三月三日」の思いを記したときには、既に自らの手でその日付を消し去ってしまっていたことになる。

「昭和二十年三月三日」と「昭和二十年十二月三十一日」の間には、言うまでもなく「敗戦」という大きな転換点があった。「勿論、国力の凡てを挙げて戦つてゐる今日、この様なものに貴い物資と労力を頂くことを心から申訳なく思ふ。たゞ私は何時お召を受けて筆を剣に持ち換へねばならぬかもしれない人間である」という箇所は何としても削除したかったのかもしれない。また、「なほ、「医学概論」なる名称は、恩師田辺元先生の劃期的御高著「科学概論」にその範を得たものである」という一文を付け加える何らかの必要があったのかもしれない。ともかくも、「三月三日」という大切な日付は、消し去られてしまった。

澤瀉の生涯も、澤瀉『医学概論』も、ほとばしる熱情が時代や運命によってはぐらかされ、からまわりしているような印象を受ける。使命感の現れ方がどこかちぐはぐで不器用に見えるのである。『医学概論』全三巻は、専門的に見れば評価のしにくい著作なのだろうと思う。たいへんな苦闘の跡はわかるのだが、何が「独自の成果」であるのかを問われると、すっきりとした答えが出しにくい。現在、影響力を失っていることも、わからないわけではない。しかし、激動の時代に思いもよらずに自分に振り分けられてしまった「医学概論」講義という運命を、このうえなく真摯に果たそうとした澤瀉に私は深甚なる敬意を表したいと思う。この人物が『医学概論』全三巻を世に残しておいてくれたがゆえに、後世の者はそれを手がかりにして、医学・医療とは何かを問い直す機会を与えられるのである。私は、澤瀉の『医学概論』にかける情念のからまわりを少しだけ整理して、それが目指したこと、そして抜け落ちてしまったことを明らかにしたいと思った。それが、本書をつくるささやかな動機の一つとなっている。

＊　＊　＊

本書は、二〇一二年度慶應義塾大学経済学部専門特殊科目「現代社会史」(春学期集中)での講義を基礎としているが、それ以外にも関連講義、学会・研究会報告があり、適宜その内容も収録したので併せて以下記しておくこととする。

【高草木光一講義】
「なぜ、いま『医学概論』なのか——三・一一以後の学問・科学・医療」(「現代社会史」講義、二〇一二年四月一一日)
「澤瀉久敬『医学概論』の社会思想——その現代的射程」(「現代社会史」講義、二〇一二年四月一八日)
〔関連報告〕「澤瀉久敬『医学概論』の社会思想——「近代医学の超克」の光と陰」(慶應義塾経済学会ミニコンファレンス「澤瀉久敬『医学概論』とその歴史的コンテクスト」、慶應義塾大学、二〇一二年四月二二日)

【佐藤純一講義】
「近代医学・近代医療の特質」(「現代社会史」講義、二〇一二年五月九日)
「何が問題か——近代医学・近代医療を「批判」する視点」(「現代社会史」講義、二〇一二年五月一六日)
〔関連報告〕「澤瀉久敬と中川米造」(慶應義塾経済学会ミニコンファレンス、二〇一二年四月二二日)

【山口研一郎講義】
「現代医学・医療の諸問題――戦後の国民皆保険制度の歴史的・社会的役割と崩壊の現状」(「現代社会史」講義、二〇一二年四月二五日)
「「地域医療」について考える――早川一光と堀川病院」(「現代社会史」講義、二〇一二年六月六日)
〔関連講義〕「医療・医学と現代社会――戦時中の医学の反省から」(慶應義塾大学経済学部専門基本科目「社会思想」(高草木担当)講義、二〇一一年六月一七日)
〔関連報告〕「澤瀉久敬氏『医学概論』の今日的意義――現代の医療・医学のあり方を考える上で」(第一回医学概論研究会、慶應義塾大学、二〇一一年六月二五日)
【最首悟講義】
「科学、医学、生物学、「いのち」学」(「現代社会史」講義、二〇一二年六月二七日)
「医学は「いのち」を救えるか」(「現代社会史」講義、二〇一二年七月四日)
「いのちはいのち」(「現代社会史」講義、二〇一二年七月一八日)
【シンポジウム】
最首悟・佐藤純一・山口研一郎・高草木光一「一九六〇年代から三・一一後へ」(「現代社会史」講義、二〇一二年七月一一日)

なお、哲学者の長谷川宏先生、金沢大学附属病院専任講師の打出喜義先生にも、二〇一二年度「現代社会史」において、それぞれ二コマ×二回分の講義を担当していただいた。たいへん貴重なご講義だったが、本書の編集方針とは異なる方向でのご高論が多く含まれていたため、紙幅の関係もあって今回は割愛させていただいた。お二人には厚く御礼申し上げるとともに、心よりお詫び申し上げたい。

本書の成立には、澤瀉久明氏をはじめこれまでお名前をお挙げした方々の他にも、実に多くの方々のお世話になった。慶應義塾大学名誉教授の飯田裕康先生、松村高夫先生には、私の一連の企画にご理解を示していただき、今回も貴重なご教示を賜った。慶應義塾大学経済学部助教・奥村勇斗氏は、「現代社会史」講義の運営に絶大な協力をしてくれた。その他にも、学内外の多くの方々にご支援、ご協力を賜ったことに感謝したい。

本書は、こうして完成間近の段階で振り返ってみると、企画から刊行まで順調に進んでいたように見える。しかし、おそらくすべての著作がそうであるように、途中には紆余曲折が多々あったことも確かである。岩波書店学術書編集部の入江仰氏には、本書の企画段階からすべての研究会にご参加いただき、また「現代社会史」講義にも、お忙しいなかを何度も足を運んでいただいた。客観的な目で全体を見通してくれる人物がいることは、私には何よりも心強いことだった。『連続講義　「いのち」から現代世界を考える』(二〇〇九年)、『連続講義　一九六〇年代　未来へつづく思想』(二〇一一年)につづく本書を岩波書店より刊行していただき、「いのち」に関する慶應義塾大学講義録三部作をこうして世に問うことができたのは、私にとっては望外の喜びである。入江氏をはじめ岩波書店の皆様には、衷心より敬意と感謝の念を表したい。

本書が多くの人の手に渡り、三・一一後の「いのち」の問題への関心が高まり、新たな思想が練り上げられていくことを祈ってやまない。

二〇一三年一月

高草木光一

思想としての「医学概論」
——いま「いのち」とどう向き合うか

2013年2月22日　第1刷発行
2015年9月4日　第6刷発行

編　者　高草木光一《たかくさぎこういち》

発行者　岡本　厚

発行所　株式会社　岩波書店
〒101-8002 東京都千代田区一ツ橋2-5-5
電話案内 03-5210-4000
http://www.iwanami.co.jp/

印刷・法令印刷　カバー印刷・半七印刷　製本・松岳社

ISBN 978-4-00-025878-4　Printed in Japan

《執筆者紹介》

高草木光一(たかくさぎ・こういち)
1956年群馬県生まれ．慶應義塾大学大学院経済学研究科博士課程単位取得退学．現在，慶應義塾大学経済学部教授．社会思想史専攻．
《著作》『社会主義と経済学』(共著，日本経済評論社，2005年)，『「いのち」から現代世界を考える』(編著，岩波書店，2009年)，『一九六〇年代　未来へつづく思想』(編著，岩波書店，2011年)など．

佐藤純一(さとう・じゅんいち)
1948年福島県生まれ．東北大学医学部卒業．大阪大学大学院医学研究科博士課程単位取得退学．元高知大学医学部教授．医療思想史，医療社会学，医療人類学専攻．
《著作》『医療神話の社会学』(共編著，世界思想社，1998年)，『文化現象としての癒し』(編著，メディカ出版，2000年)，『先端医療の社会学』(共編著，世界思想社，2010年)など．

山口研一郎(やまぐち・けんいちろう)
1949年長崎県生まれ．長崎大学医学部卒業．医師(脳神経外科，神経内科，「高次脳機能障害」に対する認知リハビリに取り組む)．「現代医療を考える会」代表．
《著作》『操られる生と死』(編著，小学館，1998年)，『脳受難の時代』(御茶の水書房，2004年)，『生命(いのち)―人体リサイクル時代を迎えて』(編著，緑風出版，2010年)など．

最首　悟(さいしゅ・さとる)
1936年福島県生まれ．東京大学大学院理学系研究科動物学専攻博士課程中退．東京大学教養学部生物学教室助手，第2次不知火海総合学術調査団団長等を務める．和光大学名誉教授．環境哲学者．
《著作》『生あるものは皆この海に染まり』(新曜社，1984年)，『星子が居る』(世織書房，1998年)，『「痞」という病いからの』(どうぶつ社，2010年)など．

人名索引

・本書の執筆者，および「あとがき」中の人物を除く．

ア 行

アインシュタイン(Albert Einstein, 1879-1955)　63, 273, 306, 322
青野聰(1943-)　26
秋月辰一郎(1916-2005)　368, 369
秋元寿恵夫(1908-1994)　88
浅井慎平(1937-)　295
浅野内匠頭／浅野長矩(寛文 7-元禄 14，1667-1701)　383
アショッフ(Ludwig Aschoff, 1866-1942)　12
アズヴィ(François Azouvi, 1945-)　7
麻生太郎(1940-，内閣総理大臣：2008-2009)　205
アッカークネヒト(Erwin H. Ackerknecht, 1906-1988)　138
アップダイク(John Hoyer Updike, 1932-2009)　271
安部英(1916-2005)　158
阿部知子(1948-)　181
阿部正雄(1915-2006)　305
アベルズ(Gabriel Abels, 1964-)　160
阿満利麿(1939-)　248, 249
天笠啓祐(1947-)　180, 181
天田城介(1972-)　201
綾小路きみまろ(1950-)　211
アランディ／アランヂイ(René Allendy, 1889-1942)　61-64, 66
アルメイダ(Luis de Almeida, 1525?-1583)　125
アレント(Hannah Arendt, 1906-1975)　36, 70, 71
粟屋剛(1950-)　181
アンダーソン(William Anderson, 1842-1900)　138
安藤泰至(1961-)　viii
イアコボーニ(Marco Iacoboni, 1960-)　255
飯田裕康(1937-)　342
イエス(Jesus, BC4?-AD28?)　17
家永三郎(1913-2002)　42
井形昭弘(1928-)　204
池田清彦(1947-)　265, 284, 287, 306, 307
池辺義教(1926-)　10
井沢元彦(1954-)　270
石井四郎(1892-1959)　186, 239
石川三四郎(1876-1956)　45, 46
石川正一(1955-1979)　323
石川太刀雄(1908-1973)　86
石川憲彦(1946-)　276, 277, 383
石川日出鶴丸(1878-1947)　86, 93
石塚左玄(嘉永 4-明治 42，1851-1909)　62
石原伸晃(1957-)　201, 202
石牟礼道子(1927-)　298, 299, 375
市野川容孝(1964-)　69, 180
出河雅彦(1960-)　354
伊東俊太郎(1929-)　300
糸長浩司(1951-)　33
乾達(1935-)　344, 345
井上真由美(1918-)　279
稲生晋吾　309
今井澄(1939-2002)　270, 321
今中哲二(1950-)　38
イリイチ／イリッチ(Ivan Illich, 1926-2002)　131, 150, 351
インゲルフィンガー(Franz Joseph Ingelfinger, 1910-1980)　115, 341
ヴァイツゼッカー(Victor von Weizsäcker, 1886-1957)　254
宇井純(1932-2006)　21
ヴィーニンゲル(Karl Wieninger, 1905-1999)　142
ウィリス(William Willis, 1837-1894)　138
ウィルヒョウ(Rudolf Ludwig Karl Virchow, 1821-1902)　12
ヴェイユ(Simone Weil, 1909-1943)　291
ヴェサリウス(Andreas Vesalius, 1514-1564)　123, 124, 257
ヴォー(Clotilde de Vaux, 1815-1846)　50
宇沢弘文(1928-)　20

梅根悟(1903-1980)　243
梅原猛(1925-)　58
エイ(Henri Ey, 1900-1977)　61
エリザベト(Elisabeth von Böhmen, 1618-1680)　299
遠藤周作(1923-1996)　361
大河内一男(1905-1984)　242, 318
大塚敬節(1900-1980)　95
大田一廣(1946-)　52
太田典礼(1900-1985)　202
大槻真一郎(1926-)　75
大西巨人(1919-)　67
大野更紗(1984-)　288
大森荘蔵(1921-1997)　300
岡真史(1962-1975)　296
岡百合子(1931-)　296
緒方知三郎(1883-1973)　270
緒方正人(1953-)　40
岡村昭彦(1929-1985)　viii, 297
奥本大三郎(1944-)　265
長田博昭(1942-)　242, 243, 261, 377, 383
オスラー(William Osler, 1849-1919)　256, 258, 268
小田実(1932-2007)　32, 33
帯津良一(1936-)　282
小俣和一郎(1950-)　180
澤瀉久孝(1890-1968)　5
澤瀉久敬(1904-1995)　vii-ix, 5, 6, 8-20, 41-47, 52-57, 59, 61, 63, 65-68, 74, 87-89, 95-98, 189, 190, 192, 193, 210, 236, 237, 246, 259, 267, 302, 312, 313, 318, 324, 345-347, 386

カ 行

垣谷美雨(1959-)　199
カス(Leon R. Kass, 1939-)　171
カーソン(Rachel Louise Carson, 1907-1964)　273
加藤一郎(1922-2008)　23
加藤周一(1919-2008)　246
加藤尚武(1937-)　360
金森修(1954-)　95
鹿野政直(1931-)　64, 246
カバニス(Pierre Jean Georges Cabanis, 1757-1808)　51, 55
樺山紘一(1941-)　357
鎌田慧(1938-)　180
鎌田實(1948-)　210
カマラ(Hélder Câmara, 1909-1999)　320
茅誠司(1898-1988)　242
ガル(Franz Joseph Gall, 1758-1828)　7, 51
カルボニエ(Jeanne Carbonnier, 1894-1974)　257
ガレノス(Galenus, 129?-200?)　61, 63, 123, 124, 257
カレル(Alexis Carrel, 1873-1944)　66, 67
河合直次(1894?-1975)　240
川上武(1925-2009)　88
河上徹太郎(1902-1980)　59, 60
川喜田愛郎(1909-1996)　10, 11, 13-17, 19, 89, 347
河野健二(1916-1996)　29
カンギレム(Georges Canguilhem, 1904-1995)　63, 79
ガンダーセン(Arnie Gundersen)　34
カント(Immanuel Kant, 1724-1804)　53
樺美智子(1937-1960)　277
ギゾー(François Guizot, 1787-1874)　8
北明子(1962-)　6
きだ・みのる　⇒　山田吉彦
北野政次(1894-1986)　185, 186
北原白秋(1885-1942)　216
木村敏(1931-)　254
木村利人(1934-)　332
キャノン(Walter Bradford Cannon, 1871-1945)　106-108
ギャラファー(Hugh Gregory Gallagher, 1932-2004)　67
キュール(Stefan Kühl)　67
許胤宗(536-626?)　258
清浦雷作(1911-1998)　21
霧生和男(1935-)　46
グイエ(Henri Gouhier, 1898-1994)　6-8, 52
久賀路石　87
九鬼周造(1888-1941)　6, 41
クザン(Victor Cousin, 1792-1867)　8
クセルゴン(Julia Csergo, 1954-)　382
久保秀雄(1902-1985)　5
熊坂敦子(1927-)　53
クラインマン(Arthur Kleinman, 1941-)　336
クリック(Francis Harry Compton Crick,

1916-2004)　255
グリーン(Gayle Greene, 1943-)　38
クルーザン(Nancy Beth Cruzan, 1957-1990)　360
呉秀三(元治2-昭和7, 1865-1932)　85
クレイマー(Stainley Kramer, 1913-2001)　34
黒岩卓夫(1937-)　270
桑山雄次(1956-)　204
クーン(Thomas Samuel Kuhn, 1922-1996)　323
ゲオルギウ(Constantin Virgil Gheorghiu, 1916-1992)　308
ケサリード(Quesalid)　100-103, 107, 118
ケストラー(Arthur Koestler, 1905-1983)　310
ケネディ(John Fitzgerald Kennedy, 1917-1963, アメリカ合衆国大統領：1961-1963)　311
ケルスス(Celsus, BC25?～AD50?)　77
ゲレ(Eric Guéret)　26
高史明(1932-)　180, 296
小泉明(1926-)　287
小泉純一郎(1942-, 内閣総理大臣：2001-2006)　208
小泉信三(1888-1966)　342
小泉親彦(1884-1945)　91, 95, 239
高坂正顕(1900-1969)　58-60
河野太郎(1963-)　155, 156
河野洋平(1937-)　155
高山岩男(1905-1993)　58, 60
コッホ(Robert Koch, 1843-1910)　13, 14, 140-143
近衛文麿(1891-1945, 内閣総理大臣：1937-1939, 1940-1941)　91, 239
小林登(1927-)　287
小林よしのり(1953-)　226
コペルニクス(Nicolaus Copernicus, 1473-1543)　124, 257
小松美彦(1955-)　180
コント(Auguste Comte, 1798-1857)　43-50, 52-55
近藤昭二(1941-)　240
近藤孝(1947-)　180
近藤信好(1930-2005)　370
近藤誠(1948-)　181
コンラッド(Peter Conrad, 1945-)　133

サ 行

最首星子(1976-)　242, 291, 294, 297, 298, 323, 339, 340, 350, 375-377, 384, 385
斉藤鉄夫(1952-)　21
桜井靖久(1934-)　287
櫻澤如一(1893-1966)　61-63, 66
佐々木力(1947-)　11, 15, 16
サド(Donatien Alphonse François de Sade, 1740-1814)　8
佐野繁次郎(1900-1987)　243
ザビエル(Francisco de Xavier, 1506-1552)　257
澤井繁男(1954-)　361
サン-シモン(Claude Henri de Saint-Simon, 1760-1825)　7, 30, 44, 47-53
椎名麟三(1911-1973)　293
ジェヴォンズ(William Stanley Jevons, 1835-1882)　341
シェリング(Friedrich Schelling, 1775-1854)　6
シオラン(Emile Michel Cioran, 1911-1995)　71
信楽峻麿(1926-)　181
シーガル(Eric Wolf Segal, 1937-2010)　271, 272
シデナム(Thomas Sydenham, 1624-1689)　113, 124, 137
柴田二郎(1928-)　275
芝田進午(1930-2001)　181, 365
柴谷篤弘(1920-2011)　159
柴山全慶(1894-1974)　232
清水幾太郎(1907-1988)　46, 50
清水昭美　181
清水博(1932-)　300, 314
下村寅太郎(1902-1995)　59, 60
釈迦(BC463?-BC383?)　176, 177, 385
シャングラン(Sophie de Changrand, 1773-1860)　30
シュナイダー(Joseph W. Schneider, 1943-)　133
シュペングラー(Oswald Arnold Gottfried Spengler, 1880-1936)　63
ショジャニア(Kaveh G. Shojania)　351
愼蒼健(1964-)　95

ジンガー(Kurt Singer, 1886-1962)　304
新明正道(1898-1984)　46
親鸞(承安3-弘長2, 1173-1262)　376, 384
菅谷規矩雄(1936-1989)　249, 340, 384
杉晴夫(1933-)　13
杉靖三郎(1906-2002)　95
杉本侃(1932-)　172
鈴木成高(1907-1988)　58-60
鈴木孝夫(1926-)　246
鈴木千賀志(1910-1979)　240
ステュワート(Alice Stewart, 1906-2002)　38, 363
ストラウス(Robert Straus, 1923-)　80
砂田明(1928-1993)　298
スペンサー(Herbert Spencer, 1820-1903)　46
スマッツ(Jan Christiaan Smuts, 1870-1950, 南アフリカ連邦首相：1919-1924, 1939-1948)　309, 310
関口宏(1943-)　295
関藤泰子(1945-)　178, 218
関藤有紀(1973-1983)　176-178, 368
セシル(Russel L. Cecil, 1881-1965)　277
セリエ(Hans Selye, 1907-1982)　12-14, 56, 106, 108
ソクラテス(Sokrates, BC469?-BC399)　32, 137
ソープ(William Homan Thorpe, 1902-1986)　248
ソポクレス(Sophokles, BC496?-BC406?)　71
ゾラ(Irving Kenneth Zola, 1935-1994)　131

タ 行

ダーウィン(Charles Robert Darwin, 1809-1882)　310
タウンゼント(Patricia K. Townsend, 1941-)　105
高木兼寛(嘉永2-大正9, 1849-1920)　138
高木仁三郎(1938-2000)　22, 26, 34, 249
高久史麿(1931-)　287
高橋晄正(1918-2004)　88, 109, 273, 281, 319, 320, 324, 325, 328, 330, 347
高見順(1907-1965)　280
高群逸枝(1894-1964)　245, 246
竹内好(1910-1977)　59, 60
武谷三男(1911-2000)　88
武見太郎(1904-1983)　91, 207
ダゴニェ(François Dagognet, 1924-)　47, 48
田崎晴明(1959-)　285
多田富雄(1934-2010)　303
立花隆(1940-)　284, 360
田中角栄(1918-1993, 内閣総理大臣：1972-1974)　206
田辺寿利(1894-1962)　45, 46
田辺元(1885-1962)　9, 41-43, 59, 67, 97, 246
田宮猛雄(1889-1963)　21
田宮博(1903-1984)　309
辻光文(1930-)　180, 232, 233
土本典昭(1928-2008)　375
都築正男(1892-1961)　238-240
常石敬一(1943-)　186
津野海太郎(1938-)　243
都留重人(1912-2006)　20
鶴見俊輔(1922-)　33
ティスラン(Pierre Tisserand, 1867-1935)　6
デカルト(René Descartes, 1596-1650)　viii, 5, 7-9, 15, 56, 299, 300
デュボス(René Jules Dubos, 1901-1982)　264, 265
デュルケム(Émile Durkheim, 1858-1917)　50, 52
寺尾陽子(1968-)　181
寺山修司(1935-1983)　384
テンニエス(Ferdinand Tönnies, 1855-1936)　305
道元(正治2-建長5, 1200-1253)　90, 312
東郷平八郎(弘化4-昭和9, 1847-1934)　60
東條英機(1884-1948, 内閣総理大臣：1941-1944)　91, 239
戸木田菊次(1902-1964)　21
トクヴィル(Alexis de Tocqueville, 1805-1859)　28
徳永進(1948-)　270, 350
徳永哲也(1959-)　180
土肥慶蔵(慶應2-昭和6, 1866-1931)　85
飛澤謙一(1906-1995)　45
豊田正義(1928-2012)　180

トルストイ(Lev Nikolayevich Tolstoy, 1828-1910)　132
トルードー／トルドー(Edward Livingston Trudeau, 1848-1915)　16, 17, 344

ナ 行

内藤良一(1906-1982)　185
永井隆(1908-1951)　367, 369
永井潜(1876-1957)　64, 86, 91, 189
永井道雄(1923-2000)　344
長尾折三(慶應 2-昭和 11, 1866-1936)　84, 85
長沖暁子(1954-)　68
中川俊二(1916-)　116
中川米造(1926-1997)　viii, 10, 56, 61, 63, 64, 66, 74, 80, 81, 86, 88, 96, 98, 99, 178, 179, 189, 259, 324, 326-328, 332-335, 340, 346, 347
中木康夫(1923-)　25
中島啓勝　60
長瀬修(1959-)　67
長野敬(1929-)　311
中原中也(1907-1937)　308, 382
中村真一郎(1918-1997)　280
中村尚樹(1960-)　370
中山晋平(1887-1952)　216
中山忠直(1895-1957)　61-63
長与専斎(天保 9-明治 35, 1838-1902)　82
夏目漱石(慶應 3-大正 5, 1867-1916)　53
ナポレオン(Napoléon Bonaparte, 1769-1821, フランス皇帝：1804-1814, 1815)　29
ナポレオン 3 世　⇒　ルイ・ボナパルト
波平恵美子(1942-)　180, 361
ナンシー(Jean-Luc Nancy, 1940-)　304
西田幾多郎(明治 3-昭和 20, 1870-1945)　6, 41, 53, 58, 59, 265
西谷啓治(1900-1990)　58-60
西村豊行(1937-)　367
西村秀夫(1918-2005)　361
蜷川虎三(1897-1981)　221
二宮宏之(1932-2006)　357
櫛島次郎(1960-)　354
ネッテルトン(Sarah Nettleton, 1960-)　136
根本治子　229
野口遵(1873-1944)　239
野口晴哉(1911-1976)　322, 362
野田正彰(1944-)　181

ハ 行

ハイデガー(Martin Heidegger, 1889-1976)　384
ハーヴェー(William Harvey, 1578-1657)　124
パヴロフ(Ivan Petrovich Pavlov, 1849-1936)　12, 14
ハクスリー(Aldous Leonard Huxley, 1894-1963)　311, 312
橋田邦彦(1882-1945)　86, 87, 90, 91, 93, 95, 239, 249, 312, 322
芭蕉　⇒　松尾芭蕉
パスカル(Blaise Pascal, 1623-1662)　6, 289
パストゥール(Louis Pasteur, 1822-1895)　13, 63, 64
バセドウ(Herbert Basedow, 1881-1933)　105
バタイユ(Georges Bataille, 1897-1962)　304
花井十伍(1962-)　181
埴谷雄高(1909-1997)　298
バーネット(Frank Macfarlane Burnet, 1899-1985)　362
ハーネマン(Samuel Hahnemann, 1755-1843)　63
馬場和光(1901-1981)　86
葉室麟(1951-)　290
早川一光(1924-)　ix, 180, 209-211, 214-216, 218-223, 228, 230, 328, 330
林功三(1928-2007)　181
林竹二(1906-1985)　344
原田正純(1934-2012)　20, 40, 156-158, 181, 318, 320, 368, 374, 377, 378
パレ(Ambroise Paré, 1510-1590)　257
ビシャ(François Xavier Bichat, 1771-1802)　51
肥田舜太郎(1917-)　369
ピタゴラス(Pythagoras, BC570?-?)　76
ビーチャー(Henry K. Beecher, 1904-1976)　110, 113
ヒック(John Hick, 1922-2012)　301
ピネル(Philippe Pinel, 1745-1826)　137
日野原重明(1911-)　256
ヒポクラテス(Hippocrates, BC460?-BC370?)

61, 63, 74-77, 215
ヒューズ(Stuart Hughes, 1916-1999)　54
ヒュボッター(Franz Hubotter, 1881-1967)　61
平井玄(1952-)　293
平野彰秀(1975-)　230
平野恵嗣(1962-)　40
ビラン ⇒ メーヌ・ド・ビラン
ピリー(Norman Wingate Pirie, 1907-1997)　309
広井良典(1961-)　230
夫律子　164, 165
ファルジュ(Arlette Farge, 1941-)　357
福井憲彦(1946-)　357
福岡伸一(1959-)　13, 57, 181, 253
福田歓一(1923-2007)　58, 59
福田定良(1917-2002)　292-294
福本英子(1934-)　180, 181
フクヤマ(Francis Yoshihiko Fukuyama, 1952-)　286
フーコー(Michel Foucault, 1926-1984)　63, 81, 130, 363
富士川游(慶應元-昭和 15，1865-1940)　85, 90
藤野豊(1952-)　64, 92
藤原寿和(1946-)　40
蕪村 ⇒ 与謝蕪村
フッサール(Edmund Husserl, 1859-1938)　244, 245
フランク(Arthur W. Frank)　336
フランクル(Viktor Emil Frankl, 1905-1997)　339, 340
ブラント(Karl Brandt, 1904-1948)　67
古川哲雄(1934-)　181
ブルックス(Michael Brooks, 1970-)　247, 279, 281, 282
フルニエ・デュ・ファルデイユ(Louise Fournier du Fardeil, 1768-1803)　30
ブレイクスリー(Sandra Blakeslee, 1943-)　254
フロイト(Sigmund Freud, 1856-1939)　54, 63, 266
ブローディ(Howard Brody, 1949-)　248, 281, 385
ヘーゲル(Georg Wilhelm Friedrich Hegel, 1770-1831)　35
ベーコン(Francis Bacon, 1561-1626)　8
ペッテンコーファー／ペッテンコーフェル(Max Josef von Pettenkofer, 1818-1901)　141, 142
ヘミングウェイ(Ernest Hemingway, 1899-1961)　244
ベリー(Wendell Berry, 1934-)　275, 276
ペリクレス(Perikles, BC495?-BC429)　71
ベルクソン(Henri Louis Bergson, 1859-1941)　viii, 5, 15, 47, 53-57, 63, 288, 299, 300, 307
ベルタランフィ(Ludwig von Bertalanffy, 1901-1972)　311, 312
ベルナール(Claude Bernard, 1813-1878)　43, 182, 343
ヘンレ(Friedrich Gustav Jakob Henle, 1809-1885)　140
ボアズ(Franz Boas, 1858-1942)　100
細野史郎(1899-1989)　95
ホッブズ(Thomas Hobbes, 1588-1679)　27, 28, 51, 69
ボナール(Louis de Bonald, 1754-1840)　29-31
ポラニー(Michael Polanyi, 1891-1976)　247, 264
堀場清子(1930-)　246
ホールデン(John Scott Haldane, 1860-1936)　309
ホワイトヘッド(Alfred North Whitehead, 1861-1947)　244, 245, 309
ボン(Dorothy Bonn)　278
本田喜代治(1896-1972)　46

マ 行

マクダーモット(Walsh McDermott, 1909-1981)　277
マザー・テレサ(Mother Teresa, 1910-1997)　69
増田公孝　327
増田進(1934-)　210, 214
間瀬啓允(1938-)　301
松井英介(1938-)　162
松尾芭蕉(寛永 21-元禄 7，1644-1694)　45
マッカーサー(Douglas MacArthur, 1880-1964)　369
マッケロイ(Ann McElroy, 1942-)　105
松澤佑次(1941-)　168

マッサン(Caroline Massin, 1802-1877)　49, 50
松下昇(1936-1996)　249
松平定信(宝暦 8-文政 12, 1758-1829)　229
松村高夫(1942-)　374
マドセン(Michael Madsen, 1971-)　26
マルクス(Karl Heinrich Marx, 1818-1883)　35, 36, 51, 88, 289, 341, 342
丸山博(1909-1996)　99, 326
丸山眞男(1914-1996)　289
万波誠(1940-)　190
三浦岱栄(1901-1995)　43
三木武夫(1907-1988, 内閣総理大臣：1974-1976)　238
三木睦子(1917-2012)　238
ミシュラー(Elliot G. Mishler, 1924-)　134
光田健輔(1876-1964)　91
美濃部亮吉(1904-1984)　221, 222
三宅秀(嘉永元-昭和 13, 1848-1938)　83
宮崎信夫(1950?-1968)　327
宮沢賢治(1896-1933)　381-383
宮本忍(1911-1987)　88
宮山昌治　53
向井承子(1939-)　195
務台理作(1890-1974)　265
メーヌ・ド・ビラン(Maine de Biran, 本名 François Pierre Gontier de Biran, 1766-1824)　viii, 5-9, 30, 51, 54, 56, 59
メンガー(Carl Menger, 1840-1921)　341
本島等(1922-)　227, 367
モノー(Jacques Monod, 1910-1976)　248
森鷗外(文久 2-大正 11, 1862-1922)　138, 142
森矗昶(1884-1941)　238
森博(1929-1999)　30
森岡正博(1958-)　3
森岡恭彦(1930-)　257
森村誠一(1933-)　184

ヤ 行

八木晃介(1944-)　160, 165, 166, 226
安井至(1945-)　23, 24
安冨歩(1962-)　21
柳澤桂子(1938-)　242, 243
柳田國男(1875-1962)　296
矢野健太郎(1912-1993)　306
山縣春次(1910-1940)　309
山口邦夫(1913-1984)　194
山口幸夫(1937-)　23, 318, 322
山崎豊子(1924-)　330
山田真(1941-)　241, 251, 321, 326
山田吉彦(1895-1975)　302, 303
山中伸弥(1962-)　v, vii, 205
山野車輪(1971-)　226, 227
山本宣治(1889-1929)　209
山本義隆(1941-)　22, 322
湯浅欽史(1935-)　249, 251, 252
湯川秀樹(1907-1981)　273
湯本求真(1876-1941)　93
養老孟司(1937-)　265
横光利一(1898-1947)　243
横山大観(明治元-昭和 33, 1868-1958)　289
与謝蕪村(享保元-天明 3, 1716-1783)　294
吉岡斉(1953-)　24
吉岡彌生(明治 4-昭和 34, 1871-1959)　238
吉川勇一(1931-)　318
吉中丈志(1952-)　191
吉野興一(1957-)　188
吉村寿人(1907-1990)　185
吉村仁(1930-1986)　207
吉本隆明(1924-2012)　245, 287, 296, 326
米沢慧(1942-)　35

ラ 行

ラヴェソン(Jean Gaspard Félix Ravaisson-Mollien, 1813-1900)　54-56
ラッセル(Bertrand Arthur William Russell, 1872-1970)　171, 273, 274, 362
ラマチャンドラン(Vilayanur S. Ramachandran, 1951-)　254
ラマルク(Jean-Baptiste Lamarck, 1744-1829)　297
リゴラージュ(Emile Rigolage)　45
リッツォラッティ(Giacomo Rizzolatti, 1937-)　255
リトレ(Emile Littré, 1801-1881)　75
ルイ(Pierre Charles Alexandre Louis, 1787-1872)　108
ルイ・ボナパルト(Charles Louis Napoléon

Bonaparte, Napoléon III, 1808-1873, フランス大統領，皇帝：1848-1870)　25
ルクセンブルク(Rosa Luxemburg, 1871-1919)　89
ルクール(Dominique Lecourt, 1945-)　63
ル・シャプリエ(Isaac René Guy Le Chapelier, 1754-1794)　333
ルソー(Jean-Jacques Rousseau, 1712-1778)　27, 28, 32, 51
ルター(Martin Luther, 1483-1546)　257, 308
レヴィ-ストロース(Claude Lévi-Strauss, 1908-2009)　100, 102, 107, 118, 304
レヴィ-ブリュル(Lucien Lévy-Bruhl, 1857-1939)　302, 303
ローザンヴァロン(Pierre Rosanvallon, 1948-)　27
ロック(John Locke, 1632-1704)　8, 27
ロワイエ-コラール，アントワヌ(Antoine-Athanase Royer-Collard, 1768-1825)　7, 8
ロワイエ-コラール，ピエール-ポール(Pierre-Paul Royer-Collard, 1763-1845)　8

ワ 行

ワイル(Andrew Weil, 1942-)　119
若月俊一(1910-2006)　196, 210, 328, 330
若山牧水(1885-1928)　298
ワクター(Robert M.Wachter)　351
和田寿郎(1922-2011)　4, 5, 240, 269, 326-328, 354
渡部昇一(1930-)　67
渡辺美智雄(1923-1995)　201, 226
綿貫民輔(1927-)　201
綿貫礼子(1928-2012)　38
和辻哲郎(1889-1960)　295
ワトソン(James Dewey Watson, 1928-)　255
ワルラス(Léon Walras, 1834-1910)　341